AF645006

Ernest Gutmann

Die funktionelle Regeneration der peripheren Nerven

Die Herausgabe dieses Werkes wurde vom Kulturfonds
der Deutschen Demokratischen Republik gefördert

ERNEST GUTMANN

Die funktionelle Regeneration der peripheren Nerven

ERNEST GUTMANN

DIE FUNKTIONELLE REGENERATION DER PERIPHEREN NERVEN

Deutsche Ausgabe besorgt von
Ernest Gutmann

AKADEMIE-VERLAG · BERLIN
1958

DOC. MUDR. ERNEST GUTMANN

FUNKČNÍ REGENERACE PERIFERNÍCH NERVŮ

Erschienen im Nakladatelstvi Československe Akademie VĚD Praha 1955

Übersetzt aus dem Tschechischen von Dr. Thomas Feigl

Erschienen im Akademie-Verlag GmbH, Berlin W 8, Mohrenstraße 39

Lizenz-Nr. 202 · 100/291/58

Copyright 1958 by Akademie-Verlag GmbH, Berlin

Alle Rechte vorbehalten

Satz, Druck und Einband: Druckhaus „Maxim Gorki“, Altenburg

Bestell- und Verlagsnummer 5308

Printed in Germany

ES 17 C 3

INHALTSVERZEICHNIS

I. Allgemeine Fragen der Regenerationsprozesse 3

II. Die Veränderungen während des Regenerationsablaufs nach Nervendurchschneidung 22

1. Veränderungen in den Nervenzellen 22
2. Veränderungen im zentralen Nervenstumpf 36
3. Veränderungen in der Narbe 42
4. Veränderungen im peripheren Nervenstumpf 75
5. Veränderungen in den terminalen Organen 99

A) Reinnervation des Muskels 99
B) Reinnervation der Haut 148

III. Die Wiederherstellung der Funktion und ihre Faktoren 156

1. Wiederherstellung der motorischen Funktion nach Nervendurchschneidung 158
2. Wiederherstellung der Sensibilität 176

IV. Die Regenerationsgeschwindigkeit 191

V. Die Adaptationsmechanismen des Zentralnervensystems während der funktionellen Regeneration 198

VI. Die Klassifizierung und Diagnose von Nervenschäden 210

VII. Die Therapie von Nervenschäden 219

VIII. Zusammenfassung 230

Sachverzeichnis 254

Autorenverzeichnis 258

I. ALLGEMEINE FRAGEN DER REGENERATIONSPROZESSE

Die Probleme der Nervenregeneration stellen den experimentell arbeitenden Forscher von Beginn an vor die wichtige Aufgabe, den Regenerationsprozeß in der ganzen Tragweite seiner biologischen Bedeutung zu betrachten und dabei verschiedene Gesichtspunkte in gegenseitige Beziehung zu bringen. Die Vielgestaltigkeit der Nervenregeneration ist groß: auf der einen Seite z. B. die bekannte Regeneration amputierter Gliedmaßen bei Schwanzlurchen, die sehr schnell verläuft und nach 1—2 Monaten abgeschlossen sein kann, auf der anderen Seite die Regeneration der durchschnittenen Nervenfaser bei Säugern, bei der ein mehr als 1 m langer Fortsatz der Nervenzelle neu gebildet und das denervierte Gewebe wieder in das komplizierte Reflexgeschehen der koordinierten Funktion des Organismus eingeschaltet wird.

Die Fähigkeit des Organismus zum Ersatz verlorengegangener Teile ist sicher eine der Grundeigenschaften des Lebens, ohne die der Organismus nicht existieren kann. Diese Fähigkeit tritt ebenso dramatisch und eindringlich bei der Regeneration von Gliedmaßen des Molches wie bei der Regeneration der peripheren Nerven des Menschen in Erscheinung. Es ergibt sich somit die Notwendigkeit, für diese Erscheinungen eine gemeinsame theoretische Grundlage zu schaffen.

Der Biologe, der das Problem der Regeneration peripherer Nerven studiert, läßt meist die allgemeinen biologischen Grundlagen, die alle Regenerationsvorgänge miteinander verbinden, unbeachtet und bemüht sich auch nicht, die Nervenregeneration in eine allgemeine biologische Regenerationstheorie einzugliedern. Ihm fehlt meist bei Untersuchungen des Regenerationsprozesses der Nervenfaser die synthetische Betrachtungsweise.

Das Studium der Nervenregeneration war von Beginn an und für lange Zeit eine Domäne der Morphologie, die funktionelle, besonders aber metabolische Zusammenhänge unberücksichtigt ließ. Erst die während des Krieges von der Neurochirurgie gestellten Aufgaben gaben Anlaß zu einer Intensivierung dieses Studiums, das sich allerdings oft mit praktischen Teilerfolgen zufrieden gab, z. B. mit Verbesserungen der Operationstechnik, die theoretische Wichtigkeit dieser Problematik aber nicht im Auge behielt.

Die histologischen Studien waren schon in ihren Anfängen von der Frage beeinflußt und gelenkt, ob sich der periphere Stumpf des durchschnittenen Nerven dadurch erneuert, daß die regenerierenden Fasern aus dem proximalen Nervenstumpf herauswachsen (sog. zentrogene Theorie der Nervenregeneration), oder ob der Erneuerungsprozeß im peripheren Stumpf selbst abläuft (autogene Regenerationstheorie). Diese Frage wurde vor allem auf der Grundlage morphologischer Argumente erörtert, und das morphologische Studium blieb auch weiterhin der entscheidende Arbeitsvorgang beim Studium der Nervenregeneration. So erachtet z. B. BOEKE (1950), einer der hervorragendsten Forscher auf dem Gebiet der Nervenregeneration, folgende drei Fragen des Regenerationsprozesses nach der Durchtrennung eines Nerven als grundlegend:

1. Degeneriert nach Durchschneidung des Nerven das ganze Axon oder nur das Element der nervalen Erregungsleitung?

2. Was sind die BÜNGNERschen Bänder? Sind sie lemnoblastischen Ursprungs, oder ist an ihrer Entstehung das Neuroplasma der Axone beteiligt?

3. Besteht ein langsames Aussprossen der Axone im Narbengebiet oder eine Hodogenese im Leitgewebe nichtnervalen Ursprungs?

Obwohl diese Probleme vom morphogenetischen Standpunkt bedeutungsvoll sind, so kann ihre Lösung den komplizierten Prozeß der Nervenregeneration in seiner Gesamtheit dennoch nicht erfassen. Der Erfolg der Regeneration peripherer Nerven besteht in der Erneuerung der durch das Nerventrauma gestörten Funktionen. Das Studium der Nervenregeneration muß daher alle jene physiologische Mechanismen analysieren, die diese Funktionserneuerung ermöglichen, ihre allgemein biologische Bedeutung zeigen und die morphologischen Erkenntnisse mit den physiologischen in Korrelation bringen.

Die Bedeutung von Arbeiten, die sich eine Verbesserung neurochirurgischer Eingriffe zur Aufgabe gemacht haben, erübrigt jegliche Diskussion; aber ihr Erfolg ist weitgehend davon abhängig, bis zu welchem Grade die während der Nervenregeneration ablaufenden Grundprozesse verstanden werden. So wird z. B. die Frage der Nerventransplantation problematisch bleiben, solange nicht die Funktion der SCHWANNschen Zellen und die prinzipielle Frage nach der Entstehung und Mitwirkung verschiedener Zellelemente bei der Nervenregeneration geklärt sind.

Die Aufgaben des Experimentalforschers enden selbstverständlich nicht mit der Lösung des Problems der Nervennaht oder der Transplantation. Die neuerliche Einschaltung der von einer Nervenschädigung betroffenen Extremität in das Reflexgeschehen des Organismus ist ein langwieriger Prozeß, dessen physiologische Mechanismen notwendigerweise in ihrer allgemein biologischen Bedeutung erkannt werden müssen. Wer diese Gesichtspunkte außer acht läßt, verfällt der Gefahr des Praktizismus.

Wir wollen daher:

1. die Entwicklungsgeschichte des Studiums der Regeneration schildern und gleichzeitig auf jene Hauptaufgaben hinweisen, die dieses Studium zu lösen hat;

2. einen entwicklungsgeschichtlichen Überblick über das Studium der Nervenregeneration bringen und seinen gegenwärtigen Stand mit dem Studium der allgemeinen Regeneration vergleichen;

3. auf die bisher ungelösten Fragen der Nervenregeneration hinweisen und die wichtigsten Aufgaben festlegen, mit denen sich das Studium der Nervenregeneration zu befassen hat.

Wie jeder Wissenszweig, war auch die Lehre von der Regeneration ein Kampffeld idealistischer und materialistischer Richtungen.

Der erste Versuch, die Fähigkeit des Organismus zur Erneuerung verlorengegangener Körperteile zu studieren, fällt in den Beginn des 18. Jahrhunderts. Im Vordergrund des Interesses der Biologen stand zu dieser Zeit die Embryonalentwicklung. Die wichtigsten Theorien, die sich um eine Erklärung der Entwicklung des Organismus bemühten, waren die Präformationslehre und die Theorie der Epigenese. Die Präformisten erblickten in der Entwicklung des Individuums eine einfache Vergrößerung des ursprünglich ausgebildeten transparenten Keimes, was praktisch einer Ablehnung der Entwicklung gleichkam. Nach der epigenetischen Theorie entwickelt sich die Keimsubstanz durch fortlaufende Organisation und formt sich allmählich durch die Einwirkung besonderer Kräfte. Vertreter der Präformationstheorie war vor allem HALLER (1708—1777), der führende Physiologe seiner Zeit. Es ist das Verdienst WOLFFs, mit der Theorie der Epigenese gegen die idealistische und antievolutionäre Präformationslehre heftig Stellung genommen zu haben. Die Vorstellung von besonderen Kräften, welche die Entwicklung lenken sollten, eröffnete aber auch den Weg für vitalistische Anschauungen, wie sie z. B. in den Theorien von BLUMENBACH über den Bildungstrieb (Nisus formativus-BLUMENBACH, 1789) zum Vorschein kamen. WOLFF, obzwar selbst manchmal noch von solchen vitalistischen Tendenzen beeinflußt, lehnte die Identifizierung einer solchen besonderen Kraft mit der „Seele", wie sie im Animismus des Vitalisten STAHL (1660—1734) anzutreffen ist, ab.

Die ersten Forschungsarbeiten auf dem Gebiet der Regeneration stammen von RÉAUMUR (1712), obwohl bereits früher bekannt war, daß der Organismus verlorene Teile ersetzen kann. RÉAUMUR zeigte, daß die Gliedmaßen des Krebses nach Abtrennung neuerlich nachwachsen. Er nannte diese Erscheinung „Regeneration" und nahm an, daß die Regeneration auf der Grundlage des Wachstums kleinster Keimanlagen verläuft, die scheinbar die Form normaler Gliedmaßen haben. In dieser Auffassung offenbart sich also die präformistische Entwicklungstheorie. Aus späterer Zeit sind die Versuche von TREMBLEY (1740) über die Regeneration beim Süßwasserpolyp (Hydra), von BONNET (1745) bei Würmern und von SPALLANZANI (1768) beim Molch von Bedeutung. Bei BONNET zeigen sich konsequente teleologische und präformistische Tendenzen. Nach seiner Ansicht befinden sich im Organismus zahllose gottgeschaffene, nicht wahrnehmbare Keime, deren Entwicklung dadurch hervorgerufen wird, daß nach der Amputation der Substanzstrom im Körper des Organismus gestört wird.

Die präformistischen Tendenzen in der Regenerationslehre verstärkten also — wenn sie konsequent waren — extrem idealistische bis religiöse Vorstellungen; die Entwicklung einer wissenschaftlichen Regenerationstheorie war daher hier nicht zu erwarten. Ebensowenig Gelegenheit boten hierzu allerdings auch die vitalistischen Tendenzen in der epigenetischen Theorie.

In methodischer Hinsicht kann aber festgestellt werden, daß man in dieser Zeit bereits morphologisch und physiologisch an das Regenerationsproblem herangegangen ist. Der Regenerationsverlauf wird an verschiedenen Tieren und nach verschiedenen experimentellen Eingriffen beobachtet und verglichen, so z. B. von BONNET nach Amputation eines Körperteils beim Wurm. Die grundsätzlichen Fragen, warum und wie sich die Regenerationsfähigkeit des tierischen Organismus entwickelt, blieben aber unbeantwortet, und weder die morphologische Beobachtungsmethode noch die physiologische Versuchsmethode waren imstande, eine befriedigende biologische Regenerationstheorie aufzustellen.

Beim Regenerationsstudium setzten sich in entscheidender Weise auch historische Methoden durch, von denen TIMIRJAZEW (1843—1920) schreibt: „... Bietet uns die Gegenwart keine Erklärung, so müssen wir sie in der Vergangenheit suchen. Ist die Vollkommenheit der Organisation als Ergebnis der Individualentwicklung unerklärbar, so wird sie als Ergebnis des historischen Prozesses verständlich werden, der nur ihre unmittelbare Verlängerung in die unendliche Vergangenheit darstellt."

Eine solche neue Betrachtungsweise der Regenerationserscheinungen war nur durch die Entwicklung der Evolutionslehre ermöglicht. Große Bedeutung kam hier der DARWINschen Erklärung der Regenerationsprozesse zu, die das Vorhandensein einer Reihe von Übergängen zwischen der Entwicklung durch ungeschlechtliche Vermehrung und der Regeneration betonte. DARWIN erblickte somit in der Regeneration einen Prozeß, der seinem Wesen nach der Vermehrung nahesteht. Wichtig war seine Vorstellung, daß Organe, die einer häufigen Schädigung ausgesetzt sind, eine bedeutende Regenerationsfähigkeit erwerben.

STUDITSKI (1952) weist darauf hin, daß DARWIN die Regenerationseigenschaft des Organismus als Ausdruck seiner Fähigkeit zur Vermehrung und Entwicklung ansah und die regenerativen und ontogenetischen Prozesse in dieselbe Kategorie von Erscheinungen in der organischen Welt einreihte. In seiner Würdigung der Regenerationsvorgänge schloß sich DARWIN der Formulierung des englischen Pathologen PAGET an, der meinte, daß „die Fähigkeit des Keimes zur Entwicklung identisch ist mit jener Fähigkeit, die sich bei der Regeneration geschädigter Organe bemerkbar macht, mit anderen Worten: die Kräfte, mit denen die Vollkommenheit zum ersten Male erreicht und die verlorene Vollkommenheit erneuert wird, sind dieselben." Das bedeutete also, daß die Embryonalentwicklung und die Regeneration geschädigter Organe analogen Gesetzmäßigkeiten unterliegen.

Daraus ergibt sich bereits, daß die DARWINsche Auffassung die Regenerationslehre in den Rahmen der allgemeinen Gesetze der Evolution des Organismus einfügte. Dies war ein entscheidender Schritt, denn die natürliche Auslese als Hauptkraft der Entwicklung des Organismus umfaßt nach DARWIN die Vererbung von Eigenschaften, die der Organismus unter dem Einfluß seiner Daseinsbedingungen erwirbt.

Die Vererbung dieser Eigenschaften bildet die Grundlage für Veränderungen in der Embryonalentwicklung, und der innere Zusammenhang von Regeneration und Embryogenese kann als Ausdruck der Einheit von Anpassungs- und Vererbungsprozessen aufgefaßt werden. Die Regenerationsfähigkeit des Organismus erschien also DARWIN als Anpassung an die Lebensbedingungen. Mit der DARWINschen biologischen Regenerationstheorie befaßt sich sehr eingehend STUDITSKI (1952). Er schreibt: Nach Darwin ist die „Entwicklung der Regenerationsfähigkeit untrennbar vom Prozeß der Vererbung von Eigenschaften, die gesetzmäßig unter dem Einfluß der sich ändernden Lebensbedingungen erworben werden". Und weiter: „Die natürliche Auslese sorgt nicht für eine Erhaltung der Organismen bei häufigen Schädigungen, sondern schafft neue Organismen mit der Fähigkeit, verlorene Organe zu regenerieren."

Die Vorstellungen DARWINs von der Entwicklung und Vererbung besaßen sicherlich oft mechanischen Charakter, es fehlte ihm auch an Versuchsmaterial, das eine Konkretisierung seiner biologischen Regenerationstheorie ermöglicht hätte. Aber seine Gedankengänge lassen einen eindeutig materialistischen Gehalt erkennen und betonen die Bedeutung der Evolution in den Regenerationsprozessen. Gestützt auf diese Vorstellungen, kann die Regeneration grundsätzlich als Adaptationsgeschehen der Erneuerungsprozesse angesehen werden, die sich im historischen Evolutionsablauf entwickeln. Die Ansichten über die Regeneration wurden aber nach DARWIN auf dem Wege dieser biologischen Theorie nicht mehr weiterentwickelt.

Im Zusammenhang mit dem Auftreten idealistischer Richtungen in der Wissenschaft machten sich auch in den Anschauungen über die Regeneration die antideterministischen Gesichtspunkte des Vitalismus bemerkbar. Die vorherrschenden idealistischen Interpretationen knüpften bereits nicht mehr an die konsequente materialistische Evolutionslehre an.

Für die weitere Entwicklung war hier die Auffassung von WEISSMANN (1892) besonders wichtig, der annahm, daß sich die Regenerationsfähigkeit bei einigen primitiven, häufig Schädigungen ausgesetzten Organismen entwickelte, im weiteren Verlauf der Entwicklung aber allmählich verlorenging, als die Organisation des Organismus komplizierter geworden war.

STUDITSKI (1952) weist darauf hin, daß sich in der WEISSMANNschen Regenerationstheorie die idealistische Vorstellung ihres Autors vom Organismus als einer sterblichen und Änderungen unterliegenden Hülle äußert, die ein unsterbliches und unveränderliches „Keimplasma", das Idioplasma, umschließt. Nach WEISSMANN verlieren die zur Ausführung der verschiedenen Lebensfunktionen spezialisierten Körperzellen allmählich das Keimplasma, und zwar sowohl im Verlauf der Individualentwicklung als auch bei der Entstehung der Arten. Infolge Zelldifferenzierung während der Individualentwicklung und der evolutionären Vervollkommnung des Organismus soll nach WEISSMANN eine allmähliche Abschwächung und schließlich der Verlust des Regenerationsvermögens eintreten. Diese Vorstellungen von einem Gegensatz zwischen Differenzierung und Regenerationsfähigkeit der Zellen beeinflußten nach und nach alle Wissenszweige, die sich mit dem Regenerationsproblem befaßten, so daß in den histologischen Lehrbüchern die Ansicht vorherrschte, die Spezialisierung und Differenzierung der Gewebe seien mit dem Verlust der Regenerationseigenschaften verbunden.

Wir begegnen hier einem jener ernsten Probleme, die für die Frage der Nervenregeneration besonders brennend sind. Es wird meistens anerkannt, daß im Zentralnervensystem der Säuger keine Regeneration eintreten kann.

Aber auch dieses Problem kann ohne eine Analyse des Regenerationsprozesses vom Standpunkt der Entwicklung des Organismus nicht gelöst werden. Wir kommen darauf später noch zurück.

Evolutionäre Gesichtspunkte erscheinen bereits sehr klar im 19. Jahrhundert in den Arbeiten von Metschnikow und Kowalski, den Begründern der vergleichenden Embryologie, die an biologische Probleme mit historischen Methoden herantraten (siehe Woronzowa, 1949). Ein konkretes Beispiel dafür ist in den Arbeiten Metschnikows sein vergleichendes Studium über die Reaktion des Organismus in den verschiedenen Entwicklungsstadien auf Fremdkörper. Hinsichtlich der Funktionsentwicklung hob er die Adaptationsmechanismen hervor; seiner Meinung nach ist die Entwicklung ein Adaptationsmechanismus vor allem für die Erwerbung neuer physiologischer Eigenschaften, welche die Beziehungen zwischen dem Organismus und seiner Umwelt zum Ausdruck bringen (Studitski, 1952). Es besteht kein Zweifel, daß diese klare Formulierung die Arbeiten der russischen Biologen schöpferisch befruchtet hat.

Die westliche Literatur des 19. und 20. Jahrhunderts über die Regeneration beachtete aber die evolutionäre Seite dieses Problems nur wenig. Das Studium konzentrierte sich hier vor allem auf die Frage der Faktoren, die für die konkreten Entwicklungsvorgänge bestimmend sind, wobei oft die Bedeutung gewisser Stoffe betont wurde. Das größte Interesse war auf die sog. Entwicklungsmechanik gerichtet. Nach der neopräformistischen Theorie, auf die Roux seine sog. kausale analytische Methode aufbaute, wird die Entwicklung des relativ einfachen Keimes durch einen komplizierten Komplex von Faktoren bestimmt, die im Organismus von Beginn an vorhanden sind und seine Morphogenese beeinflussen. Für jede Eigenschaft, die während des Entwicklungsprozesses in Erscheinung tritt, besteht also auch ein innerer determinierender Faktor, dessen Wirkung hauptsächlich vom inneren Milieu gelenkt wird.

Obgleich die Arbeiten über die Entwicklungsmechanik umfangreiches und wertvolles Versuchsmaterial erbrachten, waren sie doch nicht imstande, die Grundfragen der Entwicklung zu beantworten. Es ist klar, daß eine solche Betrachtungsweise die historische Methode in der biologischen Forschung unterschätzen mußte. Die historischen Voraussetzungen der Regenerationsprozesse blieben unberücksichtigt, und so mußten alle jene Mechanismen für die Praxis wenig bedeutsam bleiben, die aufzudecken sich die Entwicklungsmechanik bemüht hatte — die „Organisatoren", „Determinanten" oder „morphogenetischen

Substanzen". Grundsätzlich verkündete diese Theorie, daß die Entwicklung des einzelnen Organismus von inneren Kräften gelenkt wird und fast unabhängig von den Umweltbedingungen verläuft, unter denen das Tier lebt.

Die Abkehr von evolutionären Anschauungen ist auch bei SPEMANN erkennbar, der die Morphogenese ausschließlich durch morphogenetische Faktoren beeinflußt wissen will, von denen jeder sich in einem bestimmten Entwicklungsstadium geltend macht. Ohne Zweifel haben seine Arbeiten (SPEMANN, 1938) über diese Faktoren, welche die verschiedenen Richtungen der Differenzierung beeinflussen, durch die Aufdeckung der embryonalen Induktion für die experimentelle Embryologie viel Wertvolles und Grundsätzliches geleistet. Bei der Aufstellung einer allgemeinen biologischen Regenerationstheorie waren sie aber wenig behilflich; denn hier ist eine mehr physiologische Betrachtungsweise notwendig, welche die Beziehung von Organismus und Umwelt betont und von evolutionären Gesichtspunkten ausgeht.

Die antievolutionären Gesichtspunkte treten in den Lehren von DRIESCH und MORGAN deutlich zutage. Letzterer bemühte sich auf Grund umfangreichen Materials nachzuweisen, daß die Regeneration nichts mit dem Adaptationsprozeß zu tun habe, und wandte sich gegen alle Versuche, die Beziehungen zwischen der Regeneration einerseits und der Phylogenese und Ontogenese andererseits nachzuweisen. Der von DRIESCH eingeschlagene Weg zeigt, daß rein mechanistische Analysen bei konsequenter Durchführung notwendigerweise zu vitalistischen Schlüssen führen müssen. Die Formel für das Ergebnis (oder Schicksal) des Regenerationsprozesses $S = F (a \cdot g)$ (wobei S = Schicksal des Teils, F = Faktor der funktionellen Abhängigkeit, a = Verhältnis des Teils zum Ganzen und g = Größe des regenerierenden Teils darstellt, konnte die spezifische Entwicklungsrichtung der Regeneration nicht erklären. Der den Charakter der Regeneration bestimmende, entscheidende Faktor ist nach DRIESCH nichtmaterieller Natur und nicht zu analysieren. Auf diese Weise gelangte er von mechanistischen Vorstellungen zu idealistischen, vitalistischen Schlüssen. Die Regeneration blieb ein für den Vitalismus unlösbares Problem.

Für alle diese Theorien, mögen sie nur mittelbar oder unmittelbar vom Standpunkt der Entwicklungsmechanik ausgehen, ist die Nichtbeachtung des evolutionären Charakters der Adaptationsmechanismen charakteristisch, die sich als Antwort auf die veränderten Umweltsbedingungen ausbilden.

Der Organismus kann nicht von seinem Milieu losgelöst werden, ob wir nun die embryonale Morphogenese oder die Regenerationsprozesse in der postnatalen Entwicklung studieren. Ohne Evolutionsaspekt ist die theoretische Verbindung dieser beiden Prozesse schwierig.

Die Abkehr von der DARWINschen Evolutionstheorie bedeutet also ein Hindernis auf dem Weg zu einer allgemeinen biologischen Regenerationstheorie.

Es sind jedoch noch weitere Fragen zu beantworten.

Wie ist der metabolische Grundcharakter der Regenerationserscheinungen beschaffen? Welches sind die grundlegenden physiologischen Mechanismen, die sich während der Regeneration geltend machen, und inwieweit werden sie vom

Nervensystem gelenkt? Schließlich muß von neuem das Problem des Ausgangsmaterials, aus dem das Gewebe regeneriert, gelöst werden, ferner das Problem der Zelldifferenzierung, deren Grad für den Regenerationsprozeß unter besonderer Berücksichtigung der Nervenregeneration von Bedeutung ist.

Zur Frage des metabolischen Grundcharakters der Regenerationserscheinungen: BOELL (1954) unterscheidet in der Embryonalentwicklung vier Hauptprozesse, und zwar Erhaltung („maintenance"), Wachstum, Differenzierung und spezifische funktionelle Aktivität. Der „Erhaltungsstoffwechsel", der während des ganzen Lebens durch energieliefernde Prozesse die Erhaltung des Organismus gewährleistet, kann als Ausdruck der trophischen Funktion des Organismus angesehen werden. Die Nervendurchschneidung bedeutet eine Veränderung der trophischen Beziehungen zwischen Nervenzelle und innerviertem Erfolgsorgan, die besonders dann ausgeprägt manifestiert sind, wenn die Nervenkontinuität aufgehoben oder wiederhergestellt wird. Die Restitution der Verbindung zwischen Nervenzelle und Erfolgsorgan erfolgt im Verlauf der Nervenregeneration, die Wachstumsprozesse auf der Grundlage von Veränderungen der trophischen Beziehungen umfaßt. Wird also vom Regenerationsprozeß als von einer Erscheinung der trophischen Funktion des Organismus gesprochen, so bedarf dieser Begriff einer Konkretisierung. Wir gehen dabei von der Formulierung I. P. PAWLOWS (1890) aus, der schrieb: „Man kann mit Recht sagen, daß die moderne Tierphysiologie hauptsächlich eine Physiologie des Abbaus lebender Gewebe ist. Fast das ganze gegenwärtige Material der Physiologie bezieht sich auf Funktionen und alle möglichen Arbeitsbedingungen der verschiedensten Teile des Organismus, aber die funktionelle Tätigkeit der Organe ist mit ihrem partiellen Abbau verbunden, wie dies jetzt für fast alle Organe gezeigt wurde. Da die Physiologen dank der Entdeckung der letzten Jahrzehnte bei sehr vielen Organen über zentrifugale Nerven, diese wahrhaften Hebel der Organe, verfügen, variieren sie vollkommen frei, und, soweit ihre Erfindungsgabe reicht, verändern sie diese Zerstörung des Lebens im Ausmaß, in der Dauer und in bezug auf alle anderen Bedingungen und studieren sie auf diese Weise immer vollkommener und tiefer.

Es ist noch weit, sehr weit bis zu einem solchen idealen Zustand der Lehre von der Kehrseite des Lebensprozesses, der Lehre von der Regeneration der Organe. Anscheinend werden hier noch nicht einmal die Hauptfragen der Untersuchung genügend klar und einfach formuliert."

PAWLOW verweist hier sehr klar auf die beiden grundsätzlichen Seiten der Funktion des Organismus und der lebenden Substanz überhaupt. Eingehend befaßt er sich mit dieser Frage in seiner Arbeit über die Stickstoffbilanz in der Unterkieferspeicheldrüse während ihrer Arbeit.

In der lebenden Substanz vollziehen sich ständig zwei antagonistische Prozesse, der Prozeß des Abbaus und der Prozeß der strukturellen Erneuerung (bzw. Erhaltung). Diese Vorgänge können selbstverständlich nicht voneinander getrennt werden, sie bilden eine dialektische Einheit. Allerdings hat sich bisher die Physiologie verhältnismäßig wenig mit den Restitutionsprozessen befaßt und mehr jenen Prozessen Aufmerksamkeit gewidmet, die mit einem schnellen Gewebsabbau verbunden sind, also mit der sog. „spezifischen“ Funktion des Organs, wie sie z. B. in der Muskelkontraktion oder Drüsensekretion in Erscheinung tritt.

Wenn wir unter den trophischen Vorgängen allgemein die Erhaltung und Erneuerung der spezifischen Struktur und Funktionstüchtigkeit des Gewebes verstehen, so ist es klar, daß damit eigentlich eine bestimmte Form des Stoffwechsels gemeint ist, die für den lebenden Körper eine spezifische Erscheinungsform der „Bewegung“, also seine chemische Reaktion mit den Stoffen der Umwelt (OPARIN, 1951), darstellt. Es handelt sich hier also um metabolische Phasen, die — wie alle metabolischen Reaktionen — als Antwort des Organismus auf Reize, d. h. auf Umweltsveränderungen, in Erscheinung treten. Der Organismus lebt und entwickelt sich in unauflöslicher Verbundenheit mit der Umwelt. In seiner Fähigkeit, auf Reize mit einer metabolischen Änderung zu reagieren, äußert sich eine Grundeigenschaft der lebenden Substanz, seine Reizbarkeit. Bei Organismen mit einem Nervensystem verläuft diese Reaktion reflektorisch. Die Reizbarkeit, also die Fähigkeit zu reversibler Verschiebung des Gleichgewichts zwischen anabolischen und katabolischen Prozessen, entwickelt sich im Laufe der Evolution und ermöglicht es dem Organismus, sich mit den Reizen ständig auseinanderzusetzen. Die trophische Funktion des Organismus besteht somit in einer dynamischen Erneuerung der metabolischen Prozesse nach Abbau der lebenden Substanz.

Der Organismus ist ständig Reizen ausgesetzt, die dieses dynamische Gleichgewicht verändern. Ihre schädliche Wirkung kann zum Verlust eines Teiles des Organismus führen, den der Organismus durch reparative Regeneration ersetzt. In diesem Falle wird der Organismus in seiner Gesamtheit beeinträchtigt, so daß die Regeneration hier einen sekundären Prozeß der Organ- oder Gewebsentwicklung darstellt, der im Organismus durch Schäden verschiedener Art hervorgerufen wird (WORONZOWA, 1940). Für diese reparative Regeneration ist charakteristisch, daß sie auf der Grundlage morphogenetischer Prozesse embryonalen Typs abläuft. So benützt z. B. der Organismus bei Regeneration einer verlorengegangenen Extremität im wesentlichen denselben Mechanismus, der diese Extremität bereits im Keimzustand entstehen ließ. Die metabolische Grundlage ist hier eine Verschiebung nach den synthetischen Prozessen hin, also ein ausgeprägtes Übergewicht der Erneuerungsprozesse als Antwort auf die außerordentlich starken Umweltreize.

Neben der reparativen Regeneration laufen im Organismus noch andere Erneuerungsprozesse ab, die mit der normalen Funktion des Organismus eng verbunden sind und hauptsächlich mit der funktionellen Belastung des Organismus zusammenhängen. PAWLOW unterschied hier zwei Typen, von denen der eine durch die Regeneration des bei funktioneller Belastung abgebauten Zellmaterials charakterisiert ist, der andere durch die Regeneration der Zellen selbst, die bei dieser Belastung zerfielen. Beide Typen gehören also zu den Prozessen der sog. physiologischen Regeneration, unterscheiden sich aber ihrem Wesen nach nicht von dem Prozeß der reparativen Regeneration. Ihre Bedeutung ist im wesentlichen die gleiche, und der Übergang zwischen physiologischer und reparativer Regeneration ist nicht markant.

Beide Typen der physiologischen Regeneration gewährleisten die Struktur des lebendigen Gewebes, das infolge seiner Funktion abgebaut wird, wobei der erste Typ sich innerhalb der tätigen Zelle vollzieht, der zweite Typ die Gewebsregeneration betrifft und jenem Regenerationsprozeß ähnelt, der für den Ersatz geschädigter Teile des Organismus der reparativen Regeneration (STUDITSKI, 1952) charakteristisch ist.

Das dynamische Gleichgewicht der metabolischen Grundprozesse ist also bei den Regenerationsvorgängen, und zwar sowohl bei der reparativen als auch bei der physiologischen Regeneration, nach den Erneuerungsprozessen hin verschoben. Die Ursache liegt im Abbau der lebenden Substanz. Eine andersartige Verschiebung der metabolischen Vorgänge ist bei der Degeneration anzutreffen, wo das irreversible Übergewicht der Abbauprozesse den vollkommenen Zerfall des lebenden Gewebes herbeiführt.

Die Regenerationsfähigkeit mußte sich daher in der Evolution als Antwort auf Reize ausbilden, und zwar bei der reparativen Regeneration auf die Reize der Gewebsschädigung, bei der physiologischen Regeneration auf die Reize der funktionellen Belastung. Die biologische Regenerationstheorie muß also diese Reaktion des Organismus als Adaptationsvorgänge ansehen, die eine Anpassung an veränderte Lebensbedingungen ermöglichen.

Es ist anzunehmen, daß sich bei den höheren Lebewesen diese Adaptationsprozesse reflektorisch entwickeln, weshalb von einer „Selbsterneuerung“ nicht gesprochen werden kann, wie STUDITSKI (1952) das tut. Dies gilt sowohl für die regenerative Erneuerung als auch für die morphogenetischen Vorgänge in der Embryonalentwicklung.

Die durch Generationen hindurch sich wiederholende Funktionsanpassung wird zur Vererbung und tritt dann gesetzmäßig in der Embryonalentwicklung in Erscheinung. Derselbe Vorgang wiederholt sich weitgehend bei der reparativen Regeneration, wo das evolutionäre Adaptationsgeschehen gleichfalls von entscheidender Bedeutung ist. STUDITSKI (1952) sieht in der Fähigkeit des Organismus, verlorengegangene Körperteile zu ersetzen, in der „organischen“ Regeneration, eine Folgeerscheinung häufigen Organverlusts. „Der wiederholte Verlust eines Organs war die Vorbedingung für eine dauernde, von Generation zu Generation sich wiederholende funktionelle Reizung jenes Materials, das sich im geschädigten Organ infolge Destruktion seines Gewebes ausgebildet hatte. Er betont weiter: „Die biologische Regenerationstheorie ist von der Entwicklungstheorie des Lebewesens nicht zu trennen.“ Die biologische Regenerationstheorie verbindet also die Lehre von den trophischen Vorgängen, den Erneuerungsprozessen, mit der Evolutionslehre und betont damit den gemeinsamen Charakter der reparativen und physiologischen Regeneration.

Die Regenerationsfähigkeit ist somit ein Ausdruck der Erneuerungsfunktionen des Organismus, die sich im Evolutionsablauf ausbilden und vervollkommnen.

Die reparative Regeneration kann sich nur auf der Grundlage der physiologischen Regeneration entwickeln. Das entspricht auch den Anschauungen I. P. PAWLOWs vom Zusammenhang pathologischer und physiologischer Prozesse.

Der Evolutionsaspekt der Regenerationslehre knüpft an die Lehre DARWINs an, die voraussetzte, daß die Regenerationsfähigkeit der Organe in der Phylogenese ihren Ursprung in der Fähigkeit der Organismen zu ungeschlechtlicher Vermehrung besitzt.

Die Frage, welche konkreten physiologischen Mechanismen sich im Regenerationsprozeß geltend machen, ist sehr schwer zu beantworten. Als Ausgangspunkt kann nur die Reflextheorie in ihrer weitesten Bedeutung dienen; nur sie verbürgt ein richtiges Eingehen auf die biologischen Probleme, denn man kann unmöglich annehmen, daß die morphogenetischen und regenerativen Prozesse nicht von Reflexmechanismen beeinflußt sein sollten.

PAWLOW (1933) schreibt: „Die Theorie der Reflextätigkeit stützt sich auf die drei Grundprinzipien der exakten wissenschaftlichen Forschung: Es ist dies erstens das Prinzip des Determinismus, d. h. eines Anstoßes, eines Anlasses, einer Ursache für jegliche gegebene Wirkung, jeden Effekt; zweitens das Prinzip der Analyse und Synthese, d. h. der primären Zerlegung des Ganzen in seine Teile, in Einheiten und danach erneut eines allmählichen Zusammenfügens des Ganzen aus den Einheiten, den Elementen; und schließlich, drittens, das Prinzip der Struktur, d. h. der Anordnung der Kraftwirkungen im Raum, die Verbindung der Dynamik mit der Struktur.“ Die Formulierungen PAWLOWs veranlassen uns, die Ursachen eines jeden morphologischen Prozesses im unmittelbaren Einfluß der Funktion zu suchen. Bei der reparativen Regeneration erkannten wir die Bedeutung des traumatischen Reizes, der Organschädigung, die eine Reihe von Adaptationsvorgängen auslöst. Bei den höheren Lebewesen werden diese Vorgänge reflektorisch koordiniert. Auf diese Zusammenhänge machte bereits PROCHÁZKA (1784) aufmerksam, als er schrieb. „Es scheint, daß die Nerven auch für die Eingliederung der lebenden Substanz und zur Erneuerung abgeschnittener Organe unentbehrlich sind, da bei einer Nervenschädigung auch der Stoffwechsel gestört ist.“

Diese Annahme wurde später experimentell bestätigt. Werden vor Amputation der vorderen Extremität junger Amphibien die Nervenwurzeln durchschnitten, so kommt es nicht zur gewohnten Regeneration der Extremität. Nach der Amputation tritt ein Differenzierungsverlust ein, der zum Zerfall des Knochens und Muskels führt. Bei Vorhandensein der Nerven bilden die entdifferenzierten Zellen ein Blastem, das dann diesen Differenzierungsverlust hemmt oder überwindet. Nach Durchschneidung des Nerven bleibt die Blastembildung aus, und es erfolgt nur die Entdifferenzierung. Die Regeneration bzw. die Blastembildung wird also vom Nervensystem gelenkt. Beim Embryo wurden jedoch derartige Zusammenhänge nicht aufgedeckt, es kommt hier zur Regeneration (BARTH, 1949). Wir stoßen hier auf das Problem der Determination der morphogenetischen Vorgänge in der Embryogenese, die gleichfalls als Reflexgeschehen im Sinne der Vererbung reflektorisch erworbener Mechanismen angesehen werden können. Diese Fragen sind jedoch noch unklar.

Die Erfassung der während der Regeneration tätigen Reflexmechanismen ist eine schwierige Aufgabe. Wir nehmen an, daß der Regenerationsprozeß vor allem in Begriffen der zellulären Eiweißsynthese konkretisiert werden kann, die, wie wir weiter vermuten, dauernd reflektorisch beeinflußt und gesteuert wird. Sicherlich handelt es sich hier nicht um ausschließlich nerval-reflektorische Vorgänge, denn die Wirkung humoraler Faktoren ist nicht auszuschließen. In dieser Hinsicht sind experimentell-embryologische Studien wertvoll, die sehr eindeutig die neurotropen Einflüsse der Peripherie auf die embryonalen Nervenzentren aufzeigten (siehe HAMBURGER, 1954, WEISS, 1954). Veränderungen des peripheren Innervationsfeldes lösen weitgehende Reaktionen in der Entwicklung der primären Nervenzentren aus. So kommt es z. B. nach Exstirpation von Extremitäten des Hühnerembryos zu einer massiven Zelldegeneration der sich früh differenzierenden, großen Neuroblasten (HAMBURGER, LEVI-MONTALCINI, 1949), andererseits tritt nach Implantation überzähliger Extremitäten eine Hypoplasie der Nervenzelle ein. Veränderungen in der Peripherie stören offensichtlich das metabolische Gleichgewicht im Sinne einer verminderten oder verstärkten zellulären Eiweißsynthese. Die hier wirkenden reflektorischen Mechanismen aufzudecken, ist eine wichtige Aufgabe. Die Untersuchungen von LEVI-MONTALCINI, HAMBURGER (1953) über die Akzentuierung des nervalen Wachstums durch Tumorgewebe deuten an, daß humorale Faktoren eine wichtige Rolle spielen können. Eine ähnliche Bedeutung kommt den neurotropen Beziehungen während des Regenerationsprozesses zu, da die strukturelle Integrität der Nervenzelle von ihrer Verbindung mit der Peripherie abhängt. Diese „neurotropen" Beziehungen zwischen Peripherie und Nervenzelle sind aber nur ein Teil der im Regenerationsprozeß anzutreffenden reflektorischen Wechselwirkungen. Die Nervenzelle ist ständig Reizen ausgesetzt, die aus der Peripherie und den höheren Nervenzentren eintreffen, und somit in komplexe reflektorische Mechanismen eingeschaltet, die sich auch während des Regenerationsprozesses auswirken müssen.

Für das Verständnis der Nervenregeneration ist ferner die Frage des Differenzierungsgrades der Zellen von Bedeutung.

Die geschädigten Organismen erhalten bekanntlich ihre Organisation durch eine den embryogenetischen Prozessen ähnliche Erneuerung des verlorenen Körperteils (z. B. Regeneration der Extremität bei Amphibien), durch Erneuerung der traumatisch geschädigten Zellelemente (z. B. Regeneration der Hautzellen) oder durch Erneuerung einzelner verlorengegangener Zellteile. Ein Beispiel für den letztgenannten Vorgang ist die Regeneration der peripheren Nerven durch Erneuerung des „amputierten" Fortsatzes der Nervenzelle. Die Zellen im Zentralnervensystem der höheren Säuger ~~werden~~ nach ihrer Schädigung nicht ersetzt.

Die Differenzierung und Spezialisierung der Gewebe soll nach allgemeiner Annahme mit einem Verlust der Regenerationsfähigkeit verbunden sein. Gegen diese Auffassung stellen sich in letzter Zeit sehr entschieden sowjetische Biologen wie z. B. WORONZOWA (1949), die auf Grund vergleichender Studien zu dem Schluß gelangt, daß zwischen der höheren Organisation und der Fähigkeit zum Ersatz verlorengegangener Organe keine gesetzmäßige Beziehung besteht. STUDITSKI und STRIGANOWA (1951) zeigen, daß hochdifferenziertes und spezialisiertes Muskelgewebe keinesfalls eine verminderte Regenerationsfähigkeit aufweisen muß, und interpretieren die unterschiedliche Intensität der Erneuerungsprozesse als Evolution von Adaptationsmechanismen: Je höher die Funktionsaktivität des Muskelgewebes ist, um so schneller nützen sich ihre Elemente ab und um so intensiver verläuft die physiologische Regeneration, auf deren Grundlage die Erneuerungsprozesse vor sich gehen. Deshalb zeichnet sich gerade die Muskulatur der Vögel durch intensive Erneuerungsfähigkeit aus. „Das Ergebnis der an die progressive Differenzierung gebundenen, erhöhten Verbesserung der Gewebefunktion bedeutet weder eine Abschwächung noch das Erlöschen regenerativer Eigenschaften, sondern, im Gegenteil, die Möglichkeit ihrer Intensivierung und Entwicklung, die sich unter den Einflüssen der Umwelt vollzieht" (STUDITSKI und STRIGANOWA, 1951). Die Autoren betonen dann die Bedeutung häufiger Gewebsschädigungen für die Entwicklung der Regenerationseigenschaften.

Das Problem der Bedeutung der Zelldifferenzierung für den Regenerationsprozeß kann ohne seine Analyse vom Standpunkt der Evolution des Organismus und ohne entsprechende Würdigung der im Regenerationsablauf einwirkenden Reize nicht gelöst werden. Es zeigt sich dann, daß der Regenerationstyp nicht feststehend ist und sich bei ein und demselben Lebewesen ändern kann. Beim Frosch kommt es z. B. normalerweise nach Amputation der Extremität nicht zur Regeneration. Wird aber die Wundoberfläche mit einer Salzlösung befeuchtet, so entsteht ein Blastem, das sich zu differenzieren beginnt und die verlorene Extremität ausbildet (siehe BARTH, 1949). Hier genügt also der normale Reiz, die Abtrennung der Extremität, nicht. Ähnlich bleibt bei Schwanzlurchen nach Amputation die gewohnte Regeneration aus, wenn die Wunde mit Haut bedeckt ist. Die Regenerationsfähigkeit ist hier nicht verlorengegangen, aber die Wunde heilt unter Bedingungen, die Proliferation und Wachstum der Zellen blockieren. Daraus schließt BARTH (1949), daß die Regeneration auch bei Lebewesen möglich ist, bei denen sie gewöhnlich nicht vorkommt, weshalb von einem Verlust der Regenerationsfähigkeit bei höheren Säugern nicht gesprochen werden kann. Der Zusammenhang zwischen der Zelldifferenzierung und dem sinkenden Regenerationsvermögen ist also nicht so allgemein, wie bisher angenommen wurde. Tatsache bleibt aber, daß bei höheren Säugern die Regenerationsfähigkeit im morphologischen Sinne begrenzt ist und daß Angaben über die Möglichkeit einer Regeneration eigentlicher Nervenzellen fehlen. Auch die allgemein gehaltene Formulierung von STUDITSKI und STRIGANOWA (1951), daß die Erneuerungseigenschaften in der Evolution zunehmen, besitzt also hier keine Gültigkeit. Andererseits können die nach dem Trauma sich geltend machenden Adaptationsmechanismen nicht als lokale Prozesse angesehen werden; sie sind eine Reaktion des ganzen Organismus und bilden sich, mannigfaltig und kompliziert, im Evolutionsablauf aus.

Die Adaptationsmechanismen werden bei höheren Lebewesen vom Zentralnervensystem gelenkt und sind besonders beim Menschen von großer Bedeutung. Die morphologisch beschränkte Regenerationsfähigkeit der Nervenzellen wird hier durch die starke Entfaltung der Adaptationsfähigkeit kompensiert, die im Hinblick auf die Ausbildung des 2. Signalsystems eine qualitativ neue Bedeutung erlangt. Es sei noch hervorgehoben, daß bei höheren Säugern sehr differenzierte Funktionen erneuert werden, deren Verlust trotz des sehr entwickelten Adaptationsvermögens nur schwer auszugleichen ist. In diesem Sinne sind dann auch die relativ beschränkten Regenerationserfolge bei den peripheren Nerven der höheren Säuger zu verstehen.

Die Regeneration ist also ein trophischer Prozeß, ein adaptativer Erneuerungsvorgang, der bei höheren Lebewesen reflektorisch beeinflußt wird und sich im Laufe seiner Entwicklung auf der Grundlage wiederholter Gewebsschädigungen ausgebildet hat. Eine solche biologische Regenerationstheorie stützt sich vor allem auf die Arbeiten sowjetischer Autoren. Von evolutionären Gesichtspunkten ausgehend, ermöglicht sie eine Würdigung und synthetische Interpretation des vielfältigen Regenerationsprozesses in seiner ganzen biologischen Breite.

In welchem Lichte erscheinen nun beim Studium der Regeneration peripherer Nerven die Probleme der allgemeinen Regeneration? Der Beantwortung dieser Frage möge eine kurzgefaßte entwicklungsgeschichtliche Übersicht der Lehre von der Nervenregeneration dienen.

Die regenerativen Erscheinungen am Nerven wurden interessanterweise früher entdeckt als die Nervendegeneration. CRUIKSHANK (1778) und FONTANA (1781), die als erste die Nervenregeneration beschrieben, dachten noch, dieser Prozeß verlaufe nach Durchschneidung des Nerven ohne vorangehende Veränderungen. Die Funktionserneuerung wurde erstmalig von HAIGHTON (1795) nach Durchschneidung des Vagusnerven beim Hund festgestellt. Nach MURALT (1945) berichtete bereits MICHAELIS im Jahre 1785 über Versuche, aus denen hervorging, daß er schon damals zweifellos eine Regeneration von Nerven beobachtet hatte. Die Degeneration des grauen, glanzlosen und nicht reizbaren peripheren Nerven beschrieb als erster ARNEMANN (1797). Die ersten histologischen Arbeiten über die Nervendegeneration stammen wahrscheinlich von NASSE (1839), GÜNTHER und SCHÖN (1840). NASSE zeigte, daß es zuerst zu Destruktionen im distalen Stumpf kommen muß, bevor die regenerativen Prozesse einsetzen. Während NASSE einen Zerfall der Myelinscheiden und Axone beobachtete, glaubten SCHIFF (1853), REMAK (1862) und ERB (1868) nur an den Untergang der Myelinscheiden (siehe MURALT, 1945). Damit begann die Diskussion, ob der ganze periphere Stumpf degeneriere und auf welche Weise die degenerativen und regenerativen Prozesse im peripheren Nerven miteinander verbunden sind — eine Frage, die seitdem den Brennpunkt der Erörterungen bildet. Einen entscheidenden Schritt in der Degenerationsforschung bedeuteten die Arbeiten WALLERs (1852), der zeigte, daß nach Durchschneidung der Vorderwurzeln die zentrifugalen Fasern degenerieren, die sensiblen Fasern aber intakt bleiben. Er nahm daher an, daß die Degeneration durch Abtrennung der Nervenfasern von ihrem „nutritiven" oder „trophischen" Zentrum hervorgerufen wird. Diese Beziehung ist allgemein als erster Teil des WALLERschen Gesetzes bekannt, dessen zweiter Teil besagt, daß die Regeneration nur vom Zentrum her erfolgt und die Axone der Ganglienzellen von dort aus in die alten Bahnen des distalen Stumpfes einwachsen. Damit war der Zusammenhang zwischen den Prozessen der Degeneration und Regeneration eindeutig nachgewiesen.

Zum Zentralproblem der Nervenregeneration wurde jetzt die Frage, ob die Regeneration durch das Auswachsen der Axone aus dem zentralen Stumpf erfolgt oder ob sie „autogen", unmittelbar im peripheren Stück, vor sich geht. Der erste Verfechter der Auswachsungstheorie oder zentrogenen Theorie war WALLER. Den entscheidenden Anlaß für die Aufstellung der zweiten Theorie, der autogenen Regenerationstheorie, gab eine Arbeit SCHWANNs aus dem Jahre 1839. Seine Zellkettentheorie bildete die Grundlage für die Vorstellung, daß die Regeneration im peripheren Stumpf selbst ablaufe. Die Versuche von PHILIPPEAUX und VULPIAN (1860) und später von BETHE (1903), die den Nachweis einer autogenen Regeneration erbringen sollten, waren wenig überzeugend, und so hat sich seit den klassischen Arbeiten RANVIERS (1872) und VANLAIRS (1882) die zentrogene Theorie vom Auswachsen der Axone aus dem zentralen Stumpf völlig durchgesetzt.

Die vor allem mit dem Beitrag CAJALs (1935) verknüpfte Entwicklung der Neuronenlehre von der anatomischen, genetischen, funktionellen, regenerativen und trophischen Einheit des Neurons, von seiner einheitlichen pathologischen Reaktion und von der Polarisation der nervalen Erregung bedeutete dann einen anscheinend vollkommenen Sieg der zentrogenen Regenerationstheorie.

Die regenerative oder trophische Einheit besteht darin, daß „nach Durchtrennung des Axons eines Neurons die Nervenzelle infolge eines bisher unbekannten Einflusses, der als trophisch bezeichnet werden kann, den Regenerationsvorgang des Neurits in Gang setzt". Obgleich die Diskussion über die Möglichkeit der autogenen Regeneration durch die Entwicklung der Neuronenlehre noch nicht abgeschlossen ist, erachteten die meisten Forscher dieses Problem als gelöst. Allerdings muß hier gesagt werden, daß die Bedeutung der SCHWANNschen Zellen für den Regenerationsprozeß nicht hinreichend gewürdigt wurde; auch gegenwärtig findet die Funktion dieser wichtigen Strukturen wenig Beachtung.

Zweifellos ist die Regeneration nach Durchschneidung des Nerven an primäre Vorgänge in den Nervenzellen gebunden. Der Organismus reagiert auf den Verlust an lebender Materie — den Eiweißzerfall im peripheren Stumpf — mit einer erhöhten Eiweißsynthese, die vor allem in den Nervenzellen des durchschnittenen Nerven stattfindet und keinesfalls ein isoliertes Geschehen ist. Die

Regeneration muß daher als ein Adaptationsprozeß im Organismus aufgefaßt werden, als eine Reaktion auf die Schädigung, die das Organ von neuem in das Reflexgeschehen einschalten soll. Von diesem Gesichtspunkt aus betrachtet, ist es dann unmöglich, daß sich das Studium der Nervenregeneration nur mit einer einzigen Erscheinungsform dieses Prozesses, mit dem Auswachsen des Axons aus dem zentralen Stumpf, befaßt — ein Mangel, der den meisten experimentellen Untersuchungen anhaftet und zur Vernachlässigung des funktionellen Aspekts dieses Geschehens führt. Denn wenn der Regenerationsprozeß gleichbedeutend ist mit der neuerlichen Einschaltung eines Teiles des Organismus in die komplizierten reflektorischen Vorgänge des Gesamtorganismus, so kann sich dies nicht nur in dem Auswachsen des Axons oder in der Herstellung neuer Verbindungen mit dem peripheren Organ auswirken. Eine solche Auffassung wäre kaum vertretbar. Die Bildung des neuen Axons kommt nicht nur durch die Funktion der Nervenzellen zustande, sondern an diesem Vorgang sind, wie besonders von sowjetischen Forschern gefolgert wird (siehe DOINIKOW, 1952), sämtliche Gewebselemente der betroffenen Extremität beteiligt. Es ist daher erforderlich, die regenerativen Vorgänge nicht nur im geschädigten Neuron, sondern auch in den innervierten Geweben zu untersuchen.

Die Regeneration des Nerven ist erfolgreich, wenn es ihr gelingt, die nach Durchschneidung vorübergehend verlorengegangene Funktion vollkommen zu erneuern. Wir sprechen daher von einer funktionellen Regeneration (GUTMANN, 1943), um dadurch die Bedeutung der Funktionserneuerung im Regenerationsprozeß zu betonen. Ihre biologische Grundlage ist die adaptative Reaktion des Organismus auf die Schädigung seiner Integrität. Alle diese Adaptationsvorgänge werden bei den höheren Lebewesen vom Zentralnervensystem gelenkt. Daher muß das Studium der Regeneration peripherer Nerven immer mit dem Studium der für die Funktionserneuerung wichtigen Nervenzentren Hand in Hand gehen. Die biologische Regenerationstheorie betont die metabolische Grundlage der Regenerationsvorgänge. Das trophische Regenerationsgeschehen, also die Erneuerung der Struktur und Funktionsfähigkeit als Antwort auf den außerordentlich starken Reiz des Nerventraumas, besteht in einer Verschiebung der metabolischen Prozesse in Richtung auf die Synthese. Mit dem Metabolismus der Nervenzellen während der Eiweißsynthese befassen sich wichtige Arbeiten, so z. B. die Untersuchungen sowjetischer Zytologen (KEDROWSKI, BRASCHE) über die gegenseitige Beziehung zwischen der zellulären Eiweißsynthese und dem Nukleinsäure- und Polynukleotidgehalt der Zelle, ferner die Arbeiten BODIANS (1950) und HYDÉNS (1950) über die Erneuerung des Nukleinsäurestoffwechsels der Nervenzellen während der Regeneration.

Die zytochemische Demonstration eines hohen Desoxyribonukleinsäuregehalts mit starker Eiweißsynthese im Kerngebiet (CASPERSON, 1940, HYDÉN, 1950) und das morphologische Bild der Kernvergrößerung bei starker physiologischer Beanspruchung (z. B. HAMBURGER und HYDÉN, 1949) weisen auf die primäre Bedeutung des Kernbezirks für die Wachstumsprozesse im Sinne der

Eiweißsynthese hin, deren Intensität während der Regeneration (BODIAN, 1947), bei Hyperaktivität (HAMBURGER und HYDÉN, 1945) sowie in den embryonalen Entwicklungsphasen der funktionellen Reifung von Gehirnzellen (FLEXNER, 1950) ansteigt.

Diese Vorgänge müssen also auch vom Standpunkt der Reflextheorie untersucht werden, die aus der Intensität der Eiweißsynthese auf den Grad der reflektorischen Einschaltung des Neurons schließt. Wichtig sind hier die systematischen Arbeiten über die Bedeutung der terminalen Verbindung regenerierender Fasern für die Intensität des Regenerationsprozesses (YOUNG, 1950), die zeigen, daß beim Studium der Nervenregeneration eine eingehende biologische Auffassung dieses Geschehens erforderlich ist. Die Neuronenlehre allein mit ihrer vorwiegend anatomischen Orientierung vermochte eine solche biologische Grundlage für die Theorie der Nervenregeneration nicht zu bieten.

Die allgemeine biologische Regenerationstheorie betont auch den Zusammenhang zwischen der physiologischen und reparativen Regeneration, deren Merkmale gemeinsam in der Nervenregeneration anzutreffen sind. So begleiten Änderungen in der Eiweißsynthese der Nervenzellen auch die normale Funktionsbelastung, ähnlich ist die gesteigerte Eiweißsynthese während des Regenerationsprozesses mit komplizierten reparativen Vorgängen in allen Geweben der betroffenen Extremität verbunden.

Die allgemeine biologische Regenerationstheorie wirft auch die Frage des Ausgangsmaterials für die Regeneration des Nerven auf. STUDITSKI (1952) hebt die Bedeutung des Zerfalls der alten Struktur hervor, der zur Bildung nichtzelliger (symplastischer) Materie führt und weitere Stadien der Zelldifferenzierung während der Regeneration gestattet. Dieselbe Möglichkeit läßt STUDITSKI (1952) auch für die Regeneration der peripheren Nerven zu. Beweise für das Vorhandensein solcher Mechanismen liegen allerdings bisher nicht vor. Die Lehre von der Regeneration der Nervenfasern muß sich also auch mit dem neuen Stand der Zellenlehre auseinandersetzen, wobei die Beteiligung nichtzelliger lebender Substanz an dem regenerativen Geschehen besondere Aufmerksamkeit verdient.

Schließlich ist noch die Abhängigkeit der regenerativen Fähigkeit vom Grad der Zelldifferenzierung zu erörtern. Nach Durchschneidung des Nerven bilden sich die langen Fortsätze der Nervenzellen von neuem und schalten sich in die Reflexvorgänge ein. Die Bedeutung dieses regenerativen Vorgangs, der übrigens nach totaler Nervendurchschneidung immer beschränkt bleibt, muß vom Standpunkt der äußerst verwickelten Beziehungen der verschiedenen Gewebselemente und mit Rücksicht auf die Kompliziertheit der zu erneuernden motorischen und sensorischen Funktionen bei den höheren Säugern beurteilt werden. Die kompensatorische Funktion des Nervensystems ermöglicht dann eine, wenn auch nur unvollkommene Funktionserneuerung, und zwar auch in jenen Fällen, in denen der Regenerationserfolg im engeren Sinne des Wortes beschränkt blieb. Die Bedeutung dieser Kompensationsmechanismen wurde bisher in der Therapie von Nervenschäden sehr unterschätzt. Die Kompliziertheit der funktionellen, durch ein Nerventrauma in Mitleidenschaft gezogenen Beziehungen verhindert manchmal den Erfolg der Erneuerungsprozesse. Es ist daher Aufgabe der Experimentalforschung, diese Hindernisse allmählich aus dem Wege zu räumen. In dieser Hinsicht hat sie zweifellos bereits große Erfolge zu verzeichnen. Seit PIROGOW (1862) auf die großen Schwierigkeiten der Erneuerungsprozesse nach Nervenschäden, die oft eine irreparable Behinderung des Verletzten nach sich ziehen, hingewiesen hat, und, seit der ersten Verwendung der Nervennaht (NÉLATON, 1863) suchte und fand die Therapie der Nervenschäden dank der kollektiven Zusammenarbeit von Anatomen, Physiologen, Neurochirurgen, Histologen, Klinikern und anderen Spezialisten viele neue Möglichkeiten. Das Beispiel einer solchen erfolgreichen Zusammenarbeit, die allein das schwierige Problem der Nervenregeneration und Heilung von Nervenschäden zu lösen vermag, bieten die Erfahrungen der sowjetischen Medizin im 2. Weltkrieg (Erfahrungen der sowjetischen Medizin im Großen Vaterländischen Krieg 1941—1945, Bd. 20). Wertvolle Erkenntnisse brachte auch die klinische und experimentelle Forschung während des Krieges in England (siehe den Bericht des Medical Research Council No. 282, 1954).

Die Lehre von der Nervenregeneration wurde hervorragend durch klinische Erfahrungen bereichert. Es ist nur zu bedauern, daß diese Erfolge meist eng mit den Erfahrungen der Kriegsneurochirurgie verbunden sind. Das Studium der Nervenregeneration hat sich jedoch vor allem mit der Funktionserneuerung nach Störungen des Nervensystems zu befassen, also mit einem Forschungsgebiet, das für die Physiologie der Erneuerungsprozesse von allgemeiner Bedeutung ist. In dieser Hinsicht wurde bereits wertvolles Material gesammelt. In diesem Sinne kann das Studium der Regeneration als biologische Grundlage des Studiums der Erneuerungsprozesse auf eine theoretische Fundierung nicht verzichten. Wir erblicken sie in der Verbindung des Studiums der Erneuerungsprozesse nach Nervendurchschneidung mit der allgemeinen biologischen Regenerationstheorie, eine Aufgabe, die wir in dieser Arbeit zu lösen bemüht sind.

Während des Regenerationsprozesses, der nach Durchschneidung des Nerven eintritt, kommt es zu Veränderungen in allen Teilen der betroffenen Strukturen. Um diese verstehen zu können, muß man alle Vorgänge beschreiben, die sich in den Nervenzellen, in der Narbe, im peripheren Nervenstumpf und schließlich in den terminalen Organen vollziehen. Auf Grund der Analyse dieser Vorgänge kann dann zu ihrer Synthese geschritten werden, die in der Funktionserneuerung zum Ausdruck gelangt. Mit diesem Erfordernis ist gleichzeitig das Thema der weiteren Kapitel dieser Arbeit gegeben.

II. VERÄNDERUNGEN WÄHREND DES REGENERATIONSABLAUFS NACH NERVENDURCHSCHNEIDUNG

1. Veränderungen in den Nervenzellen

Im Vordergrund des Regenerationsgeschehens steht der in der Nervenzelle ständig ablaufende und reflektorisch gelenkte Erneuerungsprozeß der Eiweißsynthese. Veränderungen der funktionellen Aktivität beeinflussen die Geschwindigkeit dieser Eiweißsynthese und wirken sich auch in den Größenverhältnissen der Nervenzelle aus. Nervenzellen mit vermindertem Reizzufluß atrophieren (z. B. EDDS, 1951), während eine gesteigerte funktionelle Beanspruchung zu Hypertrophie führt (z. B. HAMBURGER und HYDÉN, 1949), wobei die Änderungen des Desoxyribonukleinsäuregehalts im Kernterritorium besonders maßgebend sind. Diese Veränderungen im Neuron weisen also auf ein dynamisches Gleichgewicht hin — eine Vorstellung, die durch den Nachweis des Stofftransports im Nerven immer mehr unterstützt wird.

Das Auslaufen des Axoplasmas nach Nervendurchschneidung (YOUNG 1937, 1944, CAUSEY, PALMER 1952, LUBINSKA 1952, 1956) zeigt, daß das Axoplasma ständig neu gebildet wird. Diese Feststellung knüpft an Beobachtungen einer neurosekretorischen Aktivität in bestimmten Zellgruppen im Zentralnervensystem von Wirbeltieren und Wirbellosen an (siehe SCHARRER, 1954), so daß nunmehr der Nachweis einer allgemeinen Bedeutung des Stofftransports für die Funktion des Nervensystems erwartet werden kann (siehe YOUNG, 1956). Die Nervenzelle kann also zugleich Sekretionszelle sein, ohne die typischen Eigenschaften des Neurons zu verlieren, d. h. den blasigen Kern, die NISSL-Substanz, Axone und Dendriten zu zeigen und die Fähigkeit Nervenimpulse zu vermitteln. Sie produziert auch Sekretionsgranula, welche in ihrem Axon transportiert werden, und es wird angenommen, daß diese Granula auf Kosten der Nisselsubstanz gebildet werden (HILD, 1956). Zellen ohne Granula zeigen keine Nisselsubstanz und umgekehrt womit die enge Beziehung dieses Stofftransportes zur Eiweißsynthese in der Nervenzelle gezeigt wird. In den peripheren Nerven, welche die Skelettmuskeln innervieren, sind diese morphologischen Zeichen einer neurosekretorischen Aktivität nicht nachgewiesen worden. Indirekte Hinweise, (VODIČKA, 1956, GUTMANN, VODIČKA, ZELENÁ, 1955) zeigen, daß wir es mit dem Ausdruck einer allgemeinen trophischen Funktion des Nervensystems zu tun haben (VODIČKA, GUTMANN, 1958), der während des Regenerationsprozesses entscheidende Bedeutung zukommt. Dieser Stofftransport ist nach Funktionsbelastung gesteigert (VODIČKA, 1956) und kann reflektorisch blockiert werden (VODIČKA, GUTMANN, BASS, 1956). Jedenfalls ist er ein Ausdruck der Eiweißsynthese in den Nervenzellen. Da während der Embryonalentwicklung und im Regenerationsprozeß die Eiweißsynthese besonders akzentuiert ist, muß sie also in einem gesteigerten Stofftransport ihren Ausdruck finden.

Viele Symptome des embryonalen Wachstums der Neurone erinnern an Prozesse, die während des postnatalen Lebens in den regenerierenden Neuronen ablaufen. Das Studium des neuronalen Entwicklungsprozesses hat erwiesen, daß sich der Zellmetabolismus in einem dynamischen Gleichgewicht zwischen ständigem Wachstum und Abbau befindet. In gleichem Maße gilt dies auch für die Vorgänge in den Zellen nach Durchschneidung des Nerven. Das Axon ist ein langer Zellfortsatz; die Nervenzelle muß also im Verlauf des Regenerationsprozesses den Verlust des Axoplasmas durch eine enorme Produktion von Zellsubstanz ausgleichen. Die Veränderungen der Zellkörper sind daher vor allem als Veränderungen der Eiweißkörpersynthese anzusehen, die der Peripherie zur Verfügung gestellt werden müssen. Während des Wachstums ist die Differenzierung der Neuroblasten zu Neuronen dadurch charakterisiert, daß der Nukleolus erstmalig sichtbar wird, wenn die Neuroblasten aktiv Eiweiß synthetisieren. Gleichzeitig kommt es zu einer Steigerung des Gehalts an zytoplasmatischen Nukleoproteinen. Diese von HYDÉN (1943) mit dem Ultraviolett-Mikroskop beobachteten Vorgänge laufen in ähnlicher Weise während der Nervenregeneration ab.

Das Problem der Nervenregeneration betrifft vor allem die Erneuerungsprozesse in der Zelle. Die wichtigste Aufgabe bei der Bildung der Zellstruktur fällt den Eiweißstoffen zu. Hier ist die große Bedeutung zytologischer Arbeiten (KEDROWSKI, CHLOPIN, BRACHET, CASPERSON u. a.) hervorzuheben, die überzeugend die Wechselbeziehungen zwischen Eiweißsynthese und Nukleinsäuregehalt der Polynukleotide in der Zelle nachgewiesen und damit das Problem der biologischen Strukturbildung der Eiweißkörper präzisiert haben. Die Arbeiten über die Beteiligung der Ribonukleinsäure (also einer Nukleinsäure von Pentosecharakter) an der Eiweißsynthese und über den Zusammenhang zwischen dem hohen Ribonukleinsäuregehalt und der Eiweißsynthese (BRACHET, 1950) konkretisierten dieses Problem und ermöglichten ein genaues Studium der metabolischen Prozesse in den Nervenzellen während der Regeneration. Bereits HELD (1895) hatte auf Grund der Färbung und des Phosphorgehalts der NISSLkörperchen angenommen, daß sie in den Nervenzellen aus Nukleoproteinen bestehen, was auch von CASPERSON (1940) bestätigt wurde, der zeigte, daß die NISSL-Körperchen Nukleinsäuren vom Pentosetyp in hoher Konzentration enthalten.

Diese Beobachtungen eröffneten der Regenerationsforschung gänzlich neue Wege und führten zu der Annahme, daß der Nukleolus und die zytoplasmatischen Nukleinsäuren für die Eiweisproduktion des Nerven verantwortlich seien. Damit war gleichzeitig eine unmittelbare Verbindung zu den klassischen Arbeiten NISSLs (1892) hergestellt. Die morphologischen Arbeiten über die

NISSL-Körperchen erhielten eine metabolische Unterlage und ermöglichten so ein besseres Verständnis der Regenerationsprozesse. Die Veränderungen der Zellkörper nach Durchschneidung des Nerven sind demnach gleichbedeutend mit Veränderungen der zentralen Eiweißsynthese, deren Geschwindigkeit nicht gleich ist. Es wurde bereits darauf hingewiesen, daß diese Synthese reflektorisch gelenkt wird. Es bleibt der künftigen Forschung vorbehalten, diesen reflektorischen Wirkungsmechanismus zu erklären und aufzuzeigen, inwieweit er gegebenenfalls beeinflußt werden kann.

Histochemische und metabolische Untersuchungen der Nervenzellen zeigten erneut die große Bedeutung der Arbeiten NISSLs, bestätigten aber auch die Richtigkeit der Gedankengänge VAN GEHUCHTENS, der eine Rückkehr der regenerierenden chromatolytischen Nervenzelle in den Embryonalzustand (Neuroblasten) vermutete und die enge Beziehung zwischen Regeneration und Wachstum der Nervenzellen betonte. Damit stimmen auch die Beobachtungen über die enzymatische Aktivität regenerierender Neurone überein (FLEXNER, 1950). Die morphologischen und metabolischen Befunde am regenerierenden Neuron nach Durchschneidung der Axone zeigen eindeutig die Rückkehr in den Zustand der Embryonalperiode und den darauf folgenden Übergang zum postnatalen reifen Zustand bei vollkommener Regeneration. So besitzt z. B. das Neuron in der Wachstumsperiode, ebenso wie das regenerierende Neuron, einen niedrigen Grad an Zytochromoxydaseaktivität, einen geringen Gehalt an zytoplasmatischen Nukleoproteinen und hohen Phosphatumsatz bei gesteigerter Anforderung an die protoplasmatische Synthese (BODIAN, 1950). Vor allem sind aber regenerierende und unreife Zellen durch eine enorme Eiweißsynthese charakterisiert, der in Zukunft erhöhte Aufmerksamkeit zu widmen sein wird. Zunächst müssen jedoch jene Elemente näher beschrieben werden, deren Veränderungen nach Unterbrechung des Nerven beobachtet werden sollen.

Die hier zu untersuchenden Ganglienzellen sind vor allem die großen motorischen Vorderhornzellen, also große, multipolare Zellen mit grobkörniger Tigroidsubstanz und großem, hellem Zellkern mit deutlichem Nukleolus. Sie besitzen viele, manchmal bis zu 20 Dendriten. Ihre Form ist länglich, der Maximaldurchmesser beträgt (beim Menschen) 100 μ, der Transversaldurchmesser bewegt sich zwischen 25 und 60 μ. Spezifische Färbungsmethoden und die Tatsache, daß der Kern ultraviolettes Licht bei 2750 Å absorbiert, beweisen seinen reichen Ribosepolynukleotidgehalt (RNA). Bei schnell verlaufender Eiweißsynthese, also auch während der Regeneration nach Nervendurchschneidung, vergrößert sich der Nukleolus. Elektronenmikroskopische Studien unterstreichen die Bedeutung der Membran zwischen Kern und Zytoplasma; sie ist geschichtet und besitzt Kanäle, die für den Transport von Zellpartikeln wichtig sein können (YOUNG, 1956). Im Zytoplasma befindet sich dann die NISSL-Substanz, die Ribonukleotide enthält und in einem endoplasmatischen Retikulum organisiert ist (PALAY, PALADE, 1956). Elektronenmikroskopische Befunde zeigen, daß die NISSL-Körperchen Aggregate enger Kanälchen darstellen, die oft mit feinen, den Mikrosomen ähnlichen Körnern bedeckt sind (YOUNG, 1956). Die Dichte des Retikulums nimmt mit steigender Entfernung vom Kern ab, was auch in einer geringeren Färbbarkeit zum Ausdruck kommt. Auch diese Beobachtung unterstützt die Vermutung, daß das endoplasmatische Retikulum und dessen Ribonukleoproteine mit der Synthese eines wahrscheinlich aus Eiweißkörpern bestehenden Materials unter dem Einfluß des Kernes betraut ist (YOUNG, 1956). Im Zytoplasma ist ferner ein System von Lipochondrien, der Golgi-Apparat, anzutreffen, dessen Funktion in der Nervenzelle unklar ist. Die Lipochondrien sind interessanterweise in der Umgebung des Kerns besonders zahlreich, so daß es durchaus möglich ist, daß sie vom Kern produziert werden und bestimmte synthetische Vorgänge im Zytoplasma in Gang setzen können. Auch die für die enzymatische Aktivität, vor allem für die Zytochromoxydaseaktivität der Zelle (SCHNEIDER, 1953), so bedeutenden Mitochondrien sind in der Umgebung des Kernes (YOUNG, 1956) besonders zahlreich und nehmen während der erhöhten Synthese nach Nervendurchschneidung zahlenmäßig zu (HARTMANN, 1954). Die Spinalganglienzellen sind von verschiedener Form und Größe (20 bis 120 μ beim Menschen), haben einen großen hellen Zellkern mit undeutlichem Nukleolus und sind relativ arm an basophilem Chromatin. Die meisten Zellen sind unipolar mit einem sich T- oder Y-förmig teilenden Fortsatz, doch sind auch einige bipolare und multipolare Zellen anzutreffen. Sie besitzen eine Hülle aus kollagenen Bindegewebsfasern und zwischen dieser und dem Plasma Zellen, die nach LENHOSSEK den SCHWANNschen Zellen entsprechen und ektodermalen Ursprungs sind (siehe POLÁK, 1935).

Die Veränderungen der Ganglienzellen wurden fast ausschließlich an den großen motorischen Zellen des Vorderhorns studiert, am häufigsten die Veränderungen in den NISSLschen Körperchen, und zwar erstmalig in der klassischen und für die Neurohistologie fundamentalen Arbeit NISSLs (1892). Erst später wurde gezeigt, daß die Färbbarkeit der Zellen mit basischen Farbstoffen in diesen Körperchen durch Nukleinsäuren hervorgerufen ist, daß also die Reaktionen der NISSL-Substanz durch einen bestimmten chemischen Stoff bedingt werden. Spektroskopische Analysen erbrachten dann weitaus genauere Schätzungen des Nukleinsäuregehalts (HYDÉN und HARTELIUS, 1948) bzw. der Färbbarkeit der NISSLschen Körperchen, die sich als genauer Indikator funktioneller Zellveränderungen erwiesen. Die Bildung der NISSLschen Körperchen macht z. B. die Differenzierung des Neurons aus dem Neuroblasten sichtbar, wobei diese zytologischen Veränderungen von gewissen Änderungen der enzymatischen Aktivität begleitet sind (FLEXNER, 1950).

Wichtige Veränderungen treten auch nach Durchschneidung des Nerven ein. NISSL hatte darauf aufmerksam gemacht, daß die großen motorischen Vorderhornzellen nach Unterbrechung des Nerven nicht intakt bleiben und mit diesem Befund dem ursprünglichen WALLERschen Gesetz widersprechen. Die NISSLschen Körperchen zerfallen, der Zellkern wird an die Peripherie verlagert, und schließlich kommt es zu einer vollkommenen Auflösung der chromatophilen Substanz. Dieser chromatolytische Prozeß verläuft nicht in allen Zellen gleichmäßig stark. Interessant ist das Verhalten der Zellen im Spinalganglion, wo nach Durchschneidung der Hinterwurzeln (also der zellulifugal leitenden zentralen Fortsätze) nur unbeträchtliche und langsam ablaufende Veränderungen eintreten, während nach Durchschneidung der peripheren zellulipetal leitenden Fasern die NISSLschen Körperchen stark zerfallen. NISSL bezeichnete die Veränderungen bei beiden Zelltypen als „primäre Zellreizung", neuere Autoren aber als retrograde Degeneration (BIELSCHOWSKY, 1935). MARINESCO (1896) vermutete, daß die Zellveränderungen durch Flüssigkeitsabsorption verursacht sind, und sprach von einer Chromatolyse. Viele Autoren erblickten in der Chromatolyse einen nekrobiotischen Prozeß, der zur Zelldestruktion führt. So stellte TURNER (1943) bei Ratten 24 Monate nach Unterbrechung des Nerven im Vorderhorn des Rückenmarks eine zahlenmäßige Verminderung der Zellen um 16% fest, doch waren zwei Drittel der Zellen, bei denen eine Chromatolyse eintrat, restitutionsfähig. Beim Menschen verlaufen die chromatolytischen Prozesse sichtlich langsamer, womit wahrscheinlich die Erhaltung eines großen Teils der Zellen auch noch 10 Jahre nach Amputation einer Extremität erklärt werden kann. Diese Befunde verleiteten einige Autoren zu der Annahme, daß die Chromatolyse eine ausgesprochen vorübergehende Erscheinung sei und die vollkommene Zelldestruktion nur durch traumatische Einflüsse verursacht werde (HELD, 1897). Als Beweis dessen wurde die Tatsache angesehen, daß die Intensität der retrograden Reaktion bei Verletzungen des Nerven in der Nähe des Rückenmarks, wo mit einem unmittelbaren Zug an den Nervenzellen gerechnet werden kann, größer ist. Auch HEIDENHAIN (BIELSCHOWSKY, 1935) erblickt in der Chromatolyse keine regressive Veränderung, sondern einen mit der Nervenregeneration verbundenen Prozeß progressiver Tendenz. Die zu einem vollkommenen Zelluntergang führenden chronischen Veränderungen erklärt er mit dem Bestreben der Zelle, ihre ursprüngliche Länge wiederzugewinnen, die metabolisch zu einer Erschöpfung, ja sogar zu ihrer Atrophie führt. Mit dieser Ansicht stimmt BIELSCHOWSKY (1935) im allgemeinen überein und vermutet in der Chromatolyse einen vorübergehenden Zustand; in diesem Zusammenhang verweist er auf Beobachtungen, daß auch ohne Erneuerung des unterbrochenen Axons die Restitution der Ganglienzelle eintreten kann. Wird die Reinnervation des peripheren Stumpfes ermöglicht, so sind die chronischen Zellveränderungen reversibel. NICHOLSON (1924) stellte 15 Tage nach Unterbrechung des nervus hypoglossus maximale chromatolytische Veränderungen, nach 44 Tagen die Erneuerung der normalen Zellstruktur fest. GERSH und BODIAN (1943) untersuchten die Veränderungen nach Nervenkompressionen und fanden, daß das Absorptionsspektrum der NISSL-Substanz den Ribonukleotiden entspricht. Das normale NISSL-Bild und die normalen Zellfunktionen waren 80 Tage nach der Quetschung des Nerven wiederhergestellt. Die progressiven chromatolytischen Veränderungen sind also sichtlich reversibel, im vorgeschrittenen Stadium auch dann, wenn sie durch einen anderen pathologischen Prozeß, z. B. durch Poliomyelitis, verursacht sind. Wie BODIAN (1948) nachwies, ist die Schädigung der vom Poliomyelitisvirus betroffenen Rückenmarkszellen nicht irreversibel, denn quantitative Untersuchungen ergaben, daß ein hoher Prozentsatz chromatolytischer Zellen restitutionsfähig ist. Das Stadium der höchsten Virusaktivität entsprach der diffusen Chromatolyse, das Restitutionsbild der NISSLschen Körperchen der verminderten Virusaktivität und angedeuteten Erneuerung der motorischen Funktion. Akute Veränderungen der NISSLschen Körperchen sind also reversibel, wie bereits ihr beobachteter Verlust bei allgemeiner Ermüdung des tierischen Nervensystems gezeigt hat (DOLLEY, 1935). Diese Veränderungen sind ein Ausdruck der funktionellen metabolischen Umwandlung und können daher nicht als „retrograde Degeneration" definiert werden.

Eine weitaus klarere Vorstellung von den chromatolytischen Veränderungen während der Regeneration geben, wie wir bereits feststellen konnten, Stoffwechseluntersuchungen. Sie haben gezeigt, daß Verlust und Erneuerung der NISSLschen Körperchen bzw. der Ribonukleinsäuren, die sichtlich mit den Eiweißen zu Nukleoproteiden verbunden sind, die Grundlage der Chromatolyse und ihrer Reversibilität sind. Nach Durchschneidung des Nerven kommt es vorübergehend zu einem großen Verlust an Nukleinsäuren (HYDÉN, 1942, GERSH und BODIAN, 1943) und zur morphologischen Annäherung der Zelle an den embryonalen Zustand. Dies kann vor allem an den Veränderungen des Nukleolus bemerkt werden, der wahrscheinlich das leitende Zentrum für die zytoplasmatische Nukleinsäureproduktion ist. Allmählich steigt dann die für die Regeneration des peripheren Stumpfes notwendige Nukleoproteinsynthese. Bereits 7 Tage nach Durchschneidung der postganglionären Fasern des ganglion cervicale sup. steigt der Gesamtgehalt an Nukleinsäuren und DNA gegenüber der Kontrollseite wesentlich an (CAUSEY, STRATMANN, 1956), was auf eine schnell gesteigerte Eiweißsynthese in der Nervenzelle hinweist. Die an die Eiweißproduktion gestellten Anforderungen sind fast ebenso hoch wie im Verlauf des embryonalen Wachstums, da von neuem ein langes Axon, ein Zellfortsatz, gebildet werden muß. Nach den Berechungen HYDÉNs (1950) setzt dies eine Produktion von Zellsubstanz voraus, die um 1000% größer ist als die Produktion zytoplasmatischer Substanz. Die Eiweißresynthese ist also ein akutes Funktionssymptom, welches die Regeneration als reversiblen Vorgang im Sinne einer Adaptationsreaktion des Organismus charakterisiert.

Wir setzen voraus, daß Reaktionsgrad und -geschwindigkeit dieser Adaptationsreaktion reflektorisch beeinflußt, d. h. vor allem durch die funktionelle Eingliederung der Neurone bestimmt werden. Die Anforderungen an die Eiweißsynthese sind um so geringer, je distaler die Läsionsstelle des Neurons liegt. Es überrascht daher die Feststellung ROMANES' (1941) durchaus nicht, daß nach Durchschneidung des Nerven im distalen Teil der Extremität die Chromatolyse nicht eintreten muß. Es wäre also anzunehmen, daß verschiedene reflektorische Vorgänge sowohl den Grad der Chromatolyse als auch ihre Reversibilität beeinflussen. Über eine solche „reflektorische Steuerung der chromatolytischen Veränderungen" liegen zwar keine Experimentalangaben vor, doch sind uns einige Faktoren bekannt, die Geschwindigkeit und Intensität der Chromatolyse beeinflussen. GEIST (1933) nennt vier solche Faktoren: 1. Das Alter des Tieres. Bereits GUDDEN hatte bei der Durchschneidung von Nerven neugeborener Tiere einen schnelleren Zelluntergang als bei älteren Tieren festgestellt. 2. Entfernung der Schnittstelle von der Zelle. Je näher die Schnittstelle bei der Zelle liegt, desto größer sind bekanntlich die Veränderungen. Wie bereits erwähnt, kann diese Tatsache mit der erhöhten Anforderung an die Eiweißsynthese erklärt werden, muß also nicht, wie meist angenommen wird, dadurch bewirkt sein, daß Manipulationen in Nähe der Zelle größere traumatische Veränderungen verursachen. 3. Das zeitliche Intervall zwischen Operation und Fixierung des Gewebes. Dieser Faktor ist bei jeder Experimentalarbeit auszuschließen und braucht hier nicht erörtert zu werden. 4. Der histologische und funktionelle Typ der Zelle. Systematische Arbeiten darüber liegen nicht vor. Die Zellgröße ist sicherlich ein wichtiger Faktor, da große Zellen im allgemeinen bekanntlich wenig empfindlich sind; doch fehlen quantitative Angaben über seinen Einfluß. Besonders die zentralen Neurone unterscheiden sich nach Unterbrechung ihrer Axone in der Intensität ihrer chromatolytischen Reaktion. Bei einigen führt ein solcher Eingriff in 1—2 Wochen zum Zerfall der Zelle, andere reagieren mit einer verzögerten Atrophie ohne neues Wachstum der Axone. Nur Zellen, deren Axone in peripheren Nerven liegen, reagieren mit weitgehenden metabolischen Veränderungen, die zur vollkommenen Regeneration der Axone führen. Verläßliche Angaben über die Regeneration von Axonen im Zentralnervensystem höherer Tiere liegen nicht vor. Die Unterschiede in der chromatolytischen Reaktion nach Unterbrechung des Nerven sind wahrscheinlich durch den unterschiedlichen Zellstoffwechsel bedingt. Ihre Problematik erfordert eine weitere Bearbeitung.

Ein anderer für die Reaktion der Nervenzelle bestimmender Faktor, der unserer Meinung nach analysiert werden muß, ist die Länge der Axone, die beträchtliche Unterschiede zwischen den Neuronen erkennen läßt und eventuell von großer Bedeutung ist. Ein weiterer Faktor kann die Funktionsbelastung der verschiedenen Zellen sein. So ist z. B. eine Zelle, die Axone zu den Augenmuskeln aussendet, funktionell mehr belastet und aktiver als eine Zelle, die ihre Axone an die Muskeln der Gliedmaßen abgibt. Zellen, von denen rhythmische Reize zu den Muskeln geleitet werden, z. B. die Neurone des n. phrenicus, besitzen besondere Funktionsbedingungen. Alle diese Faktoren können für den Verlauf und die Intensität chromatolytischer Veränderungen wichtig sein. Im akuten Stadium sind diese Veränderungen, wenn es zu einer neuen Einschaltung der Zelle in das periphere Organ kommt, durchaus reversibel; ansonsten führen chronische Prozesse zu Atrophie und Zelluntergang, da die von der Peripherie getrennte Zelle immer weniger Impulse empfängt und ihre Aktivität sich allmählich vermindert. Die ersten Regenerationsprozesse verlaufen gewissermaßen automatisch und sind sichtlich eine Reaktion der Zelle auf den plötzlichen Axoplasmaverlust. Es ist anzunehmen, daß sich diese automatischen metabolischen Prozesse bei ausbleibender Reinnervation des peripheren Stumpfes allmählich erschöpfen, da Reize aus der Peripherie gänzlich ausfallen, die Reize aus den zentralen Nervenfasern abnehmen und deshalb die Eiweißsynthese in den Zellen herabgesetzt ist. Die Folge ist also eine durch Inaktivität bedingte Atrophie, weshalb auch diese chronischen Prozesse nicht als retrograde Degeneration bezeichnet werden können.

Nach Durchschneidung des Nerven können also in den Nervenzellen zwei Prozesse unterschieden werden, die durch eine Adaptationsreaktion des Organismus ausgelöst sind: a) Akute, vollkommen reversible Funktionsveränderungen, die durch eine gesteigerte Eiweißsynthese nach Zytoplasmaverlust charakterisiert sind. b) Chronische, langsam ablaufende Prozesse als Folge der Zelluntätigkeit (atrophia ex inactivitate), die sich durch eine allmähliche Reduktion der Eiweißsynthese manifestieren und schließlich den Zelluntergang herbeiführen. Die Anwendung des Begriffs „retrograde Degeneration" ist daher nicht gerechtfertigt.

Werden diese Zellveränderungen nach Kontinuitätsverlust des Nerven als Folge einer Inaktivitätsatrophie angesehen, so gibt es nur eine einzige Möglichkeit, ihr Fortschreiten zu unterbrechen und sie rückgängig zu machen, nämlich die Nervenregeneration, die zur Reinnervation der peripheren Organe führt. Genaue Angaben über den Zeitpunkt, zu dem die Zellveränderungen irreversibel sind, wären daher sehr wertvoll. Anscheinend sind auch stark chromatolytische Zellen fähig, Axone auszusenden, wenn eine Möglichkeit zur Reinnervation peripherer Strukturen gegeben ist.

Die Fähigkeit der Nervenzellen des Rückenmarks zur Aussendung von Axonen ist sehr groß. Die uns zur Verfügung stehenden Befunde betreffen nur die Nervenfasern, aber schon aus ihrem Zustand (Dicke der Axone und Myelinscheiden) kann auf den Zustand der Rückenmarkszellen geschlossen werden. In einem klinischen Fall (BOWDEN und GUTMANN, 1944) konnten wir beobachten, wie weitreichend die Reversibilität von Veränderungen der Nervenfasern und daher auch der Nervenzellen noch lange Zeit nach Durchschneidung des Nerven ist. Bei einer Operation wurde ein Muskel 3164 Tage nach Verletzung des Nerven und 369 Tage nach der Naht exzidiert. Der Reinnervationsgrad war überraschend hoch (relativ dicke Nervenfasern), obwohl es in Anbetracht der fortgeschrittenen Muskelatrophie (vollständiger Ersatz des Muskels durch Fettablagerung und kollagenes Bindegewebe) zu keiner Funktionswiederherstellung gekommen war. Ein ähnlicher Befund ergab sich in Muskeln von Patienten mit Poliomyelitis (BOWDEN und GUTMANN, 1949), die trotz extremer Atrophie mit relativ dicken Fasern innerviert waren (Abb. 1). Da wir keine leeren SCHWANNschen Scheiden fanden und die Fasern nicht zu Muskelspindeln führten, vermuteten wir ein zu spätes Eindringen der Nervenfasern in den Muskel infolge verspäteter Reversibilität der Nervenzellveränderungen.

Es scheint also, daß die Nervenzellen ihre Fähigkeit zur Aussendung von Axonen noch lange nach Unterbrechung des Nerven beibehalten. HOLMES und YOUNG (1942) machten gleiche Beobachtungen an Kaninchen und vermuteten, daß sich bei verspäteter Nervennaht die neuronale Regenerationsfähigkeit zwar nicht vermindert, wohl aber Veränderungen im peripheren

Stumpf die Ausreifung der regenerierenden Nervenfasern hemmen. Da sich aber ihre Arbeiten nicht mit den terminalen Organen befaßten, kann ihre Analyse nicht als hinreichend angesehen werden.

An Kaninchen haben wir gezeigt, daß die Regenerationsfähigkeit der Nervenzellen wirklich groß ist. So gelang es nach achtmaliger aufeinanderfolgender Durchschneidung des n. fibularis, eine relativ gelungene Funktionswiederherstellung zu erzielen (GUTMANN, 1948). Nach der achten Durchtrennung war zwar die Funktion nicht mehr ganz normal, doch war dies durch Veränderungen im peripheren Stumpf und im Endgebiet verursacht, da die Regenerationsgeschwindigkeit anscheinend nicht wesentlich herabgesetzt war. Diese Versuche

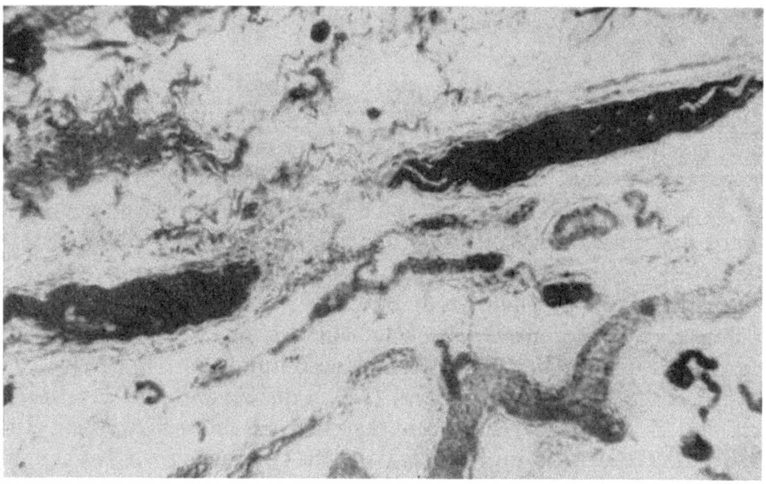

Abb. 1. Querschnitt durch den Muskel einer vor 15 Jahren an Poliomyelitis erkrankten Patientin. Alle Muskelfasern sind durch Fett und kollagenes Bindegewebe ersetzt. Die meisten Markscheiden enthalten Nervenfasern mit relativ dicker Myelinscheide. (GUTMANN, E., Thomaiersche Sammlung 271, 1949.)

beweisen, daß die Regenerationsfähigkeit der Nervenzelle lange Zeit hindurch erhalten bleiben kann, wodurch die Nervenzelle instand gesetzt wird, die für die Regenerationsprozesse notwendigen Eiweißkörper wiederholt zu resynthetisieren. Ein verläßliches Kriterium dieser Resynthese ist die in diesen Versuchen beobachtete Regenerationsgeschwindigkeit. Bei 2 Tieren wurde der n. fibularis einseitig an einer Stelle nahe dem Eintritt in den Muskel mit einer Pinzette gequetscht. In dreimonatlichen Intervallen wurde erneut operiert und der n. fibularis einige Millimeter höher neuerlich gequetscht (sechsmal bei dem einen, achtmal bei dem anderen Tier). Nach jeder Quetschung wurde die motorische Funktionswiederherstellung beobachtet. Bei der letzten Operation, d. h. 24 Monate nach Versuchsbeginn, wurden die nn. fibulares beidseits gequetscht. Bei dem Kaninchen mit achtmal hintereinander gequetschtem n. fibularis konnte die Funktionswiederkehr, also Zehenspreizung, die nach Durchschneidung des n. fibularis fehlt und sich nach Reinnervation des Muskels wieder einstellt, am 21., 28., 35., 40., 47., 48., 54. und 65. postoperativen Tag beobachtet werden. Die zunehmende Dauer der Funktionsrückkehr entsprach der Distanzvergrößerung zwischen Kompressionsstelle und Muskel. Bei dem zweiten Tier betrugen die Restitutionszeiten nach sechsmaliger Kompression des n. fibularis

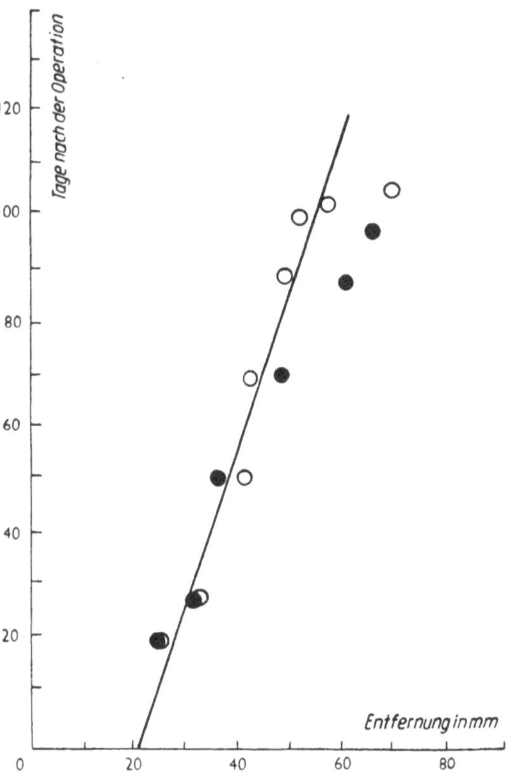

Abb. 2. Dauer der Funktionserneuerung im Verhältnis zur Entfernung der Läsionsstelle. Die dargestellte Linie resultiert aus Versuchen an 69 Tieren, bei denen der n. fibularis in verschiedener Entfernung vom m. peronaeus longus gequetscht wurde. Fortschreitende Funktionserneuerung bei zwei Tieren nach sechsmal aufeinanderfolgender Quetschung (volle Kreise) und nach achtmaliger Quetschung (leere Kreise) des n. fibularis unter zunehmender Entfernung vom m. peronaeus longus. (GUTMANN, E., J. Neurophysiol. 11, 279, 1948.)

23, 28, 32, 44, 56 und 60 Tage. Die aus diesen Daten resultierende Gerade entspricht, allerdings nicht völlig, jener regressiven Geraden, die wir in einer früheren Arbeit über den Einfluß der Entfernung zwischen Läsionsstelle und Muskel auf die Funktionswiederkehr erhalten hatten. Die Geschwindigkeit der funktionellen Regeneration betrug 2,77 ± 0,09 mm pro Tag (GUTMANN, 1942). Aus Abb. 2 ist zu ersehen, daß die Regenerationsgeschwindigkeit nach der letzten Quetschung nicht wesentlich verlangsamt ist, was zu der Hypothese berechtigt, daß die Fähigkeit der Zelle zur Resynthese groß genug ist, um eine normale oder fast normale Regenerationsgeschwindigkeit zu gewährleisten. Kommt es jedoch zu keiner Reinnervation der peripheren Organe, so macht sich immer mehr eine Atrophie infolge Inaktivität geltend, die schließlich zum Zelluntergang führen kann.

Wie sind nun diese Veränderungen der Zelle nach Nervendurchschneidung zu verhindern? Anscheinend besteht die einzige Möglichkeit darin, die Resynthese der Eiweißkörper in den Zellen und dadurch die Regenerationsprozesse im zentralen Stumpf auszulösen oder zu steigern. Versuche mit wiederholter Nervenkompression zeigen, daß dieser Eingriff dem Nerven nicht nur nicht schadet, sondern daß er sogar, am zentralen Stumpf ausgeführt, die metabolischen Funktionen der Nervenzelle auch nach vollkommener Nervendurchschneidung erhalten und dadurch irreversible Veränderungen der Nervenzellen verhindern kann. Mit der Nervenkompression wäre es also möglich, Regenerationsprozesse in Gang zu setzen und auf diese Weise einer Inaktivitätsatrophie entgegenzutreten. Ist diese Annahme richtig, so kommt ihr nicht nur eine theoretische Bedeutung zu (GUTMANN und HOLUBÁŘ, 1948). So wäre wahrscheinlich etwa bei Nervenverletzungen, bei denen aus irgendwelchen Gründen (z. B. offene Frakturen mit Infektion) der Nerv erst nach längerer Zeit genäht werden kann, eine solche „prophylaktische Operation" indiziert. Der Nerv müßte hoch über der Läsionsstelle gequetscht werden, worauf dann die Nervennaht später angelegt werden kann, ohne daß atrophische Veränderungen in den Zellen und im peripheren Stumpf eintreten müssen. Ähnliche Möglichkeiten bestünden vielleicht auch bei der therapeutischen Beeinflussung der Poliomyelitis und bei anderen Rückenmarkserkrankungen, die zur Atrophie der Nervenzellen führen. Wir bemühten uns, die Richtigkeit dieser Hypothese in folgendem Versuch nachzuweisen (GUTMANN und HOLUBÁŘ, 1950). Bei Kaninchen wurde beidseitig der n. fibularis oberhalb des Kniegelenks durchschnitten, der periphere Stumpf exzidiert, um seine Reinnervation zu verhindern, und der n. fibularis einseitig in der Mitte des Oberschenkels gequetscht. Nach 18 Monaten wurden die Nerven exzidiert, das Spitzenpotential und die Leitungsgeschwindigkeit oszillographisch gemessen und die Nervenfasern morphologisch untersucht. Leitungsgeschwindigkeit und Spitzenpotential sind nach der „prophylaktischen Operation" größer (Abb. 7). Im zentralen Stumpf des gequetschten Nerven sind die Menge der Nervenfasern sowie der Durchmesser der Fasern und Myelinscheiden ebenfalls größer. Die Nervenfasern im zentralen Stumpf befinden sich also nach Quetschung in einem besseren Zustand, dem sicherlich auch ein besserer Zustand der Nervenzellen entsprechen dürfte. Obwohl hier nur ein indirekter Beweis vorliegt, ist anzunehmen, daß durch die Nervenquetschung die metabolische Tätigkeit der Nervenzellen besser und wahrscheinlich auch länger aufrechterhalten werden kann. Dauert die Denervation länger als ein Jahr, so ist diese prophylaktische Operation wahrscheinlich bei Wiederholung erfolgreicher.

Wir sprachen bisher nur von den Veränderungen der Rückenmarkszellen nach Durchschneidung ihrer Axone. Es dürfen jedoch auch jene Veränderungen nicht unterschätzt werden, die in den höheren Nervenzentren eintreten und als Reaktion auf die geänderte oder fehlende periphere Signalübermittlung gelten können. Die funktionelle Regeneration ist nicht nur ein Prozeß, der im peripheren Neuron abläuft, sondern sie betrifft den ganzen Organismus und schaltet von neuem alle jene Funktionen ein, die bei normaler Funktionserfüllung auftreten. Das bedeutet also, daß den höheren Nervenzentren die wichtige Aufgabe zukommt, bei der Funktionserneuerung als steuernde Mechanismen mitzuwirken. Es ist vor allem dem Einfluß der rein analytisch und oft mechanistisch eingestellten Arbeiten über die Nervenregeneration zuzuschreiben, daß wir uns daran gewöhnt haben, den Regenerationsprozeß nur als isoliertes Geschehen im peripheren Neuron anzusehen. Die Unterbrechung des Nerven findet aber im ganzen Organismus Widerhall und bewirkt reflektorische Veränderungen in den Nervenzentren der verschiedensten Funktionsebenen. So stellt SOROTKIN nach Nervendurchschneidung kontralaterale Kontraktilitätsstörungen fest. Es wird erforderlich sein, auch jene Veränderungen näher zu analysieren, die nach Nervendurchschneidung in allen somatischen und vegetativen Nervenzentren eintreten. Den Funktionsverlust im Bereich des geschädigten Nerven nennt ANOCHIN die „periphere Komponente“ des Traumas und betont, daß sie von einem Funktionsverlust und einer Irritation zentralen Ursprungs begleitet ist. Er bezeichnet diese Erscheinung als „zentrale Komponente“ des Traumas am peripheren Nerven (WILTSCHUR, 1952).

Wir befaßten uns in der vorliegenden Arbeit vor allem mit den zentralen Veränderungen, die unserer Meinung nach infolge des Verlusts oder der veränderten Signalübermittlung aus der geschädigten Extremität eintreten. Wir nehmen ferner an, daß eine solche Veränderung der Signalübermittlung zu Hemmungsprozessen in den höheren Nervenzentren, zu einer inneren Hemmung führt, die von der Adaptationsfunktion des Zentralnervensystems allmählich überwunden werden muß. Der experimentelle Nachweis dieser Mechanismen ist nicht leicht; wir werden diese Frage eingehender im Kapitel über die Funktionserneuerung erörtern. Wie anzunehmen ist, sind die funktionellen Veränderungen der Nervenzellen in der Großhirnrinde wichtig und wurden in ihrer Bedeutung zu Unrecht unterschätzt.

Über die Störungen der höheren Nerventätigkeit sagt PAWLOW, daß mit Methoden, mit denen wir eine funktionelle Störung der höheren Nerventätigkeit hervorrufen, auch ein völlig isoliertes Rindengebiet in einen pathologischen Zustand versetzt werden kann. Nach Durchschneidung eines Nerven sind solche Störungen eines isolierten Rindengebiets innerhalb des motorischen Analysators deshalb zu erwarten, weil hier Veränderungen bzw. Ausfälle der Signalübermittlung eintreten, die gleichzeitig die Ausbildung bedingter Bewegungsreflexe beeinträchtigen. Eine solche Störung kann sich besonders in den Initialstadien der Funktionserneuerung bemerkbar machen, wobei an das Auftreten einer inneren Hemmung zu denken ist, die nach der Muskeldenervierung entsteht

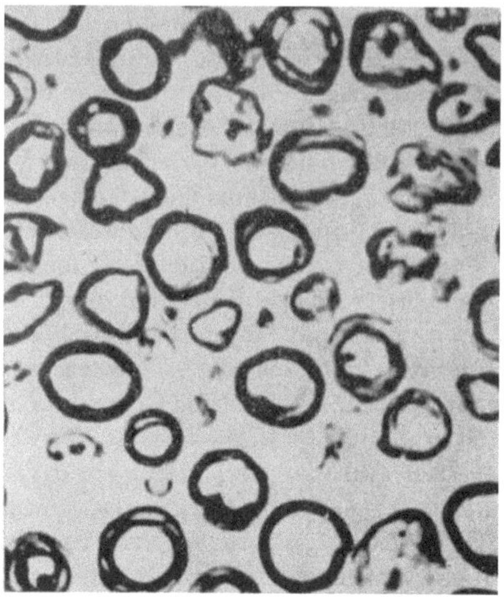

Abb. 3. Querschnitt durch einen Nerven, der den m. ext. dig. longus 4 Monate nach Tenotomie innerviert. (650fache Vergrößerung) (GUTMANN, E., VRBOVÁ, G.: Physiol. bohemoslov. 1; 205, 1952.)

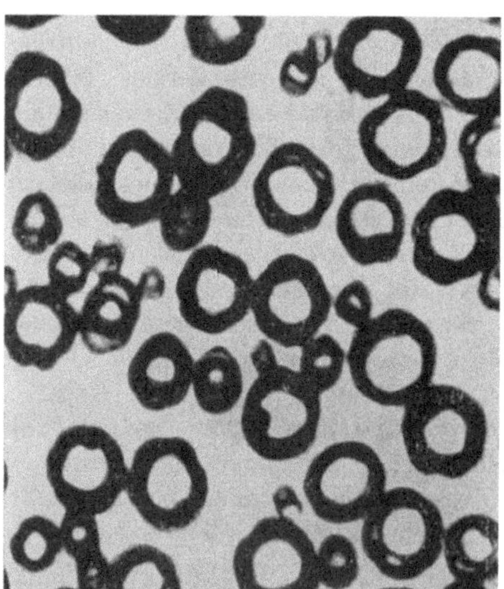

Abb. 4. Querschnitt durch einen Nerven desselben Tieres wie auf Abb. 3, der den normalen m. ext. dig. longus innerviert. (650fache Vergrößerung) (GUTMANN, E., VRBOVÁ, G.: Physiol. bohemoslov. 1; 205, 1952.)

und eine veränderte Signalübermittlung infolge fehlender Bekräftigung der bedingten Bewegungsreflexe mit sich bringen kann. Diese Frage erfordert eine gründliche Untersuchung, da sie das Studium der Reflexverbindung und Reflexhemmung der afferenten und efferenten Systeme im motorischen Analysator ermöglicht. Es handelt sich hierbei um die Verbindung von kinästhetischen und Pyramidenzellen, in der PAWLOW (1936) das wichtigste Problem der Physiologie des motorischen Analysators erblickte. Eine Hemmung dieser Art vermuten wir auch in der Denervationsperiode, wobei die während der Funktionserneuerung ablaufenden Prozesse dann eine Überwindung dieser Hemmung herbeiführen würden.

In diesem Sinne sprachen auch unsere Versuche, die zeigten, daß sich in der Denervationsperiode bedingte Bewegungsreflexe sehr schwer ausarbeiten lassen, ferner die Beobachtung, daß im Verlauf der Nervenregeneration die bedingten Bewegungsreflexe später wieder hergestellt werden als die unbedingten (VRBOVÁ und GUTMANN, 1956). Wir nahmen an, daß Störungen der afferenten Signalisation, besonders die fehlende Bekräftigung der Bewegungssignale, die Funktion des motorischen Analysators hemmen. Wir werden auf diese Versuche noch zurückkommen. Zum Nachweis dieser Mechanismen wählten wir auch den Modellversuch der Tenotomie (GUTMANN und VRBOVÁ, 1952) in der Annahme, daß es dadurch zu einer Veränderung der propriorezeptiven Signaltätigkeit infolge fehlender Bekräftigung der

Bewegungsreflexe komme. Der Ausfall der propriorezeptiven Signalübermittlung verursachte eine starke Atrophie der Nervenfasern und eine wesentliche Verminderung der elektrischen Aktivität bei elektromyographischer Registrierung nach Schmerzreizung (Abb. 3, 4 und 5).

Wir nahmen ferner an, daß die gleichen Erscheinungen zu einer Störung der Bewegungsreflexe auf der Grundlage der inneren Hemmung führen. Diese

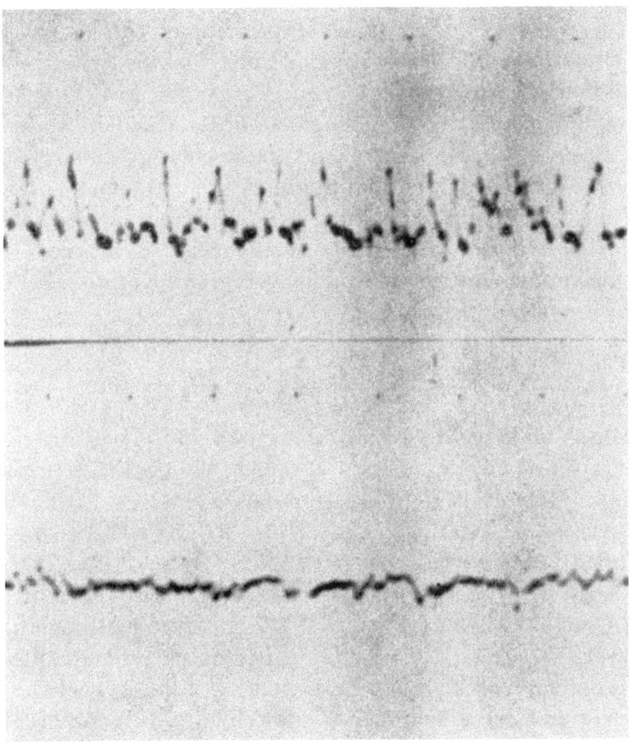

Abb. 5. Elektromyographische Ableitung mit konzentrischen Elektroden aus dem m. ext. dig. longus (10 mm — 1000 mV, 100 mm — 1 Sekunde). Oben Ableitung aus dem normalen Muskel. Unten: Ableitung aus dem Muskel 6 Monate nach Tenotomie. (GUTMANN, E., VRBOVÁ, G.: Physiol. bohemoslov. 1; 205, 1952.)

Hemmung machte sich im Stoffwechsel des tenotomierten Muskels bei Arbeitsbelastung bemerkbar (GUTMANN und VRBOVÁ, 1953). Wir untersuchten die Glykogenmobilisierung im tenotomierten Muskel und stellten fest, daß sie im arbeitsbelasteten Muskel abläuft, in dem gleichzeitig mit dem Synergisten tenotomierten Muskel aber herabgesetzt ist. Diese verminderte Glykogenbildung war, wie wir im Kontrollversuch nachweisen konnten, nicht durch eine Reduktion der passiven Bewegungen und somit nicht durch eine herabgesetzte Durchblutung des Muskels bewirkt. Wir erklärten uns daher diese Erscheinung mit einer größeren Störung des motorischen Analysators im Sinne einer inneren Hemmung, die durch die stark veränderte Signalübermittlung aus dem Muskel hervorgerufen ist. Die Bedeutung geschädigter peripherer und spinaler Strukturen für das Auftreten von Hemmungsherden wurde in unserem Laboratorium von BERÁNEK (1953) nachgewiesen.

Den Eintritt einer solchen inneren Hemmung vermuten wir auch nach der Denervation. Im Verlaufe der Funktionserneuerung kommt es dann in den Nervenzellen zu Veränderungen, die Kompensationsvorgänge in der Hirnrinde ermöglichen und allein eine vollkommene Funktionswiederherstellung gewährleisten. Es können daher zwei Arten von Vorgängen in den höheren Nervenzentren während des Regenerationsprozesses unterschieden werden:

1. Hemmungsprozesse, die durch eine veränderte Signalübermittlung von der Peripherie her verursacht sind und allmählich überwunden werden.
2. Ausbildung von Reflexverbindungen, die kompensatorische Adaptationsfunktionen des Zentralnervensystems, vor allem der Hirnrinde, ermöglichen.

Die damit zusammenhängenden Fragen werden im Kapitel über die Probleme der Funktionserneuerung behandelt.

2. Veränderungen im zentralen Nervenstumpf

Nach Durchschneidung des Nerven werden in seinem zentralen Stumpf akute Degenerationserscheinungen beschrieben, die nach RANVIER den Zerfall der Axone und Myelinscheiden bis zum nächsten Schnürring herbeiführen. Diese ,,traumatische Degeneration" (BOEKE, 1935) ist sichtlich von der Intensität des Traumas abhängig (DOINIKOW, 1952). BIELSCHOWSKY (1935) unterscheidet zwei Gruppen von Veränderungen an den Fasern des zentralen Nervenstumpfes: a) Destruktionen vom Typ der WALLERschen Degeneration, die nur auf einige Fasern beschränkt bleiben, ein postoperatives Symptom darstellen und keinen progressiven Charakter haben. b) Veränderungen im Sinne einer Atrophie der Nervenfasern, die in den Myelinscheiden ausgeprägter ist als in den Axonen. Nach ELSHOLZ (zitiert nach BIELSCHOWSKY, 1935) tritt diese Atrophie im distalen Teil des zentralen Nervenstumpfs deutlicher in Erscheinung. DOINIKOW (1952) unterscheidet akute und chronische Veränderungen, wobei die akuten — spindel- und knäuelförmige Schwellungen — die Axone betreffen und sich gleichzeitig mit der akuten Veränderung der Nervenzellen entwickeln. Die chronischen (atrophischen) Vorgänge sind periaxonaler Natur und treten in den Myelinscheiden auf. Nach unseren elektrophysiologischen Befunden (GUTMANN und HOLUBÁŘ, 1949) kommt es zu keiner retrograden Degeneration, wenn die Durchschneidung des Nerven schonend vorgenommen wird. Nach 1, 2, 3 und 5 Tagen waren die Aktionspotentiale im ganzen zentralen Nervenstumpf bis zur Narbe auslösbar. Es ist also nicht wahrscheinlich, daß im zentralen Stück des durchschnittenen Nerven degenerative Veränderungen eintreten. Auch DOINIKOW (1952) betont, daß sich die Veränderungen im zentralen Nervenstumpf grundsätzlich von jenen der WALLERschen Degeneration unterscheiden. Angaben über diese akuten Veränderungen stehen jedoch nur in ungenügender Anzahl zur Verfügung.

Das Ergebnis der chronischen Veränderungen bestimmten wir quantitativ durch Messung der Geschwindigkeitsabnahme der nervalen Erregungsleitung, des Spitzenpotentials und der Dicke der Myelinscheide (GUTMANN und HOLUBÁŘ, 1948). Sechs Monate nach Durchschneidung des n. fibularis verminderte sich die Geschwindigkeit der nervalen Erregungsleitung um 30% (Abb. 6), die Amplitude des Spitzenpotentials um 50% (Abb. 7) und die Dicke der Myelinscheide um 27%. Nach weiteren sechs Monaten verfügten wir zwar nicht mehr über einen n. fibularis als Kontrolle, aber im Verhältnis zum normalen n. tibialis verringerte sich die Dicke der stärksten Nervenfasern um 28%, der Axone um 26% und der Myelinscheiden um 66%. Es kann also behauptet werden. daß die atrophischen Veränderungen vor allem die Myelinscheiden betreffen (GUTMANN und HOLUBÁŘ, 1951).

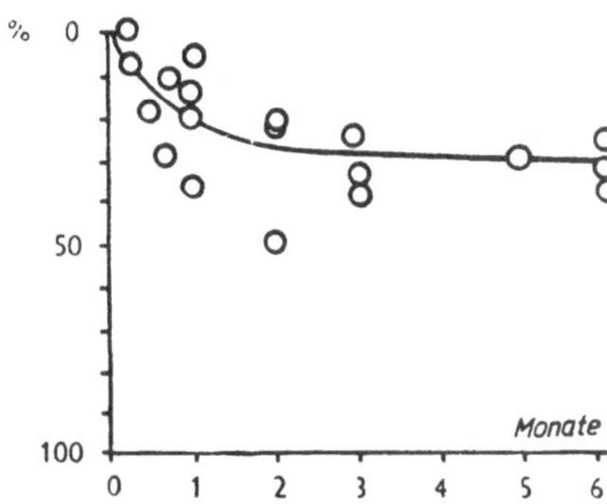

Abb. 6. Abnahme der Leitungsgeschwindigkeit im zentralen Stumpf des durchschnittenen Nerven in Prozenten, bezogen auf die Werte der Kontrollseite. (GUTMANN, E., HOLUBÁŘ, J.: Čas. lék. čes. 87, 648, 1948.)

Interessant ist der Befund, daß das Axon weitaus weniger atrophiert als die Myelinscheiden. Der Stoffwechsel der Zelle und ihres Axons ist noch nicht weitgehend reduziert, doch reicht anscheinend diese Reduktion aus, um den Stoffwechsel der Myelinscheiden, der besonders mit den schnell ablaufenden Geschehnissen bei der Erregungsleitung verknüpft ist, ernstlich zu stören. Andererseits ist es möglich, daß es sich hier um schwerwiegende Veränderungen in den SCHWANNschen Zellen handelt, die nach Durchschneidung des Nerven im zentralen Nervenstumpf eintreten. Angaben über einen solchen Prozeß liegen jedoch nicht vor. Die Geschwindigkeitsabnahme der nervalen Erregungsleitung in unseren Versuchen war sichtlich durch die verringerte Dicke der Myelinscheide bedingt, weshalb dieser Befund einen weiteren Nachweis der unmittelbaren Beziehung zwischen nervaler Leitungsgeschwindigkeit und Dicke der Myelinscheide (ERLANGER und GASSER, 1937; GRUNDFEST, 1940) darstellt. Wir vermuteten in diesen Veränderungen eine Folge der Inaktivität des ganzen Neurons nach der Kontinuitätstrennung. Die Anzahl der Nervenfasern wurde in unserem Versuch nicht bestimmt. Die Amplitude des Aktionspotentials steht aber zur Anzahl der leitenden Nervenfasern in Beziehung (ERLANGER, BISHOP und GASSER, 1926). Wir beobachteten zwar eine bedeutende Erniedrigung des Aktionspotentials, was aber nicht bedeuten muß, daß alle nichtleitenden Fasern im zentralen Nervenstumpf morphologisch und funktionell verloren sind. Viele gewinnen wahrscheinlich mit der Zeit ihre Leitungsfähigkeit wieder, wenn sich der zentrale und periphere Nervenstumpf vereinigen und die terminalen Organe reinnerviert werden. Andererseits kann angenommen werden, daß nach lang andauernder Denervation nicht nur der funktionelle, sondern auch der morphologische Untergang der Nervenfasern eintritt. Es wäre daher interessant, diese morphologischen Veränderungen zahlenmäßig zu erfassen und den Zeitpunkt festzustellen, nach dem die vollkommene morphologische Destruktion der Nervenfasern eintritt. Diese pro-

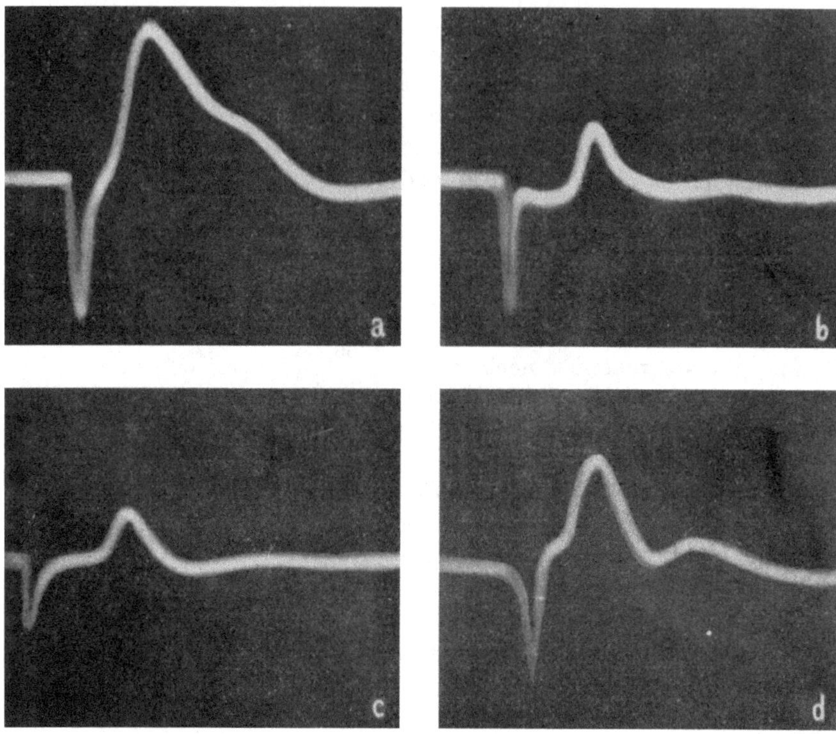

Abb. 7. Aktionspotentiale im n. fibularis von 2 Kaninchen. a) Normaler n. fibularis (Kontrollseite); b) zentraler Stumpf des n. fibularis vom selben Tier 6 Monate nach Nervendurchschneidung; c) zentraler Stumpf des n. fibularis (Kontrollseite) 12 Monate nach Nervendurchschneidung; d) zentraler Stumpf des n. fibularis vom selben Tier 12 Monate nach Nervendurchschneidung und Quetschung oberhalb der Schnittstelle. (GUTMANN, E., HOLUBÁŘ, J.: Biol. listy 31, 139, 1950.)

gressiven Veränderungen scheinen aber später nur langsam fortzuschreiten (GUTMANN und HOLUBÁŘ, 1950, 1951).

Im zentralen Nervenstumpf kommt es wahrscheinlich auch zu progressiven Veränderungen der SCHWANNschen Zellen und zur Bildung kollagenen Bindegewebes. Da die Kollagenmenge im peripheren Stumpf zunimmt, ist anzunehmen, daß das gleiche Bild auch im zentralen Stumpf beobachtet werden könnte; Angaben über einen solchen Prozeß liegen jedoch nicht vor. Es wäre daher notwendig, den Folgen der Inaktivität im zentralen Nervenstumpf vorzubeugen. Über die Möglichkeit solcher präventiver Maßnahmen bei Nervenzellen wurde im vorhergehenden Kapitel gesprochen. Das Axon ist ein Nervenzellfortsatz, zu dem die Myelinscheide in enger funktioneller Beziehung steht. Alle Methoden, die eine Inaktivität der Nervenzellen verhindern, haben also bei den Nervenfasern des zentralen Stumpfes denselben Effekt. Wie bereits erwähnt, erzielten wir durch Quetschung des Nerven im zentralen Stumpf einen besseren Zustand der Nervenfasern und konnten auf diese Weise die metabolischen Funktionen der

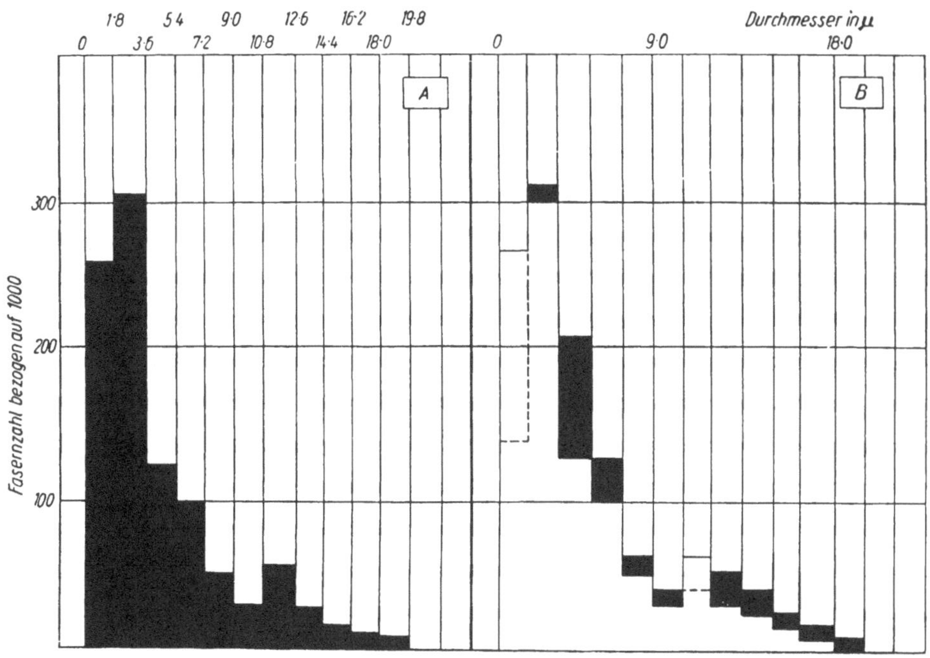

Abb. 8. Histogramm der Dickenverteilung der Nervenfasern. A) 15 mm oberhalb der Quetschstelle 130 Tage nach der Nervenquetschung. B) Dasselbe Histogramm der Nervenfasern im zentralen Stumpf (leere Säulen), superponiert über das Histogramm der normalen Faserdickenverteilung in der gleichen Höhe (schwarze Säulen). (GUTMANN, E., SANDERS, F. K.: J. Physiol. 101, 489, 1943.) Im Diagramm links: Zahl der Fasern bezogen auf 1000. Oben: Durchmesser in μ.

Zelle und damit auch der Nervenfasern im zentralen Stumpf in größerem Ausmaße aufrechterhalten, als es bei der Kontrollseite der Fall war, wo der Nerv lediglich durchschnitten wurde. Die Quetschung bewirkte hier offenbar eine erhöhte Eiweißsynthese, die zur Regeneration im nicht angeschlossenen zentralen Nervenstumpf erforderlich ist. Wir haben also dadurch bis zu einem gewissen Grade der Atrophie vorgebeugt, die durch die Inaktivität der mit den terminalen Organen nicht verbundenen Fasern bedingt ist. In unseren Versuchen konnten wir nur eine verhältnismäßig geringe Verbesserung des physiologischen und morphologischen Zustands der Nervenzellen und Nervenfasern erreichen und sind uns dessen bewußt, daß durch eine „prophylaktische" Nervenquetschung atrophische Veränderungen im zentralen Stumpf nicht völlig ausgeschlossen werden können. Seine funktionelle Verbindung mit dem terminalen Organ bleibt der entscheidende Faktor, der die Atrophie verhindert und eine normale Eiweißsynthese in den Zellen ermöglicht. Von der Nervenquetschung ist daher begreiflicherweise nur ein relativer Erfolg zu erwarten, obgleich es nicht ausgeschlossen ist, daß sie bei lang andauernder Applikation bessere Ergebnisse zeitigen kann, so daß sie etwa bei Poliomyelitisfällen und chronischen Erkrankungen des peripheren Neurons in Betracht kommen könnte, wo die Vorderhornzellen in Mitleidenschaft gezogen sind (z. B. spinale progressive Muskelatrophie). Die Zustandsänderungen im zentralen Stumpf treten übrigens auch dann in Erscheinung, wenn die Möglichkeit einer spontanen Reinnervation des peripheren Stumpfes gegeben ist.

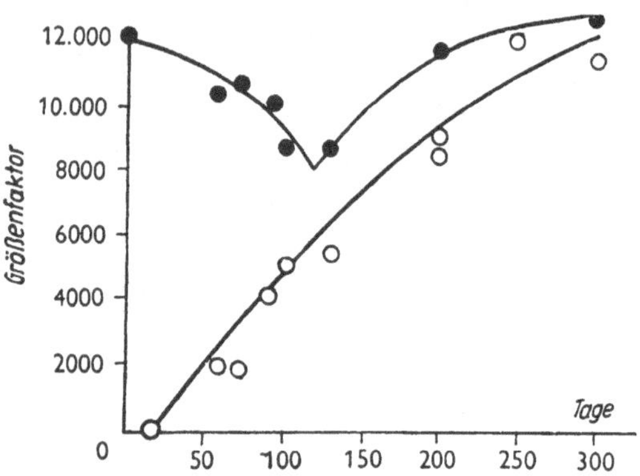

Abb. 9. Änderungen des „Größenfaktors" im zentralen (●) und im peripheren Stumpf (o) in verschiedenen Zeitabständen nach der Nervenquetschung. (Der Wert des Größenfaktors wurde so errechnet, daß er einen Maßstab für das Volumen der Myelinfasern an einer bestimmten Schnittstelle ergab. (GUTMANN, E., SANDERS, F. K.: J. Physiol. 101, 489, 1943.)

Nach Nervenquetschung kann eine allgemeine progrediente Abnahme des Durchmessers der Nervenfasern während 130 Tagen beobachtet werden, wobei die normale Verteilung der Fasern erhalten bleibt (GUTMANN und SANDERS, 1943). Abb. 8A zeigt die charakteristische Dickenverteilung bei zwei Maxima von Faserngruppen mit größerem und kleinerem Durchmesser im zentralen Nervenstumpf 130 Tage nach der Quetschung. Die Abnahme des Durchmessers aller Fasern ist aus Abb. 8B zu ersehen, wo im Histogramm auch die Werte von Normalnerven erfaßt sind. Die Veränderungen im zentralen Stumpf während der Regeneration nach Quetschung sind in Abb. 9 graphisch dargestellt. Nach 130 Tagen kommt es allmählich zur Erneuerung der normalen Faserdurchmesser, die 300 Tage nach der Nervenquetschung abgeschlossen ist. Die Restitution des Faserdurchmessers im zentralen Stumpf ist sichtlich eine Folge der funktionellen Wiedereinschaltung des Nerven. Bleibt sie aus, so schreiten die chronischen Veränderungen weiter fort, verursachen die charakteristische Verminderung der Eiweißsynthese und führen schließlich zur Atrophie der Nervenfasern, von der bereits gesprochen wurde.

Die Abnahme des Faserdurchmessers im zentralen Stumpf geht, wie aus Abb. 9 ersichtlich ist, mit einer allmählichen Zunahme des Faserdurchmessers im peripheren Stumpf einher, wodurch der aufgezeigte funktionelle Zusammenhang der Veränderungen im peripheren Neuron eindeutig bestätigt wird. Eine vollkommene Korrelation dieser Veränderungen mit der in den Nervenzellen ablaufenden Eiweißsynthese ist aber nicht einfach. Wir sind der Ansicht, daß die Abnahme des Faserdurchmessers im zentralen Stumpf für jene Theorie spricht, die im Wachstum der regenerierenden Nervenfasern eine amöboide Bewegung, eine Verschiebung oder das ,,Auslaufen" des Axoplasmas erblickt (GUTMANN und SANDERS, 1943). Eine solche Bewegung des Axoplasmas aus der Schnittstelle heraus beobachtete z. B. YOUNG (1935) an den verletzten Riesenfasern der Sepia. Dies entsprach der bereits von HARRISON (1910) und nach ihm von WEISS (1941) ausgesprochenen Vermutung, daß das Faserwachstum infolge der amöboiden Aktivität der Axonspitze erfolgt. Die Abnahme des Faserdurchmessers im zentralen Stumpf würde einer solchen Bewegung des Axoplasmas zwar entsprechen, vermag aber nicht alle diese Erscheinungen im peripheren Stumpf, also die Abnahme und Restitution des Faserdurchmessers, zu erklären. Wir können vielmehr annehmen, daß die erste Phase in den Nervenzellen in einem großen Verlust an Nukleoproteinen besteht, der mit dem Axoplasmaverlust im zentralen Stumpf durch eine zentrifugale Bewegung des Axoplasmas verbunden sein kann. Es folgt dann sehr bald die Phase der beschleunigten Eiweißsynthese, die den Eiweißanspruch der heranreifenden Fasern im peripheren Stumpf befriedigen muß. In dieser Periode ist aber das longitudinale Wachstum der regenerierenden Fasern, das als Ergebnis des Axoplasmaverlustes durch Bewegung oder ,,Auslaufen" angesehen werden könnte, meist bereits beendet, so daß sich die Eiweißsynthese vor allem in einer Vergrößerung des Durchmessers der Axone und Myelinscheiden auswirkt. Bei diesem Prozeß versehen wahrscheinlich auch die SCHWANNschen Zellen eine große Aufgabe. Von einem ,,Auslaufen des Axoplasmas" allein kann also hier schwerlich gesprochen werden.

Wir erblicken vielmehr in der ,,Elongation" des Axons, die als Extension pseudopodenähnlicher Strukturen in Erscheinung tritt (SPEIDEL, 1934) und mit der lokalen Zu- und Abnahme der kontraktilen Spannung der Gelschicht in Zusammenhang gebracht wird (LEWIS, 1945, 1950), nur eine Erscheinungsform des proximodistalen Stofftransports als Ergebnis der Eiweißsynthese in den Nervenzellen (siehe auch HYDÉN, 1943 u. a.). Dieser Stofftransport scheint uns, wie bereits erwähnt, ein wichtiger Mechanismus der trophischen Funktion des Nervensystems zu sein, der offenbar für die Regenerationsprozesse und gleicherweise auch für die trophischen Prozesse in den innervierten Endorganen bedeutsam ist. Dieser Mechanismus muß nicht unbedingt oder ausschließlich an Erregungsvorgänge im Nervensystem gebunden sein, die mit der Vermittlung nervaler Impulse verknüpft sind (GUTMANN, 1958, VODIČKA und GUTMANN, 1958).

Auf diese Weise wäre auch der Befund zu erklären, daß nach der Nervendurchschneidung die Degeneration der Endplatten und die verminderte

Glykogensynthese im Muskel um so später eintritt, je länger der periphere Nervenstumpf ist (GUTMANN, VODIČKA, ZELENÁ, 1955). Wir nehmen hier an, daß Stoffe, die im Nerven transportiert werden und für den Stoffwechsel des Muskels notwendig sind, sich nach der Nervendurchschneidung früher erschöpfen, wenn der periphere Nervenstumpf klein ist.

Normale Zellfunktionen nach Durchschneidung und Regeneration des Nerven fanden GERSH und BODIAN (1943) 80 Tage nach der Nervenquetschung. Aus Abb. 9 ist zu ersehen, daß die Abnahme des Faserdurchmessers zu diesem Zeitpunkt andauert und die Rückkehr zu Normalwerten später erfolgt, als wegen der relativ frühen Erneuerung der normalen proteosynthetischen Bedingungen zu erwarten wäre. Die Bedeutung der SCHWANNschen Zellen für die axonale Eiweißsynthese blieb bisher unbeachtet, obwohl der Stoffwechsel der Nervenzelle sicherlich mit jenem der SCHWANNschen Zellen eng verbunden ist (DOINIKOW, 1952); doch wissen wir wenig darüber, wie sich dieser Zusammenhang im Regenerationsgeschehen auswirkt. Die metabolischen Veränderungen in den SCHWANNschen Zellen des zentralen Nervenstumpfes bieten eventuell eine Erklärung für die Diskrepanz zwischen den Veränderungen in den Nervenzellen und Nervenfasern des zentralen Stumpfes.

Wir können also schließen: Ebenso wie in den Nervenzellen, treten auch an den Nervenfasern des zentralen Stumpfes reversible akute und chronische Veränderungen ein, die bei ausbleibender Verbindung mit dem terminalen Organ irreversibel werden. Die akuten Veränderungen besitzen keinen degenerativen Charakter und kommen z. B. in einer vorübergehenden Durchmesserabnahme der Axone und Myelinscheiden zum Ausdruck. Chronische Veränderungen machen sich im Sinne einer Atrophie vor allem in den Myelinscheiden geltend und können im Zusammenhang mit dem Untergang der Nervenzellen zu einem Integritätsverlust der Nervenfasern führen. Es fehlen aber genaue Angaben, wann und wie diese Veränderungen ablaufen.

3. Veränderungen in der Narbe

Voraussetzung einer erfolgreichen Regeneration ist selbstverständlich die rechtzeitige und technisch befriedigende Überbrückung der zwischen peripheren und zentralem Stumpf entstandenen Lücke, wodurch die Kontinuitätserneuerung des Nerven ermöglicht werden soll. Diese Aufgabe ist nicht nur ein technisches, neurochirurgisches Problem, sie stellt uns auch vor die physiologischen Grundprobleme der Nervenregeneration. Der Erfolg der Nervennaht hängt von den Veränderungen im zentralen und peripheren Stumpf des durchschnittenen Nerven sowie von der Länge der Narbenstrecke und dem Charakter des Narbengewebes zwischen den Schnittstellen ab.

Die Veränderungen in den Stümpfen und im Narbengewebe müssen genau erkannt werden, denn nur dadurch wird es möglich, alle Faktoren einer erfolgreichen Wiedervereinigung des Nerven richtig zu bewerten. Es handelt sich dabei aber nicht nur um strukturelle Fragen der Nervenvereinigung.

Diese Veränderungen stellen kein isoliertes Geschehen dar, das nur im unterbrochenen Nerven abläuft, sondern rufen im ganzen Organismus reflektorische Veränderungen hervor, deren Grundlage die in diesen Strukturen entstehenden pathologischen Reflexe bilden (BOROWSKI, 1952). Dieser Aspekt der Veränderungen im Narbengewebe wurde bisher vernachlässigt, denn die vorwiegend analytische Methode des Studiums neuroregenerativer Prozesse erschwerte hier ein breit angelegtes Herangehen an die biologische Seite dieses Problems. Es sind aber nicht nur die strukturellen Aspekte der Narbenveränderung, sondern auch die dadurch bedingten Reflexvorgänge zu berücksichtigen.

Die Wiedervereinigung des zentralen und peripheren Stumpfes wird durch die Tätigkeit der SCHWANNschen Zellen und Fibroblasten verwirklicht. Der Charakter dieser Vereinigung und die Aufgabe der genannten Zellelemente sind für die Erkenntnis des Regenerationsprozesses von grundlegender Bedeutung. Nach CAJAL (1928) kommt es zum freien Aussprossen der Axone aus dem zentralen Stumpf in das junge Narbengewebe. Gegen diese Vorstellung wandte sich vor allem BOEKE (1935), der für seine Argumentation auch die Zeichnungen von CAJAL benützte und hier auf Nervenfasern mit einer protoplasmatischen, kernhaltigen Hülle verwies, also die Möglichkeit eines freien Aussprossens der Axone ablehnte. BOEKE befaßte sich später noch wiederholt mit dieser Frage und betonte, daß das vom Protoplasma des leitenden nervalen Elements umgebene Neuroplasma und das „neurofibrilläre“ Protoplasma immer in engem Zusammenhang stehen. Er nahm also an, daß die regenerierenden Fasern von Anfang an von einer protoplasmatischen kernhaltigen Hülle umgeben sind, und dachte hier an die Zellen der BÜNGNERschen Bänder (SCHWANNsche Zellen). Zweifellos wurde die Bedeutung dieses Elements der Nervenfasern unterschätzt. Der axonale Stoffwechsel hängt mit dem Stoffwechsel der SCHWANNschen Zellen eng zusammen, so daß die Vernachlässigung der Funktion des SCHWANNschen Elements notwendigerweise zu mechanistischen Vorstellungen über die Regeneration des Nerven führen muß. Die enge metabolische Beziehung zwischen Axon und SCHWANNschen Zellen betont auch DOINIKOW (1952) mit dem Hinweis, daß reife Nervenfasern ohne Umkleidung durch SCHWANNsche Zellen nicht lebensfähig sind.

BOEKE konstatierte jedoch nicht nur eine intraplasmatische Lagerung der Axone, sondern nahm auch an, daß das Neuroplasma während der Degeneration teilweise erhalten bleibt und in dem Protoplasma der umgebenden Elemente (SCHWANNsche Zellen) aufgeht. Das Ergebnis dieser Verbindung wären dann die BÜNGNERschen Bänder (BOEKE, 1950). Diese Konzeption BOEKEs ist also nur eine Variante der Lehre von der autogenen Regeneration der Nervenfasern, die den faktischen Befunden nicht entspricht (DEINEKA und ENTIN, 1947).

In der Terminologie der Scheiden, welche die Nervenfaser umhüllen, herrscht noch immer Unklarheit. Sie werden als SCHWANNsche Bänder, BÜNGNERsche Bänder und auch als neurolemmale Bänder bezeichnet. GUTH (1956) wählt den Begriff „Neurilemma“ für die SCHWANNschen Zellen und SCHWANNschen

Scheiden, während das Endoneurium die Bindegewebshülle darstellt, die das Neurilemma umgibt. Diese Unklarheiten sind auf die teilweise sich widersprechenden elektronenmikroskopischen Untersuchungsergebnisse zurückzuführen. So wurde einmal die Einheit von Schwannscher Zelle und Myelin betont (Geren, 1954, 1956), ein andermal die „Neurilemmahülle" als eine von der „Neurilemmazelle" unterscheidbare extrazelluläre Membran beschrieben (Hoffmann, Springell, 1951), während andere Autoren wiederum von einer Kontinuität dieser Strukturen sprechen (Hess und Lansing, 1953). Vorläufig scheint uns die Bezeichnung der Scheiden als Schwannsche Bänder am vorteilhaftesten, da sie noch keine strukturelle Differenzierung festlegt.

Die Hervorhebung der Funktion der Schwannschen Zellen ist aber berechtigt; ihrer Aufgabe bei der Vereinigung von zentralem und peripherem Stumpf muß große Aufmerksamkeit geschenkt werden. Nach einer Nervendurchschneidung tritt eine Aktivierung der Schwannschen Zellen im peripheren Stumpf ein, die ihren Höhepunkt nach 19 bis 29 Tagen erreicht (Abercrombie und Johnson, 1942) und dann allmählich abnimmt. Das Synzytium der Schwannschen Zellen besitzt eine metabolische und mechanische Funktion, und die Schwannschen Zellen selbst spielen im Stoffwechsel der Nervenfasern sichtlich eine große Rolle. Andererseits bilden sie gewissermaßen eine Leitbahn, längs welcher die Nervenfaser regeneriert und Anschluß an den peripheren Stumpf findet. Bei diesem Prozeß werden die Fibroblasten an den peripheren und zentralen Stumpfenden aktiviert, und vor allem diese Zellen geben der Verbindung ihren Halt. Die Schwierigkeiten der histologischen Differenzierung Schwannscher Zellen (d. i. der ektodermalen Elemente) von den Zellen des Perineuriums und Endoneuriums veranlaßten einige Autoren, die Bedeutung der mesenchymalen Elemente, der Fibroblasten, im Regenerationsprozeß hervorzuheben. So nimmt z. B. Denny-Brown (1946) an, daß den Schwannschen Zellen bei der Nervenregeneration nur eine kleine Aufgabe zukomme und daß nach Nervendurchschneidung sofort der Fibroblast der proliferiert und immer das regenerierende Axon begleitet und umgibt, aktiviert werde. Die Möglichkeit der histologischen Differenzierung wies vor allem Masson (1932) überzeugend nach. Auch in den Nervengeschwülsten zeigen diese Zellen eine charakteristische Anordnung und Struktur, so daß in der Neuropathologie Schwannome oder Neurinome von Fibromen oder Fibroblastomen unterschieden werden können. Auch Willis (1948) spricht von Geschwülsten (Schwannomen), die sich aus Schwannschen Zellen zusammensetzen.

Die Reaktion der Schwannschen Zellen auf die Nervendurchschneidung läßt sich gut beobachten. Sie wachsen nicht nur aus den Stümpfen heraus, sondern bilden auch faserige Strukturen, welche die Lücke zwischen dem zentralen und peripheren Stumpf überbrücken. Speidel (1932) beobachtete solche Zellbewegungen während der Regeneration am Schwanz von Froschlarven, und, ähnlich Ingebrigsten (1916), in Gewebekulturen. Die Migration dieser Zellen im Entwicklungsablauf zeigte Harrison (1924). Den Mechanismus der spontanen Vereinigung von zentralem und peripherem Stumpf beschrieb Nageotte

(1916). Die aus beiden Stümpfen auswachsenden Fasern vereinigen sich zu einer netzförmigen Brücke. NAGEOTTE vermutete in diesen Fasern ein Produkt der SCHWANNschen Zellen, vor allem jener im peripheren Stumpf, und nannte sie „peripheres Gliom", später „SCHWANNom" (NAGEOTTE, 1932). Auf diese Weise kann auch eine weite Lücke zwischen dem zentralen und peripheren Nervenende überbrückt werden, nach eigenen Beobachtungen sogar bis zu 36 mm (GUTMANN und SANDERS, 1942). In einem solchen Falle gelangt aber nur eine geringe Anzahl von Fasern bis zum peripheren Stumpf, der Grad der Funktionserneuerung ist daher niedrig.

Es scheint, daß die Migration der SCHWANNschen Zellen nicht fortschreitet, wenn der periphere Nervenstumpf innerviert ist (YOUNG, 1942), und auch in Gewebekulturen wachsen die Zellen nur aus dem degenerierten, nicht aber aus dem normalen Nerven (ABERCROMBIE und JOHNSON, 1942). Diese Zusammenhänge betonen die engen metabolischen Beziehungen zwischen Axon und SCHWANNschen Zellen. Die Proliferationsgeschwindigkeit solcher SCHWANNscher Zellen beobachtete YOUNG (1942), dessen Angaben zufolge ihr Wachstum im peripheren Stumpf 1 mm pro Tag betragen kann. SPEIDEL (1932) stellte bei Froschlarven Werte bis zu 200 μ in 24 Stunden fest. Die größte Proliferationsgeschwindigkeit wurde aber nicht am frisch durchschnittenen, sondern bei dem eine gewisse Zeit degenerierenden Stumpf gefunden. Diese Beobachtungen stimmen auch mit dem Befund von ABERCROMBIE und JOHNSON (1942) überein, die in vitro maximale Werte für die Proliferation der SCHWANNschen Zellen 20 Tage nach Durchschneidung des Nerven feststellen.

Mit welcher Geschwindigkeit rücken die Axone in der Narbenstrecke vor, bis sie den peripheren Stumpf reinnervieren?

Die Zeitspanne vor der Reinnervation des peripheren Stumpfes, die wir als „Latenzperiode" bezeichneten (GUTMANN, GUTTMANN, MEDAWAR und YOUNG, 1942), hängt begreiflicherweise von der Art der Nervenunterbrechung ab. Kleine Variationen sind nach einer Nervenquetschung zu erwarten, bei der die Kontinuität der mesenchymalen Strukturen des Nerven erhalten bleibt, größere nach einer Nervennaht, wobei die Technik der Nervenverbindung und eine zufällige Beschädigung des zentralen Stumpfes eine bedeutende Rolle spielen. Wenden wir uns zunächst jenen Versuchen zu, in denen der Nerv entweder an einer Stelle gequetscht oder ohne weitere Beschädigung der Stümpfe durchschnitten wurde. CAJAL (1928) vermutete, daß die Fasern das proximale Narbengebiet nach 2 bis 3 Tagen erreichen und dann das Narbengewebe mit einer Geschwindigkeit von 0,25 mm täglich durchdringen. Wie er festellen konnte, erreichen die Axone den peripheren Stumpf 7 Tage nach der Nervennaht. PERRONCITO (1927) und LEWIS (1920) beobachteten die Ankunft der Fasern am peripheren Stumpf zwischen dem 6. und 14. Tage.

Wir errechneten die „Latenzperiode" durch Extrapolation von Versuchsdaten für die Wachstumsgeschwindigkeit nach Quetschung und Nervennaht. Die Latenzperiode (L. P.) (oder Verspätungsphase) ist durch den Punkt gegeben, in dem sich die aus den Zeit- und Entfernungsangaben resultierende Gerade mit der Abszisse schneidet. Beim Kaninchen dauerte die L. P. 7,27 Tage nach der Verbindung des Nerven mit Fibrin und 5,23 Tage nach der Nervenquetschung. Dieser Zeitraum wird von Alter und Gattung der Tiere beeinflußt; bei jungen Kaninchen betrug die L. P. nur 2,35 Tage (GUTMANN, GUTTMANN, MEDAWAR und YOUNG, 1942), bei Ratten 1,9 Tage (GUTMANN und KUČEROVÁ, 1947). Die Beziehungen zwischen Tiergattung, Latenzperiode und Wachstumsgeschwindigkeit der Nervenfasern wurden in unserem Laboratorium von KUČEROVÁ (1949) studiert. Die Unterschiedlichkeit ihrer Ergebnisse ist bedeutend. Die kürzeste L. P. weisen Tauben, die längste Kaninchen auf. Beim Menschen kann das HOFFMANN-TINELsche Zeichen (Parästhesie bei Perkussion oberhalb der Läsionsstelle) zur Feststellung der ersten Axone im peripheren Stumpf verwendet werden. Mit dieser Methode fand DUSTIN (1917) nach technisch gut durchgeführter Nervennaht eine 30—60tägige L. P. Weitaus größere Variationen beobachtete SUNDERLAND (1947) beim Menschen; er gibt an, daß hier die Zeit bis zum Übergang der Nervenfasern in den peripheren Stumpf bedeutend länger sein kann als im Experiment. Das ist begreiflich, da die Traumatisierung der Nervenstümpfe in der Humanpathologie schwerwiegend ist und die Länge der L. P. wesentlich beeinflussen kann. Die retrograden Veränderungen im zentralen Stumpf sind hier ein wichtiger Faktor. Der Unterschied in den L. P. nach Quetschung und Nervennaht ist allerdings unter Experimentalbedingungen nur gering — eine Tatsache, die darauf hinweist, daß der Regenerationsprozeß einer gewissen Anlaufzeit bedarf, bevor er sich entwickeln kann. Weitere Variationen sind dann, besonders in klinischen Fällen, durch die Art der Nervenunterbrechung und die Technik der Nervennaht bedingt.

Wir waren uns bei unserer Arbeit (GUTMANN, GUTTMANN, MEDAWAR und YOUNG, 1942) dieser Variationsbreite wohl bewußt. Man kann daher nicht gut von einer „konstanten Latenzperiode" sprechen. SUNDERLAND (1947) bezeichnete die L. P. als „initiale Verzögerung" (initial delay) und beanstandete, daß wir bei Berechnung der Regenerationsgeschwindigkeit eine konstante L. P. annehmen. Er schreibt: „Es scheint überflüssig zu sein, im Individualfall bei der Geschwindigkeitsberechnung eine konstante initiale Verzögerung zu verlangen." Es handelte sich für uns aber hier um statistische Berechnungen als Grundlage für eine annähernde Geschwindigkeitsvorhersage des Regenerationsprozesses in Individualfällen. Wir kennen bisher nicht alle Faktoren, welche hierbei bestimmend sind. So ist es z. B. möglich, daß große Entfernungen zwischen Läsionsstelle und Nervenzelle die Dauer der L. P. beeinflussen, ein Umstand, der bisher noch nicht eingehend studiert wurde. Statistische Berechnungen in früheren Arbeiten haben allerdings gezeigt, daß die Zellnähe der Läsion für den Regenerationsverlauf nicht entscheidend ist. Sie ermöglicht aber eine annähernde Bestimmung der Regenerationsgeschwindigkeit auch in individuellen Fällen und hat dadurch ihre praktische Bedeutung erwiesen.

Die SCHWANNschen Zellen und Fibroblasten, die durch Bildung einer Verbindungsbrücke die Regeneration der Fasern ermöglichen, sind auch imstande, eine große Lücke zu überwinden und so die spontane Funktionserneuerung des durchschnittenen Nerven ohne chirurgischen Eingriff herbeizuführen. Fälle einer solchen spontanen Restitution sind nicht häufig. MAUSS (1921) schließt eine solche Möglichkeit nach vollkommener Kontinuitätstrennung des Nerven aus. Im Tierexperiment sind die Bedingungen günstiger. VANLAIR (1894) beobachtete beim Hund die Wiederherstellung der Sensibilität auch nach Überbrückung einer 3 cm weiten Lücke, wir selbst beim Kaninchen die Erneuerung der motorischen Funktion über eine 2 cm weite Lücke hinweg (GUTMANN und SANDERS, 1942). Die Funktionserneuerung ist allerdings in solchen Fällen immer ungenügend. Es bleibt daher Aufgabe der Neurochirurgie, eine vollkommene Unterbrechung des Nerven rechtzeitig zu diagnostizieren und die Nervenstümpfe durch Naht zu verbinden. Aber auch im Falle der Nervennaht und der dadurch ermöglichten Reinnervation des peripheren Stumpfes können die Veränderungen der Narbe und Stümpfe den Erfolg der Nervenregeneration ernstlich beeinflussen und reflektorisch dystrophische Störungen hervorrufen. Der Charakter der Narbenstrecke ist hierbei besonders wichtig; in diesem Zusammenhang muß an das Auftreten von Neuromen, Kausalgien, Phantomschmerzen und verschiedenen neurotrophischen Störungen gedacht werden.

Nach Durchschneidung des Nerven kommt es am Ende des zentralen Stumpfes zu einer Schwellung, die ziemlich bedeutend sein kann und oft das Bild eines Neuroms zeigt, und zwar ohne Nervennaht (Amputationsneurom) oder nach unvollkommener Naht (laterales Neurom). Neurome können auch bei nicht gestörter Kontinuität des Nerven infolge intraneuraler oder epineuraler Narbenveränderungen auftreten und in dieser Form die Ursache häufiger Schmerzen und trophischer Störungen sein (DOINIKOW, 1952). Neurome bedeuten deshalb eine ernste Komplikation bei Nervenschädigungen, weil sie verschiedene, schwer heilbare Schmerzzustände verursachen. Das Neurom besteht aus Nervenfasern, SCHWANNschen Zellen, die unregelmäßig aus dem zentralen Stumpf herauswachsen, und aus kollagenem Bindegewebe, das die Schwellung am zentralen Stumpf durchwuchert. Die Axone sind meist unmyelinisiert oder haben nur eine relativ dünne Myelinscheide. Die schlechten metabolischen Bedingungen im Neurom führen auf Grund regressiver Veränderungen verschiedenen Grades zu degenerativen und regenerativen Veränderungen in den Axonen. Die Axone bilden spiralenförmige Endigungen mit kugeligem Abschluß oder komplizierte, in mesenchymales Gewebe eingekapselte terminale Strukturen (DOINIKOW, 1952). DUSTIN (1917) unterschied bei seiner Analyse der Neurome drei Zonen: a) Die faszikuläre Zone mit einer retrograden Degeneration der Fasern, wobei die Faserbündel voneinander durch ein interstitiales Ödem abgeteilt sind; b) die plexiforme Zone mit unterscheidbaren Bündeln, die in der Höhe der Schnittstelle plötzlich ihre Richtung verändern; c) die trabekuläre Zone, in der es zum Einwachsen in das umgebende Gewebe kommt. Das Hauptproblem der allmählich wachsenden Neurome besteht darin, die Ursachen der Schmerzen aufzufinden, die mit ihrem Auftreten verbunden sind. Infektion oder mechanische Reizung können zwar solche Ursachen sein, doch ist damit das Wesen der Neurombildung nicht geklärt. Nach YOUNG (1942) ist das Neurom ein Ergebnis der Wachstumskraft, die sich ohne Mitwirkung der SCHWANNschen Zellen des peripheren Stumpfes geltend macht, wobei auf die Notwendigkeit verwiesen wird, den Ursprung der Neurombildung in einem desorganisierten Regenerationsprozeß zu suchen. Das axonale Wachstum ist zweifellos für die Entstehung der Neurome notwendig; dies wiesen GUTTMANN und MEDAWAR (1942) dadurch nach, daß nach zwei Ligaturen am gleichen Nerven nur über der zellnahen Ligatur eine Aufblähung entsteht, während an der zellfernen Stelle, wo Nervenfasern selbstverständlich nicht vorhanden sind, die Ligatur ohne Einfluß bleibt. Die sich in den ersten regenerierenden Axonen des zentralen Stumpfes vollziehenden Vorgänge lassen bereits andeutungsweise eine Erklärung der Prozesse in den Neuromen zu. CAJAL (1928) und PERRONCITO (1907) haben die reiche Verästelung des regenerierenden Axons des zentralen Stumpfes beschrieben, RANSON (1912) beobachtete die Aufsplitterung einer einzigen Faser in manchmal 50 bis 100 Ästchen, und PERRONCITO stellte fest, daß einige Fasern sich zu ring- oder spiralenförmigen Gebilden entwickeln. Diese Strukturen verschwinden im Verlauf des Regenerationsprozesses. Fasern, die keinen Anschluß an die Peripherie finden, werden offenbar resorbiert, wobei nicht ausgeschlossen ist, daß sie vorher eine pathogene Reizquelle darstellen.

Auf die Bedeutung des reichen axonalen Geflechts im Neurom für den Eintritt pathologischer Zustände verwiesen auch DEINEKA und ENTIN (1948), die ähnlich wie DOINIKOW (1952), in traumatischen Nerventeilen terminale Apparate vom Typ der in mesenchymalen Gewebe eingekapselten sensiblen Endkörperchen, besonders in den intraneuralen Narben endo- und perineuralen Ursprungs beschrieben. Diese Endkörperchen können ihrer Meinung nach zu Rezeptoren einer permanenten Reizung werden, die auch das Auftreten von Kausalgien und anderen schmerzhaften Syndromen als Begleiterscheinung der Nervenschädigung erklärlich macht. Auf ihre Bedeutung für die Klinik verwies auch DOINIKOW (1952).

Nach LAWRENTJEW (1944) und ANOCHIN (1940) sind die regenerierenden Fasern manchmal in einem größeren Abschnitt eng miteinander verbunden und bilden im Neurom ein Knäuel „kabelförmigen“ Typ, das als dichter nervaler Filz das Synzytium der SCHWANNschen Zellen durchdringt. ANOCHIN (1940) legt diesen Strukturen eine physiologische Bedeutung auch während der Regeneration des peripheren Stumpfes bei und vermutet in seiner „Physiologischen Theorie der Nervennarbe“, daß es in der Narbe zu einem chaotischen Wachstum der Axone aus dem zentralen zum peripheren Stumpf hin und zur Reizung in querer Richtung kommen kann. Diese noch hypothetischen Erklärungen zeigen bereits, daß beim Auftreten von Schmerzsyndromen die reflektorischen Nervenmechanismen erforscht werden müssen.

Neben „pathologischen“ Reflexen, die ihre Quelle in der Reizung sensibler Rezeptoren im nervalen Bindegewebe haben können, kommt noch die Ausbildung „artifizieller Synapsen“ in Betracht, die dadurch entstehen können, daß alterierte Motoneurone einen Erregungsvorgang unmittelbar an sensible Axone weitergeben (GRANIT, LEKSELL und SKOGLUND, 1944).

Es sei hier nochmals betont, daß ein Trauma des peripheren Nerven nicht nur zum Funktionsverlust im entsprechenden Innervationsbereich, sondern auch zu Veränderungen im Zentralnervensystem führt, die sich in Veränderungen des funktionellen Zustandes der peripheren Nerven mit intakter Innervation widerspiegeln. Diese reflektorischen Einflüsse können eine ständige Quelle für Erregungen oder Hemmungen in den Nervenzentren vorstellen. So zeigte UFLJAND (1950), daß es nach einem Trauma des peripheren Nerven zu „reperkussorischen" Veränderungen kommt, die auch in den Muskeln der gesunden Extremität durch veränderte Chronaxiewerte in Erscheinung treten. Der reflektorische Einfluß des Nerventraumas macht sich vor allem in dystrophischen Veränderungen bemerkbar, wobei Narbe und Stumpf einen wichtigen Faktor bilden. Auf ihre morphologische Ursache machte besonders DOINIKOW (1940) aufmerksam, der nach chemischer Traumatisierung des Nerven histologische Veränderungen auch in anderen Abschnitten des peripheren und zentralen Nervensystems festellte. Die Bedeutung des traumatisierten zentralen Stumpfes für das Auftreten dystrophischer Veränderungen erörtert BOROWSKI (1952), der sie in ausgeprägter Form etwa nach Injektion von Vitamin B_1 in den zentralen Stumpf antraf. Eine andere Quelle dystrophischer Veränderungen kann auch die Narbe sein. So zeigte SOSON-JAROSCHEVITSCH (1943), daß trophische Geschwüre manchmal nach Durchschneidung des Nerven unterhalb der ursprünglichen Läsionsstelle oder nach Lockerung der Narben im peripheren Stumpf des traumatisierten Nerven heilen. Aber auch die Traumatisierung des peripheren Stumpfes kann nach GOLUB (1944) dystrophische Veränderungen hervorrufen. Ihre Reflexmechanismen sind noch nicht bekannt und werden weiterhin Gegenstand des Studiums bleiben müssen. Die Wiederherstellung normaler trophischer Zustände in den terminalen Organen ist die Voraussetzung einer erfolgreichen Regeneration der peripheren Nerven. Die Arbeiten sowjetischer Forscher haben gezeigt, wie bedeutungsvoll hier Reflexmechanismen eingreifen, deren Quelle offenbar die pathologische Signalübermittlung in der Narbenstrecke und in den traumatisierten Enden des durchschnittenen Nerven ist.

Die Therapie schmerzhafter Neurome bestand bisher vor allem in der Anwendung verschiedener regenerationshemmender Methoden, wie z. B. Implantation des zentralen Stumpfes in den Muskel (MOSCOWICZ, 1918), Ligatur oder Quetschung des zentralen Stumpfes (KRUEGER, 1916), Koagulation und Injektion von Alkohol (SICARD, 1916) oder Formaldehyd (ERLACHER, 1924). Fixierende Flüssigkeiten waren im allgemeinen erfolgreicher als nichtfixierende (GUTTMANN und MEDAWAR, 1942). Diese Arbeiten lassen jedoch die Frage der dystrophischen Veränderungen völlig unbeachtet, obwohl sie mit den Begleiterscheinungen der Neurome in Gestalt von Schmerzzuständen und Kausalgie eng zusammenhängen. Da es sich hier vor allem um eine Reflexstörung handelt, kann in diesen Inhibitionsmethoden keine entscheidende Lösung des therapeutischen Problems der Neurome erblickt werden. Ihre Ergebnisse müssen also einer Revision vom Standpunkt ihrer Wirkung auf die trophischen Störungen unterzogen werden.

Das Narbengewebe zwischen den Nervenstümpfen sowie intraneurale Fibrosen können nicht nur dadurch zu einer Desorganisation des Regenerationsprozesses führen, daß sie die Quelle ständiger Reize und pathologischer Reflexe bilden. Sie erschweren auch die adäquate Vereinigung der aus dem zentralen Stumpf aussprossenden Fasern mit den ursprünglichen endoneuralen Nervenscheiden des peripheren Stumpfes. So sind z. B. sensible Fasern, die während der Regeneration in die Scheiden motorischer Nerven einwachsen, funktionell verloren; sie können weder motorische Endplatten bilden, noch den Verlauf der Muskelatrophie verlangsamen (GUTMANN, 1945). Dieser Faktor — das Eindringen der Nervenfasern in funktionell inadäquate Nervenscheiden — kann sich nicht nur bei Fasern unterschiedlicher Funktion, sondern auch bei funktionell analogen Fasern geltend machen. Es ist wohl kaum anzunehmen, daß sämtliche Fasern des zentralen Stumpfes in die ursprünglich korrespondierenden Nervenscheiden im peripheren Stumpf gelangen. Zu einer Abirrung der Nervenfasern muß es vor allem in der Narbenstrecke, bzw. im Raum zwischen den Nervenstümpfen, kommen, wenn nicht eine spezifische Wirkung von Leitungsmechanismen angenommen werden soll, welche die Fasern den ursprünglichen Nervenscheiden zurückführen. Es muß also die Abirrung der Nervenfasern im direkten Versuch nachgewiesen werden, wobei es sich um folgendes Problem handelt: Tritt die Reinnervation des peripheren Stumpfes nach der Nervennaht gänzlich zufällig ein, oder ist sie dem Einfluß „leitender" Faktoren unterworfen? VANLAIR (1882) meinte, daß die Reinnervation peripherer Strukturen eine Sache des Zufalls ist, da die Nervenfasern auf dem Wege des geringsten Widerstands in die SCHWANNschen Scheiden einwachsen und die terminalen Organe wahllos reinnervieren. FORSSMANN (1898), war, beeinflußt von der Idee des Neutrotropismus, anderer Meinung und vermutete im peripheren Stumpf freiwerdende chemische Stoffe mit Attraktionswirkung auf die Fasern des zentralen Stumpfes. Auch CAJAL (1928) glaubte an die Existenz chemotaktischer Stoffe, die er als Produkt der SCHWANNschen Zellen ansah, und sprach von zweierlei neurotrophischen Einflüssen: a) von einem allgemeinen, kollektiven Einfluß des peripheren Stumpfes, der ihm neue Axone zuführt, und b) von einem spezifischen Einfluß, der sich geltend macht, wenn die Axone in die Nähe terminaler Strukturen gelangen und ihre unmittelbare Verbindung mit den Muskel- oder Epithelzellgruppen ermöglicht. Diese Annahme steht in Widerspruch zu dem von DUSTIN (1910) aufgestellten Prinzip der Hodogenese, demzufolge die regenerierenden Fasern durch die Oberfläche der Narbe und des peripheren Stumpfes orientiert und gelenkt werden. INGVAR (1920) vermutete die Existenz eines Galvanotropismus, also die Orientierung der Axone durch Änderungen des elektrischen Potentials. Eine mechanistische Erklärung bot WEISS (1934), der Stücke von Nervenfasern auf plasmatische Membranen transplantierte und feststellte, daß die Proliferationszentren in der Kultur dehydrierend wirken und dadurch eine Spannung hervorrufen, die das Faserwachstum lenkt. Es ist möglich, daß nach Durchschneidung des Nerven seine Stümpfe zu Proliferationszentren werden und daß die regenerierenden Nervenfasern sich längs der direkten Spannung orientieren. Das Prinzip, nach dem die auswachsenden Nervenfasern durch den Kontakt mit umgebenden Strukturen gesteuert werden, bezeichnet WEISS (1941) als Kontaktleitung (contact guidance). Dieses Prinzip entspricht der Konzeption, wie sie von HIS (1887), HARRISON (1914) und DUSTIN (1910) für die Orientierung von Nerven vorgeschlagen worden war. Es bleibt abzuwarten, inwieweit diesem Effekt von Proliferationszentren im Sinne einer strukturellen Orientierung allgemeinere Bedeutung zugesprochen werden kann, die sich auch, wie z. B. WEISS (1955) annimmt, auf die Prozesse der Embryonalentwicklung bezieht. Im Narbengebiet scheinen jedenfalls die Mechanismen der „contact guidance" maßgebend zu sein. Diese Ansicht vertraten auch YOUNG, HOLMES und SANDERS (1940). Es ist also nicht ausgeschlossen, daß regenerierende Nervenfasern von mechanischen Faktoren beeinflußt werden, andererseits bestehen nach YOUNG (1942) keine Beweise dafür, daß regenerierende Fasern einer Anziehungskraft unterliegen, die sie zu ihren früheren Nervenscheiden oder zu den terminalen Organen hinführt. Die verminderte Funktionswiederherstellung nach Nervendurchschneidung wurde häufig als Ergebnis der Überkreuzung von Nervenfasern, also der Aberration in funktionell inadäquate Bahnen angesehen (STOPFORD 1920, STOOKEY 1922, PLATT und BRISTOW, 1924).

Wir waren bemüht, diese Prozesse, d. h. die Aberration von Nervenfasern oder ihre chemotaktische Attraktion in funktionell entsprechende Bahnen, experimentell nachzuweisen. Versuche mit der Durchschneidung eines gemischten Nerven an zwei Stellen (a) wo der sensible Nerv noch mit motorischen Fasern vermischt ist, b) wo sich der sensible Nerv vom motorischen abgetrennt hat und rein sensibel wird) bieten hierzu eine gute Gelegenheit. Ist die Regeneration nur zufällig und kommt es zur Aberration von Nervenfasern, so muß die sensible Restitution nach Durchtrennung des gemischten Nerven ein schlechteres Ergebnis aufweisen als nach Durchtrennung des rein sensiblen Nerven.

In unseren Versuchen (GUTMANN und KUČEROVÁ, 1947) wurde der n. tibialis durchschnitten und mit konzentriertem Plasma vereinigt, und zwar in der Mitte des Oberschenkels, wo er noch ein gemischter Nerv ist, oder in der Mitte des Unterschenkels, wo der n. tibialis bereits seine Muskelfasern abgegeben hat und zu einem rein sensiblen Nerv geworden ist. Bei 9 Tieren mit Nervenvereinigung in der Unterschenkelmitte erneuerte sich der Fußsohlenreflex (reflektorische Plantarflexion der Zehen) in 8 bis 23 Tagen nach der Operation. Der Reflex war anfänglich schwach, die Latenzzeit lang, so daß sich die Flexion nur langsam einstellte. Bei 12 Tieren mit der Nervennaht in der Oberschenkelmitte kam es überhaupt nicht zur Reflexerneuerung, bei 8 Tieren erst nach drei Monaten. Bei 4 Tieren konnte ein auffallend schwacher und nur schlecht nachweisbarer Reflex erst nach ungefähr 50 bis 70 Tagen ausgelöst werden. Die sehr schlechte Erneuerung des Fußsohlenreflexes nach Durchschneidung des n. tibialis in der Oberschenkelmitte und die relativ guten Ergebnisse nach Durchschneidung in der Unterschenkelmitte deuten auf das Einwachsen von Nervenfasern in funktionell inadäquate Bahnen hin, so daß sie in funktioneller Hinsicht größtenteils verlorengehen. Diese Befunde entsprachen also der Erwartung, das Wachstum der regenerierenden Fasern durch das Narbengebiet nach dem peripheren Stumpf hin verlaufe zufällig und ohne Hilfe chemotaktischer oder anderer Stoffe, die sie in ihre ursprünglichen Bahnen lenken. Wäre die Regeneration von chemotaktischen Kräften beeinflußt, so müßte die Funktionserneuerung nach Durchschneidung des gemischten Nerven und des rein sensiblen Nerven gleich erfolgreich sein. Aus dem direkten Nachweis der Aberration ergibt sich die Notwendigkeit einer möglichst genauen Apposition der Nervenstümpfe bei der Naht, damit die ursprüngliche Architektur des Nerven wenigstens annähernd erhalten bleibt. Das Abirren von Nervenfasern in der Narbe muß notwendigerweise inadäquate und zu dystrophischen Veränderungen führende Reflexmechanismen auslösen.

Auf einen sehr interessanten Aspekt dieser Frage verweisen die Arbeiten BOROWSKIs (1952). Er stellte fest, daß es bei der Nervenregeneration dann zu einer schnellen Kompensation funktioneller und trophischer Störungen kommt, wenn zunächst nur die motorischen oder die motorischen und sensiblen Fasern gleichzeitig reinnerviert werden. BOROWSKI bezeichnet diese Regeneration als adäquate Regeneration, da sie pathologische Reflexe ausschließt und andererseits die Möglichkeit einer kompensatorischen Tätigkeit der Hirnrinde zuläßt. Dem würde nach BOROWSKI auch der normale Entwicklungsablauf beim Organismus entsprechen, da in der Ontogenese die Ausbildung der motorischen Nerven der Ausbildung der sensiblen Nerven vorangeht (COGHILL, 1924). Allerdings sind die aus der Embryonalentwicklung herangezogenen Analogien nicht ganz stichhaltig (siehe WEISS, 1955). Die motorischen und sensiblen Nervenfasern der Kaulquappe von Fröschen nehmen auch dann ihren typischen Verlauf, wenn sie zum gleichzeitigen Auswachsen gezwungen werden (HAMBURGER. 1929, TAYLOR, 1943, 1944). BOROWSKIs Auffassung von der Nervenregeneration ist jedenfalls sehr interessant und erfordert eine weitere experimentale Bearbeitung. Bei inadäquater Regeneration, deren Beispiel die Reinnervation durch sensible Fasern vor der Reinnervation durch motorische Fasern ist, können sich also pathologische Reflexe geltend machen, die trophische Veränderungen verursachen. Ist die kompensatorische Funktion der Hirnrinde unzureichend, so verstärken sich die pathologischen Reflexe, und der pathologische Prozeß schreitet fort (BOROWSKI, 1952).

Die Aberration von Nervenfasern führt selbstverständlich vor allem zu einer fehlerhaften Koordination der Bewegungsfunktionen und stellt daher die Adaptationsfähigkeit der Hirnrinde vor ein schweres Problem. Kritische Experimentalarbeiten mit niederen Tiergattungen haben gezeigt, daß dieser zentrale Umbau fehlerhafter Bewegungsschemen begrenzt ist (SPERRY, 1945); bei Affen wurde jedoch die kompensatorische Fähigkeit der Hirnrinde eindeutig nachgewiesen (SPERRY, 1947). Wichtig sind hier besonders die Arbeiten ASRATJANs (1951, 1953), der die große Bedeutung der Rindenfunktion für kompensatorische Bewegungsvorgänge demonstriert. Wir kommen auf diese Arbeiten im Abschnitt über die kompensatorische Funktionen nach Nervendurchschneidung zurück.

Das Auftreten pathologischer Reflexe und die Aberration der Nervenfasern im Narbengebiet lassen eine optimale Nervennaht noch wichtiger erscheinen, da schließlich nur eine möglichst sorgfältige Wiedervereinigung der Nervenstümpfe von Anfang an die durch die Narbe hervorgerufene Desorganisation des Regenerationsprozesses verhindern kann. Die damit verbundenen Grundprobleme betreffen Art und Zeitpunkt der Nervennaht sowie den Vorgang in jenen Fällen, bei denen eine allzu große Lücke zwischen dem zentralen und peripheren Stumpf besteht und eine Nerventransplantation erwogen werden muß.

Die Frage nach dem Zeitpunkt der Nervennaht wurde bereits oft und eingehend erörtert. Experimentelle Befunde legen dem Neurochirurgen die möglichst baldige Wiedervereinigung des durchschnittenen Nerven nahe. Von den befürwortenden Argumenten erwähnen wir hier die wichtigsten:

1. Die Aktivität der SCHWANNschen Zellen im peripheren Stumpf erreicht ihr Maximum in 15—20 Tagen nach der Durchschneidung des Nerven (TALANTOW, 1940, ABERCROMBIE und JOHNSON, 1942). Diese Zellen vereinigen sich mit den SCHWANNschen Zellen des zentralen Stumpfes und sind für normale metabolische Bedingungen der Axone im peripheren Stumpf und in der Narbe unentbehrlich.

2. Nach der Durchschneidung des Nerven kommt es zur Retraktion der Nervenstümpfe. Bei der sekundären Naht ist dann eine größere Streckung bzw. Resektion des Stumpfes notwendig. Die Haltbarkeit und Festigkeit der Naht wird aber vor allem von den Fibroblasten gesichert; sie nimmt allmählich zu und gewährleistet nach zwei Wochen ein verhältnismäßig festes Verwachsen der Stümpfe (TARLOW, 1947). Da die Aktivität der jungen Fibroblasten im retrahierten und fibrösen Stumpf wahrscheinlich herabgesetzt ist, kann eine optimale Tätigkeit der Fibroblasten und SCHWANNschen Zellen nur durch baldige Anlegung der Nervennaht angeregt werden.

3. Im zentralen Stumpf des durchschnittenen Nerven atrophieren die Nervenfasern progredient (GUTMANN und HOLUBÁŘ, 1950).

4. Der periphere Stumpf schrumpft allmählich ein, so daß nach längerer Denervation eine gute Apposition an den zentralen Stumpf erschwert und die Qualität der Vereinigung herabgesetzt ist (HOLMES und YOUNG, 1942).

5. Die fortschreitende Kollagenisierung und Verengerung der SCHWANNschen Scheiden beeinträchtigen die Reife der Nervenfasern im peripheren Stumpf (HOLMES und YOUNG, 1942, SANDERS und YOUNG, 1944) und stören hier die Funktion der SCHWANNschen Zellen (OSTROWERCHOW, 1952).

6. Eine lang andauernde Denervation führt zu irreversiblen Veränderungen in den terminalen Organen, besonders in den Muskelfasern (GUTMANN und YOUNG, 1944, BOWDEN und GUTMANN, 1944).

Die Veränderungen im peripheren Stumpf und in den terminalen Organen erfordern eine weitere Diskussion und werden in den entsprechenden Kapiteln behandelt.

7. Die Durchschneidung des Nerven führt zu Funktionsänderungen im Zentralnervensystem, z. B. zur zentralen Hemmung, deren Bedeutung bei veränderter peripherer Signalübermittlung bereits erwähnt wurde. Es ist begreiflich, daß sich diese funktionellen Veränderungen allmählich festigen können und daß infolge Vertiefung der zentralen Hemmung die Adaptationsfähigkeit der Hirnrinde bei den späteren Restitutionsprozessen allmählich abnimmt. Auch kann angenommen werden, daß sich bei inadäquater Regeneration zu dystrophischen Störungen führende pathologische Reflexe stabilisieren und — wenn sie nicht beseitigt werden — die kompensatorische Funktion der Hirnrinde abschwächen können.

Diese Faktoren dürfen in der Neurochirurgie nicht unbeachtet bleiben.

Die Frage nach dem günstigsten Zeitpunkt für die Nervennaht wirft aber noch weitere Probleme auf. Experimentelle Befunde erbringen ständig neue Tatsachen, die bei der Wahl des operativen Eingriffs berücksichtigt werden müssen. So ist das wichtigste Argument die Reversibilität von Veränderungen in den entsprechenden Neuronen und terminalen Organen bei später Nervennaht. Der Zeitpunkt für die Nervennaht kann aber auch andere Prozesse beeinflussen. FELDMAN (1952) untersuchte den Grad von Entzündungsprozessen in verschiedenen Zeitabständen nach der Naht und in verschiedenen Entfernungen von der Läsionsstelle und fand die geringste Intensität bei einer 6 Stunden nach Kontinuitätstrennung des Nerven angelegten Naht. Für eine baldige Nervennaht nach Nervenschädigung sprechen auch die Erfahrungen der sowjetischen Kriegschirurgie. So gibt z. B. POLENOW (1948) an, daß die baldige Operation in 90% der Fälle erfolgreiche Ergebnisse erzielte, und BURDENKO betont, daß er nach sekundärer Naht in keinem einzigen Fall eine vollständige Funktionserneuerung feststellen konnte. Die Bezeichnung „primäre Naht" schlägt RICHTER (1952) für jene Fälle vor, bei denen die Nervennaht nicht später als 8—12 Stunden nach der Verletzung erfolgt. BABTSCHIN lehnt die Bezeichnung „sekundäre Naht" ab und schlägt die Bezeichnung „Spätnaht" vor, worunter er den nach Heilung der Wunde, also frühestens 4—5 Monate nach der Nervenschädigung durchgeführten Eingriff versteht (RICHTER, 1952).

Die Forderung nach einer baldigen Operation bedeutet aber nicht, daß die Nervennaht primär, also sofort nach der Nervenschädigung durchgeführt werden muß. Die Experimentalbedingungen der „primären Naht" entsprechen meist nicht den Verhältnissen bei der Naht komplizierter Nervenschäden; es müssen daher die Versuchsdaten mit der konkreten Situation in Einklang gebracht werden, die sich vor allem aus der neurochirurgischen Kriegspraxis ergibt.

An Hand seines Materials zeigte OSTROWERCHOW (1952), daß bei einer Nervennaht, die bis zu 3½ Monaten nach der Nervenschädigung angelegt wurde, die Operation in 87,5% der Fälle erfolgreich war, während die Verzögerung des operativen Eingriffs (um mehr als 5 Monate) die Erfolgsaussichten wesentlich herabsetzte. Andererseits waren die Ergebnisse auch in jenen Fällen nicht günstiger, in denen die Naht sofort nach der Nervenschädigung ausgeführt wurde. OSTROWERCHOW (1952) gibt zwei für den operativen Eingriff optimale Zeiträume an:

1. Bei unkomplizierten Schäden die ersten Stunden nach dem Trauma.

2. Bei komplizierten Schäden $1\frac{1}{2}$ bis $3\frac{1}{2}$ Monate nach dem Trauma.

Er betont, daß es während der ersten Wochen nach der Nervenschädigung nicht nur zu einem optimalen Wachstum der SCHWANNschen Zellen im peripheren Stumpf kommt, sondern daß auch eine Begrenzung der Wunde und eine maximale Resorption der Narbe eintreten, wodurch eine Operation im gesunden Gewebe unter Ausschluß von Narbenbildung möglich wird. Daher lehnt er bei komplizierten Fällen die Nervennaht in den ersten posttraumatischen Wochen ab. Mit dieser Erfahrung stimmen auch die meisten westlichen Autoren überein. CHURCHILL (1946) und SCARFF (1945) verweisen auf den Umstand, daß zu einem frühen Zeitpunkt der Umfang des Traumas nicht erkennbar ist und eine vorzeitige Nervennaht die Infektionsgefahr erhöht. Dieselbe Ansicht vertreten auch SPURLING und WOODHALL (1946), die ähnlich wie SCARFF argumentieren, und STENDER und KLAR (1944), die auf die Gefahr eines Nervenödems und einer Infektion aufmerksam machen. Im Unterschied zu englischen Autoren teilen die deutschen Forscher im allgemeinen noch den Standpunkt FOERSTERS, der die sekundäre Naht nach 4—6 Monaten empfiehlt, so z. B. TÖNNIS (1944), der gleichzeitig die Möglichkeit einer spontanen Regeneration, die Infektionsgefahr und die Schwierigkeiten bei der Beurteilung des Verletzungsgrades am geschädigten Nerven in Erwägung zieht.

Die Infektion ist heute allerdings nicht mehr ein so wichtiger Faktor wie früher. Sulfonamide und Penicillin haben während des zweiten Weltkriegs schnelle neurochirurgische Eingriffe ermöglicht, so daß viele Neurochirurgen, die Gelegenheit hatten, umfangreiches Material zu bearbeiten, eine baldige Nervennaht auch bei drohender Infektionsgefahr befürworten (DAVIS, 1945). Dagegen empfiehlt SUNDERLAND (1947), mit dem operativen Eingriff 6—9 Monate zu warten, ob es nicht zu einer spontanen Funktionswiederherstellung kommt, die er in einem großen Prozentsatz der Fälle beobachten konnte. Mit dieser Ansicht kann man nicht übereinstimmen, da ein Vergleich des Grades der Funktionserneuerung nach spontaner Regeneration mit den Ergebnissen der baldigen Nervennaht nach wie vor problematisch bleibt. Die Erfahrungen englischer Forscher, die sich vor allem auf vergleichende Studien am bioptischen Material der Nervenstümpfe bei primärer und sekundärer Naht (ZACHARY und HOLMES, 1946) stützen, faßte SEDDON (1947) zusammen, wobei er sich gegen die primäre Naht ausspricht, und zwar aus folgenden Gründen:

1. Der Grad der intraneuralen Schädigung ist am frisch geschädigten Nerven schwer festzustellen.

2. Das Dickenwachstum des Epineuriums verbessert nach einer gewissen Zeit die technischen Bedingungen für die Nervennaht.

3. Bei der operativen Vereinigung des Nerven ist meist seine Mobilisierung notwendig, die bei frischen Verletzungen nicht durchführbar ist.

Die von SEDDON angeführten Argumente sind also vor allem technischer Natur und sicherlich von Bedeutung. Andererseits dürfen aber auch die nach Kontinuitätstrennung des Nerven ablaufenden biologischen Prozesse nicht außer acht gelassen werden. Experimentelle Befunde sprechen hier jedenfalls in Anbetracht der Bedingungen, die sich aus einem komplizierten Nervenschaden ergeben, für eine baldige Nervennaht. In diesem Sinne sprechen auch die Erfahrungen der englischen Neurochirurgie (Bericht des Medical Research Council, 1954). Die Erfolge der spätestens 6 Monate nach der Nervenverletzung angelegten Naht sind, besonders hinsichtlich der Wiederherstellung der Hautsensibilität, eindeutig besser als nach verspäteter Naht. Betrug die Verspätung mehr als 18 Monate, konnten nutzbringende motorische Funktionserneuerungen praktisch nicht beobachtet werden. Die distale Naht des Medianus bot bessere Bedingungen. Die für die Rückkehr der Hautsensibilität kritische Verzögerung war länger und dauerte 2—3 Jahre nach der Verletzung. In diesem Material sind jedoch Fälle von primärer und früher sekundärer Nervennaht in einer Gruppe zusammengefaßt, was uns wichtig erscheint, da die zeitliche Verzögerung der Naht nach wie vor den Hauptfaktor darstellt und von diesem Gesichtspunkt aus beide Gruppen als gleichwertig anzusehen sind, auch wenn, wie SEDDON angibt, die primäre Naht gewisse technische Nachteile mit sich bringen kann. Auch nach PETR und LEDINSKÝ (1953) ist ein längeres Abwarten, besonders bei Schädigung langer Nerven, nicht zu verantworten, da hier die regenerierenden Axone eine weite Strecke zurücklegen müssen, bevor sie den Anschluß an die entsprechenden Muskeln finden. Sie empfehlen daher für die Therapie von Verletzungen peripherer Nerven einen radikalen Standpunkt, und zwar auch deshalb, weil die bisherigen klinischen Untersuchungsmethoden über den Charakter geschlossener Nervenverletzungen vor der Operation keinen Aufschluß geben. Die in engem Zusammenhang mit Experimenten verarbeiteten Kriegserfahrungen sowjetischer Forscher lassen deutlich einen Übergang von der abwartenden Taktik während des ersten Weltkriegs zu aktiven und schnellen chirurgischen Eingriffen erkennen, die meist im 3. und 4. Monat nach der Verletzung und nur in 38,6% der Fälle früher vorgenommen wurden (RICHTER, 1952). RICHTER faßt zusammen: ,,Die Indikation früher operativer Eingriffe bei Nervenverletzungen ist eine der grundlegendsten Schlüsse, die sich auf dem Gebiet der Verletzung peripherer Nerven aus den Erfahrungen des zweiten Weltkriegs ergeben haben.“ Das von uns vorgelegte Versuchsmaterial stimmt mit dieser Schlußfolgerung überein.

Nicht völlig geklärt ist jedoch die Frage des operativen Eingriffs in den ersten Stunden nach der Nervenverletzung, wie er von SPERANSKI (RICHTER, 1952) und seiner Schule vorgeschlagen wird, ein Problem, das mit der Frühdiagnose der vollkommenen Kontinuitätstrennung des Nerven zusammenhängt. RASBOLSKI (siehe RICHTER, 1952) betont z. B., daß die klinische Diagnostik bei einem Funktionsverlust nach Nervenschädigung einen solchen verläßlichen Nachweis nicht zu erbringen vermag. Daher ist nach RICHTER (1952) im Hinblick auf diese Schwierigkeiten und auf Grund sowjetischer Kriegserfahrungen die Operation zu diesem Zeitpunkt nur unter folgenden Bedingungen indiziert:

1. Druck eines Fremdkörpers unmittelbar auf den Nerv, der große Schmerzen verursacht;
2. bei gleichzeitiger Verletzung von Blutgefäßen in der Nähe des Nerven;
3. wenn sich die posttraumatischen chirurgischen Maßnahmen auch auf das Gebiet der Blutgefäße und Nerven erstrecken.

Sind am Ende des ersten Monats Merkmale einer Funktionserneuerung nicht festzustellen und treten fortschreitende atrophische Prozesse in den Muskeln in Erscheinung, so darf der chirurgische Eingriff nicht mehr verschoben werden.

Das zweite Grundproblem der Nervennaht ist ihre technische Durchführung. Das wichtigste Erfordernis ist hier die Vereinigung von Stümpfen mit geeigneter intraneuraler Architektur, denn die Verbindung fibröser Stümpfe wäre sinnlos. Es ist daher geboten, bereits während der Operation histologisch festzustellen, inwieweit die normale intraneurale Struktur des Nerven intakt ist. Die histologische Untersuchung dünner Nervenquerschnitte mit Polarisationsmikroskop ermöglicht hier eine rasche Diagnose. Mit einer vollkommenen Apposition der ursprünglich korrespondierenden Nervenfaserbündel im zentralen und peripheren Stumpf ist kaum zu rechnen. Die Aberration regenerierender Nervenfasern ist sicherlich ein Faktor, der die Funktionswiederherstellung ungünstig beeinflußt (STOPFORD, 1920; STOOKEY, 1922) und in Anbetracht der komplizierten intraneuralen Architektur des Nerven seine völlige Intaktheit nach der Nervennaht unmöglich macht. Im menschlichen Nerven kommt es durch Anastomosen und Plexusbildung zu wiederholten funikulären Redistributionen der Nervenfasern (SUNDERLAND und BRADLEY, 1949), so daß sich das intraneurale Bild bereits nach einigen Millimetern wesentlich verändern kann.

Für den Regenerationserfolg ist die Wahl von Schnittstellen mit einer kompakten intraneuralen Architektur günstiger, da dort, wo die Faserbündel durch reiches kollagenes Bindegewebe oder Fettanlagerung voneinander abgeteilt sind, viele regenerierende Fasern sich in den interfunikulären Räumen verlieren können. Weniger wichtig ist dieser Faktor für die Experimentalarbeit bei Tieren, deren Nervenfasern meist kompakt angeordnet sind. Die Bedeutung der neuralen Biopsie bestünde hier vor allem darin, Schnittstellen mit einer ausgedehnten sekundären Proliferation des kollagenen Bindegewebes auszuschließen.

Der Abstand zwischen den Nervenstümpfen soll möglichst klein gehalten werden, da sonst die Möglichkeit einer erfolgreichen Regeneration durch Faserverlust in der Narbenstrecke oder im umgebenden Gewebe vereitelt werden kann. Die Ansicht NAGEOTTEs (1918), daß bei der Nervennaht eine bestimmte Lücke zu belassen sei, ist daher abzulehnen.

Ein weiteres wichtiges Erfordernis der Nervennaht ist die Beibehaltung der Längsorganisation der Nervenfasern. Jeder Eingriff, der eine Querorganisation des Nerven zur Folge hat (z. B. wenn die Naht dem Nervenquerschnitt folgt), verschlechtert die Erfolgsaussichten der Regeneration. Im Tierexperiment wurde durch Verwendung eines Gefäßsegments als Hülle das laterale Wachstum der Nervenfasern verhindert. Obgleich diese Methode beim Menschen nicht anwendbar ist, beweist sie doch die Bedeutung der Längsorganisation, die auch der Spannungsrichtung im Narbengebiet entspricht (WEISS und TAYLOR, 1943).

Ungelöst bleibt die Frage des für die Nervennaht günstigsten Materials. GUTTMANN (1943) verwendete Frauenhaare, TARLOW (1950) homologes Plasma, WEISS und TAYLOR (1943) Arterienklemmen, SPURLING (1944) Tantal, YOUNG und MEDAWAR (1940) konzentriertes Fibrinogen. Katgut bewirkt eine beträchtliche mesenchymale Reaktion (RICHTER, 1952). Die Arbeiten YOUNGs und MEDAWARs (1940), die Hühnerplasma und Embryonalextrakt von Hühnern verwendeten, trugen wesentlich zur technischen Verbesserung der Nervennaht bei. TARLOW (1950) benützte mit großem Erfolg autologes Plasma, das die entzündliche und fibröse Reaktion an der Verbindungsstelle des Nerven herabsetzt, und empfahl diese Methode für die Naht von Vorderwurzeln der cauda equina, wo das Fehlen epineuraler und perineuraler Hüllen die übliche Verwendung von Seide erschwert. Die Methode des „Nervenklebens" vereinfachte dann DOSTÁLEK (1954), der den Nerv mit nativem Blut aus unterbundenen Gefäßen vereinigte. Das Blut wurde mittels Tropfglas vorbereitet und mit pulverisiertem Thrombin ausgefällt, so daß hier die anspruchsvolle Zubereitung des nativen (nichtmodifizierten) Plasmas entfällt. Die beste Methode wäre die „Klebung" des Nerven mit Fibrinogen oder Plasma, da hier die mesenchymale Reaktion schwach ist und die intraneurale Anordnung der Nervenfaserbündel nicht gestört wird. Wie mit dieser Methode eine hinreichende Festigkeit der Naht zu erzielen ist, bleibt allerdings ein Problem, mit dem sich die künftige Forschung befassen muß. Nach TARLOW (1950) können feste Nähte mit einem Gemisch von Fibrinogen, Thrombin und Kalziumchlorid erzielt werden, dessen verzögerte Absorption aber das Wachstum der Nervenfasern behindert. Das Erfordernis einer festen Naht ist vor allem dort wichtig, wo die Nervenstümpfe unter großer Zugeinwirkung einander nähergebracht werden müssen. TARLOW (1950) kombinierte in diesen Fällen das Kleben des Nerven mit einer Naht aus Tantaldraht. Gegenwärtig wird noch allgemein dünne Seide verwendet (RICHTER, 1952).

Wird die Nervennaht erst längere Zeit nach der Verletzung ausgeführt, so bietet das benachbarte Narbengewebe kein geeignetes Bett, das sonst von der Muskulatur gebildet wird. In diesen Fällen empfiehlt RICHTER (1952) eine transepineurale Naht, wobei das Epineurium vom Neurom des zentralen Stumpfes abpräpariert, übergezogen und epineural mit dem peripheren Stumpf verbunden wird.

Die dritte Frage betrifft Nervenschäden mit einer unverhältnismäßig großen Lücke zwischen dem zentralen und peripheren Stumpf. Die Kontinuitätstrennung des Nerven auf einer langen Strecke ist besonders häufig bei Kriegsverletzungen, wo eine sofortige Nervennaht nicht immer möglich ist. Obgleich eine spontane Reinnervation des peripheren Stumpfes auch über größere Nervenlücken hinweg nicht ausgeschlossen ist (VANLAIR 1894, KIRK und

LEVIS, 1917, GUTMANN und SANDERS, 1942), handelt es sich dabei immer nur um Ausnahmefälle, bei denen die meisten Nervenfasern in der Narbe verlorengehen, so daß es zu keiner Funktionswiederherstellung kommt.

Die Überbrückung großer Nervenlücken kann nach SANDERS (1942) durch manipulative Operation, Anastomosen oder Transplantate erfolgen.

Um eine gute und aussichtsreiche Apposition der Nervenstümpfe zu erzielen, ist sehr oft die Resektion des Narbengewebes erforderlich, das die Gefäßtätigkeit behindert und reflektorisch Gefäßverengerungen verursacht (OSTROWERCHOW, 1952). Dieser radikale Eingriff ist schon deshalb indiziert, weil nach Lockerung des Nerven eine schnelle Rückkehr normaler trophischer Bedingungen im Gewebe der verletzten Extremität beobachtet werden kann (OSTROWERCHOW, 1952). Das Ergebnis ist allerdings eine große Lücke zwischen dem zentralen und peripheren Stumpf, also — im Sinne der Nomenklatur ANOCHINS (RICHTER, 1952) — eine bedeutende Vergrößerung des „definitiven" Defekts gegenüber dem „primären".

Die Apposition resezierter Nervenstümpfe kann durch ihre Mobilisierung oder Transposition, durch Nervendehnung, Flexion der Gliedmaßen, Knochenresektion und andere manipulative Maßnahmen erzielt werden. Diese Methoden haben jedoch ihre Mängel. Während bei einigen Nervenlücken die Mobilisierung sicherlich eine erfolgreiche Nervennaht ermöglicht, kann sie bei ausgedehnter Anwendung die Vaskularisation des peripheren Stumpfes in Mitleidenschaft ziehen. Die gegenseitige Annäherung der Stümpfe des verletzten Nerven kann durch eine bestimmte, optimale Stellung der Extremität erzielt werden, wie sie IGNATOW (RICHTER, 1952) für verschiedene Nerven und Läsionsstellen angibt.

Eine andere Methode, die Verlagerung des Nerven in ein neues Bett, besitzt geringe Anwendungsmöglichkeiten und kommt nur bei einem Trauma der nn. ulnaris und fibularis in Betracht (OSTROWERCHOW, 1952). Erfolge verzeichnete RICHTER (1952) mit dieser Methode bei den nn. ulnaris und radialis. Die Nervendehnung wurde früher immer als gefährlich angesehen, doch hält BJORKESTEN (1947) sie jetzt in geringem Ausmaße für unschädlich. Über die Rechtfertigung dieser Maßnahme ist noch nicht entschieden. Morphologische Schäden bei Nervendehnung geben DENNY-BROWN und DOHERTY (1945) und LIU, BENDA und LEWEY (1948) an. HOEN (1948) befestigte den zentralen Stumpf an einer Feder, wodurch er einen wochenlang dauernden Zug hervorrief und auf diese Weise die Verlängerung des zentralen Stumpfes, in einem Falle sogar die Verlängerung eines Nerven von 40 cm auf 60 cm erzielte. In Tierexperimenten zeigten HOEN und BRACKETT (1956), daß bei Hunden eine Dehnung des Nerven um 2,5—9,5 cm erreicht werden kann. Die Abnahme des Faserdurchmessers im zentralen Stumpf und die Verdickung des Epineuriums deuten jedoch auf Schäden hin. Eine Untersuchung des Einflusses der Nervendehnung auf die Geschwindigkeit der Funktionsrückkehr ist also angezeigt. ANOCHIN (RICHTER, 1952) verweist auf die bei solchen Dehnungen eintretenden Deformationen und Läsionen von Axonen, die, ähnlich wie beim Trauma, zur Bildung von „Rezeptoren“ führen und z. B. für das Auftreten schmerzhafter Syndrome Bedeutung haben können. Er empfiehlt daher bei diesem Eingriff äußerste Vorsicht. Nach OGNEW (1952) können intraneurale Narben nach Blutungen im Innern des Nerven die Ursache schwerer Kausalgien sein (RICHTER, 1952). LIU, BENDA und LEWEY (1948) stellten fest, daß die peripheren Nerven des Menschen nur um 6% der mobilisierten Nervenlänge gedehnt werden können. Bei einer Dehnung um 10% wurden sämtliche Nervenfasern unterbrochen.

Wegen der Gefährlichkeit dieser Methode scheint es vorteilhafter zu sein, die Nervenstümpfe durch eine Lageveränderung der betroffenen Extremität bzw. durch Anlegung eines Gipsverbands in Flexionsstellung einander zu nähern, wie dies auch von LEBEDENKO (RICHTER, 1952) vorgeschlagen wird. Wichtig ist dabei der Befund TARLOWS (1947), daß die normale, also ursprüngliche Festigkeit des Nerven bereits 3 Wochen nach der Naht erzielt wird, weshalb eine längere Immobilisierung zwecklos erscheint.

Die Knochenresektion wird in der neurochirurgischen Praxis als

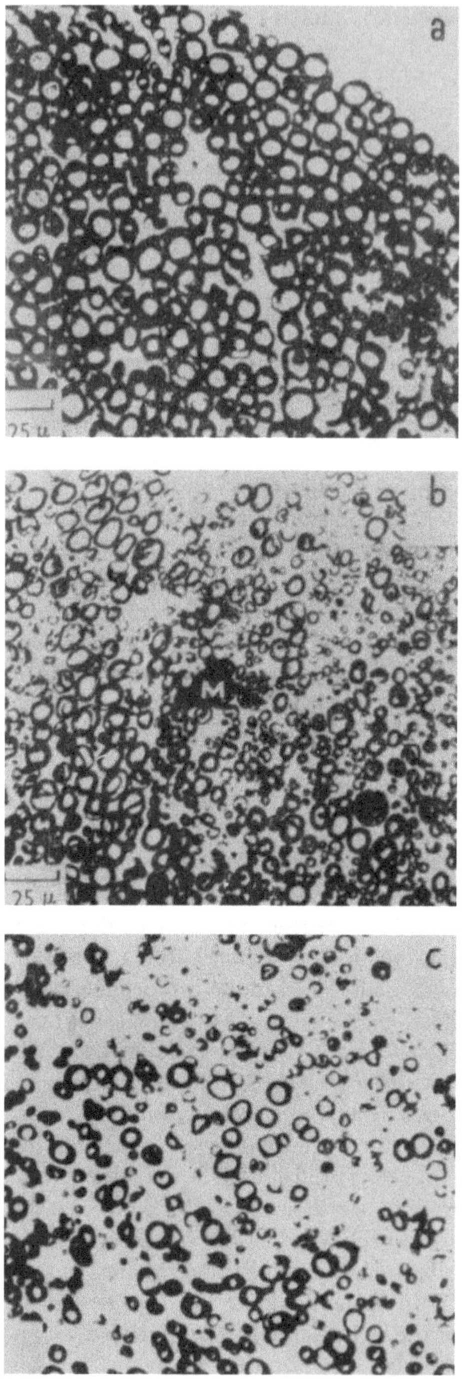

Abb. 10. A. a) Myelinisierte Nervenfasern im zentralen Stumpf 1 cm oberhalb der Nahtstelle (200 Tage nach der Nervennaht). b) Myelinisierte Nervenfasern im peripheren Stumpf 1 cm unterhalb der Nahtstelle (200 Tage nach Nervennaht). Die Fasern sind kleiner als im zentralen Stumpf (M — Myelinreste). c) Myelinisierte Nervenfasern im Autotransplantat 200 Tage nach der Insertion des Transplantats.

allzu radikaler Eingriff abgelehnt (OSTROWERCHOW, 1952).

Die manipulativen Maßnahmen besitzen also ihre Bedeutung, sind aber für die Überbrückung großer Nervenlücken unzureichend. Theoretisch wäre die Anastomose, also die Kreuzverbindung zweier Nerven, eine geeignete Methode, wenn sie nicht den Nachteil besäße, daß der Innervation des peripheren Stumpfes ein normaler Nerv geopfert werden muß. Kein Nerv ist jedoch so überflüssig, daß er ohne Funktionsverlust aufgegeben werden könnte. Der weitere Nachteil dieser Methode besteht in der Heteroinnervation, also in der Innervation terminaler Organe durch Nervenfasern aus anderen Nervenzellen als vor der Nervenunterbrechung. Dazu kommt es zwar auch bei der Vereinigung homologer Nervenstümpfe, doch sind bei der Kreuzverbindung gänzlich verschiedenartige Muskelgruppen betroffen. Die Folge sind dann gekoppelte Bewegungen, d. h. gleichzeitige Bewegungen der von dem gekreuzten Nerven innervierten Muskeln und ihrer Synergisten und der vor der Operation innervierten Muskeln. Diese inkoordinierten Bewegungen

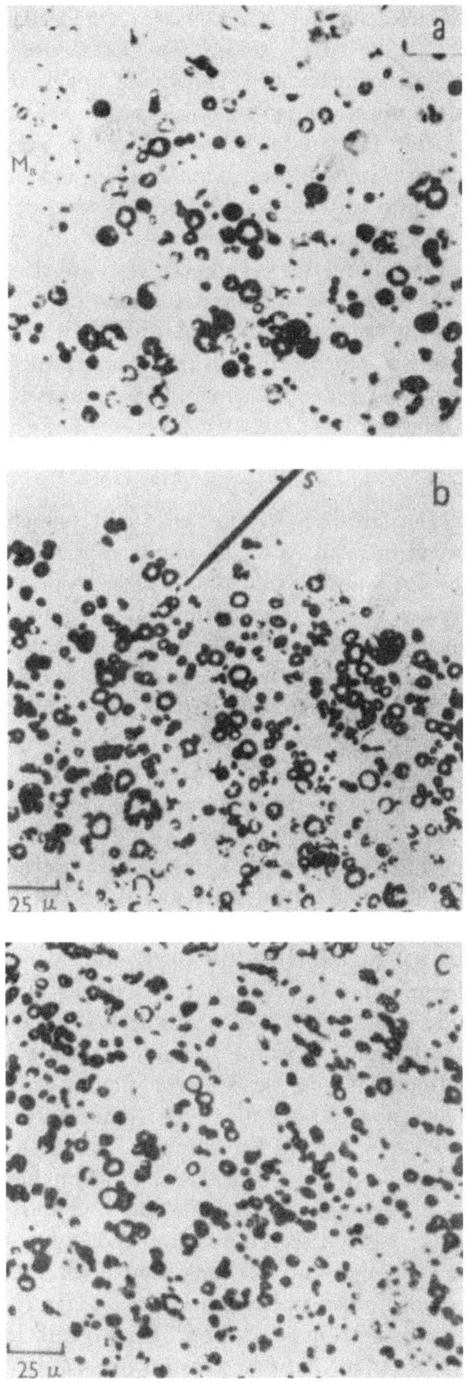

Abb. 10. B. a) Myelinisierte Nervenfasern im Homoiotransplantat 200 Tage nach Insertion des Transplantats (Ma — Makrophagen). b) Myelinisierte Nervenfasern im konservierten Homoiotransplantat 200 Tage nach Insertion des Transplantats (s — leere SCHWANNsche Scheiden). c) Dünne myelinisierte Nervenfasern in der Brücke. Sie ersetzen das in Alkohol fixierte Transplantat 200 Tage nach seiner Insertion. (GUTTMANN, E., SANDERS, F. K.: Brain 63, 373, 1942.)

können von der kompensatorischen Rindenfunktion überwunden werden (ASRATJAN, 1951, 1953), eine Tatsache, die in der Klinik bisher nur wenig beachtet wurde. Die Einwände gegen die Methode der Anastomosen gründen sich somit in erster Linie nicht auf das Fehlen kompensatorischer Vorgänge in der Hirnrinde, sondern auf das mit ihr verbundene Nervenopfer. Die damit zusammenhängenden Fragen werden in einem späteren Kapitel behandelt.

Nahe verwandt sind die Methoden der zentralen Implantation (Einpflanzung eines gesunden Nervenstücks in den peripheren Stumpf des unterbrochenen Nerven) und der peripheren Implantation (Vereinigung des peripheren Stumpfes mit einem benachbarten gesunden Nerven). Die Regeneration von Nervenfasern im gesunden Implantat könnte zwar die Neurotisierung des peripheren Stumpfes herbeiführen (ANOCHIN, 1952), aber die schlechte Gefäßversorgung, das Fehlen des Epineuriums im Implantat und schließlich der mit der partiellen Opferung des gesunden Nerven häufig verbundene Funktionsverlust lassen die Anwendungsmöglichkeiten dieser Methode sehr beschränkt erscheinen (RICHTER, 1952).

Den größten Erfolg verspricht jedoch die Nerventransplantation unter Verwendung von Auto-, Homoio- und Heterotransplantaten. Im allgemeinen kann gesagt werden, daß die im Tierexperiment gemachten guten Erfahrungen mit Transplantaten in auffallendem Gegensatz zu den schlechten Ergebnissen stehen, die beim Menschen, besonders mit Homoiotransplantaten, erzielt wurden.

Es dürfte daher am Platze sein, zunächst eine Übersicht über die experimentellen und klinischen Erfahrungen zu bringen.

1. Im Experiment erbrachten Autotransplantate gute Erfolge. Die im Schaltstück überlebenden SCHWANNschen Zellen teilen sich, und die Degeneration verläuft ebenso wie im normalen peripheren Stumpf. Die Nervenfasern wachsen mit einer Geschwindigkeit von 2 mm täglich (3,5 mm täglich im normalen peripheren Stumpf; SANDERS und YOUNG, 1942). Bei Nachuntersuchung eines Autotransplantats 200 Tage nach der Operation fanden wir Nerven, die sich von dem normal reinnervierten peripheren Stumpf nicht unterschieden (GUTMANN und SANDERS, 1942). Bei Verwendung stärkerer Transplantate, z. B. beim Hund, werden zentrale nekrotische und fibröse Zonen (BIELSCHOWSKY und UNGER, 1917; MACABRUNI, 1911) beschrieben, die wahrscheinlich durch die ungenügende Vaskularisation der zentralen Transplantatteile verursacht waren. Dünnere Transplantate ermöglichen z. B. beim Kaninchen die erfolgreiche Reinnervation der terminalen Organe und die Wiederherstellung der motorischen und sensorischen Funktionen (GUTMANN und SANDERS, 1942). SANDERS und YOUNG (1942) beschrieben ein ähnliches Verhalten bei Homoiotransplantaten. Der Degenerationsverlauf war hier derselbe, aber in einigen Fällen kam es zu einer Lymphozyteninvasion und stellenweise zur Bildung nekrotischer Herde. Die Erfolge sind also unsicher, doch konnte in günstig verlaufenen Fällen dieselbe Wachstumsgeschwindigkeit der Nervenfasern beobachtet werden wie bei der Autotransplantation. Eine Funktionserneuerung beschrieben INGEBRIGSTEN (1916), GUTMANN und SANDERS (1942), BENTLEY und HILL (1936). Der

Erneuerungsgrad ist nur um ein geringes schlechter als bei den Autotransplantaten, aber nach INGEBRIGSTEN zeigt das histologische Bild gewisse Unterschiede sowie eine Nekrose der SCHWANNschen Zellen. Über günstige Ergebnisse berichten auch TARLOW und EPSTEIN (1945), DAVIS, PERRET, HILLER und CAROLL (1945), obwohl sie mit jenen der Autotransplantation keinen Vergleich aushalten. Die Verwendung von Heterotransplantaten wird im allgemeinen als ungünstig beschrieben. Die WALLERsche Degeneration ist hier

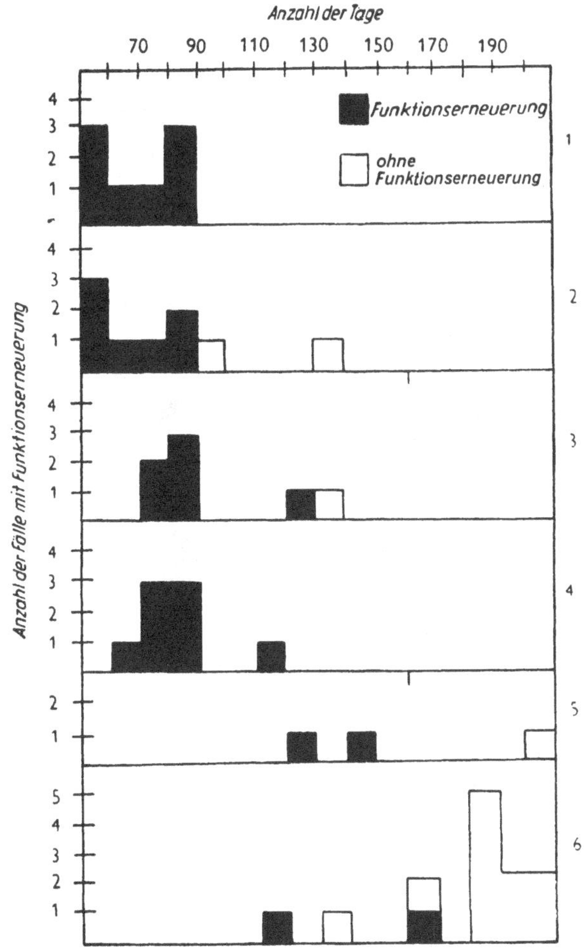

Abb. 11. Histographische Darstellung der motorischen Funktionserneuerung (Zehenspreizung) nach Nervennaht (1), Autotransplantation (2), Verwendung eines frischen Homoiotransplantats (3), eines konservierten Homoiotransplantats (4), eines mit Alkohol fixierten Transplantats (5) und nach spontaner Vereinigung der Nervenstümpfe (6). Die ursprüngliche Nervenlücke zwischen peripherem und zentralem Stumpf betrug 2 cm. Die Gruppen sind nach 10tägigen Intervallen angeordnet. (GUTMANN, E., SANDERS, F. K.: Brain 65, 373, 1942.)

atypisch (Macabruni, 1911; Cajal, 1928; Ingebrigsten, 1915; Gromowa, 1952) oder bleibt überhaupt aus (Sanders und Young, 1942). Das heteroplastische Material wird nicht angenommen, bleibt ohne Vaskularisation, wird nekrotisch (Gromowa, 1952) und verwandelt sich in eine zähe Bindegewebsmasse (Sanders und Young, 1942).

Das Auftreten regenerierender Fasern im Transplantat bedeutet allerdings noch bei weitem nicht den Erfolg des operativen Eingriffs. Vergleichende

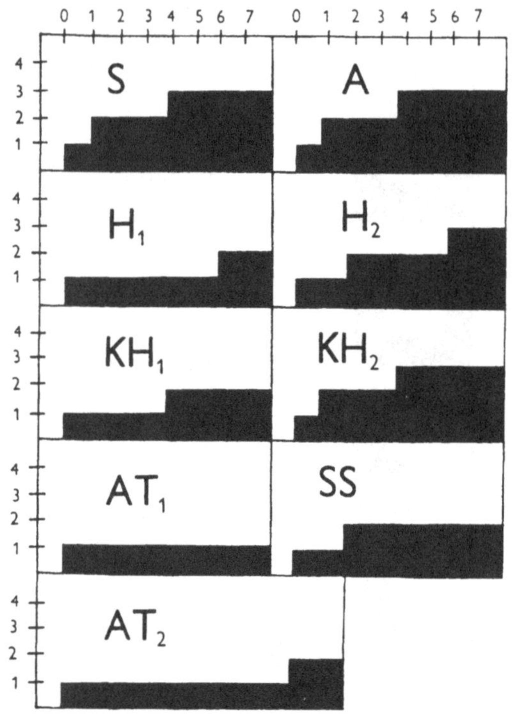

Abb. 12. Diagramm der durchschnittlichen Zunahme des Grades der Funktionserneuerung (Qualitätsstufe des Zehenspreizreflexes) nach Nervennaht (S), nach Verwendung von Autotransplantaten (A), frischen Homoiotransplantaten (H_1 und H_2), konservierten Homoiotransplantaten (KH_1 und KH_2), mit Alkohol fixierten Transplantaten (AT_1 und AT_2) und nach spontaner Vereinigung der Nervenstümpfe (SS). Ordinate, Ausmaß der motorischen Funktionserneuerung. Abszisse: Wochen nach der Funktionserneuerung. (Gutmann, E., Sanders, F. K.: Brain 65, 373, 1942.)

Nachuntersuchungen verschiedener Transplantate 200 Tage nach der Nervennaht ergaben bei den Autotransplantaten im allgemeinen ein ähnliches Bild wie im normalen peripheren Stumpf. In frischen Homoiotransplantaten waren fibröse Zonen und stellenweise Makrophagen anzutreffen, während die für Frühstadien charakteristische starke lymphozytäre Infiltration nicht beobachtet werden konnte. In Ringer-Lösung konservierte Homoiotransplantate zeigten, abgesehen von fibrösen Veränderungen, das Bild eines normalen Nerven, gleichfalls ohne ausgeprägte Makrophageninvasion in den Frühstadien. In den mit Alkohol fixierten Transplantaten kam es zu Destruktionen und Ersatz durch das Empfängergewebe, so daß wie bei der spontanen Nervenvereinigung eine Gewebsbrücke gebildet wurde. In allen Fällen konnten wir 200 Tage nach der Naht Nervenfasern feststellen, die allerdings in den Autotransplantaten und konservierten Homoiotransplantaten zahlreicher waren als in den frischen Homoiotransplantaten und fixierten Transplantaten, wo ihre Anzahl äußerst gering war (siehe Abb. 10; GUTMANN und SANDERS, 1942). Auch der Faserdurchmesser war in den Autotransplantaten größer als in den Homoiotransplantaten. In diesen Fällen kann sich zwar die Funktion erneuern, allerdings nur in einem sehr geringen Grad, der auch nach längerer Beobachtungsdauer nicht zunimmt (GUTMANN und SANDERS, 1942). Die Funktionserneuerung kann aber auch überhaupt ausbleiben. Die Ergebnisse sind ähnlich wie nach der spontanen Vereinigung der Stümpfe bei Belassung einer 2 cm weiten Lücke. Die Abbildungen 11 und 12 zeigen die Dauer der motorischen Funktionserneuerung nach verschiedenen Transplantationen und nach spontaner Nervenvereinigung.

Der Verbesserung der Transplantationsergebnisse mit autoplastischem und homoioplastischem Material dienen verschiedene Methoden, so z. B. die Verwendung prädegenerierter Transplantate, die vor Einpflanzung den Degenerationsprozeß durchlaufen haben. Die hier festgestellten Unterschiede sind nicht groß, doch scheint es, daß solche Transplantate gewisse Vorteile besitzen, etwa den, daß die Aktivität der SCHWANNschen Zellen 15—25 Tage nach Nervendurchschneidung am größten ist, weshalb sie bessere Bedingungen für die Vereinigung bieten als frische Nerven (YOUNG, 1942). Wir benutzten konservierte Transplantate, die 7 bis 21 Tage lang unter einer Temperatur von 2°C in RINGER-Lösung aufbewahrt wurden, wodurch es zu einer Verminderung der lymphozytären Reaktion und zu erhöhter Makrophageninvasion kam (SANDERS und YOUNG, 1942). Die Funktionserneuerung war allerdings weniger gut als bei Verwendung frischen autoplastischen Materials. Bei einer neuen Methode werden im Vakuum konservierte gefrorene Trockentransplantate benutzt. Es scheint, daß der biochemische Charakter in einem solchen Nerven wenigstens teilweise erhalten bleibt, da sich z. B. die Cholinesterase nicht vermindert (WEISS, 1943; WEISS und TAYLOR, 1943). Die Ergebnisse sind aber noch unklar, besonders wegen der fehlenden Angaben aus der klinischen Praxis. SANDERS (SEDDON, 1947) verzeichnet experimentelle Fehlschläge dieser Methode, da er keine eindeutige Verbesserung des funktionellen Resultats feststellen konnte. Er verweist auf die Verwendung kurzer Transplantate in den Versuchen von WEISS und TAYLOR (1943) und betont die Bedeutung der Transplantatlänge, da bei Verwendung längerer Transplantate (5 cm gegenüber 2 cm) die Funktionsrückkehr wesentlich verzögert ist und auch die entzündlichen Gewebsreaktionen mit der Länge des transplantierten Stückes zunehmen (SANDERS, 1954), wahrscheinlich infolge der größeren Menge homologen

Gewebes (siehe auch GUTMANN, 1949). Auch andere Konservierungsmethoden werden beschrieben, und es ist nur verständlich, daß besonders die Neurochirurgie der Kriegsverletzungen nach Möglichkeit fixierte Transplantate benötigt, die eine sofortige Verwendung zulassen. So empfahl NAGEOTTE (1917) in Alkohol fixierte Transplantate, und GOSSET und BERTRAND (1938) benutzten in Alkohol fixierte Rückenmarksubstanz. DOINIKOW (1943) erbrachte aber den Nachweis, daß die Nervenfasern nur an der Oberfläche solcher Transplantate wachsen und nicht in das Innere des Schaltstücks vordringen, das durch zähes Bindegewebe ersetzt wird.

Eine Konservierung von Transplantaten in Formalin wurde von ANOCHIN (1944) ausgearbeitet, der diese Methode auch in die Praxis einführte. Morphologische und physiologische Kontrollen zeigten, daß es zu einer Reinnervation dieser Transplantate vom peripheren Stumpf her kommt. ANOCHIN (RICHTER, 1952) verglich im Experiment frische und fixierte Heterotransplantate und gelangte zu folgenden Schlüssen: 1. Die Transplantation von frischen Nerven oder Rückenmarksubstanz bleibt erfolglos, da die Schaltstücke rasch resorbiert und die aus dem zentralen Stumpf wachsenden Fasern desorientiert werden. 2. Ein Erfolg der in Formalin fixierten Transplantate hängt von dem positiven neurotropen Einfluß der Oberfläche des fixierten Rückenmarks ab, der das axonale Wachstum orientiert. 3. Der in Formalin fixierte Nerv gibt ein erfolgreiches Transplantat ab.

In unseren Versuchen waren allerdings solche Erfolge nicht beobachtbar. Die Formalinfixierung zeichnet sich dadurch aus, daß sie keine Denaturierung der Eiweißkörper verursacht (siehe GROMOWA, 1952), weshalb wahrscheinlich das fixierte Heterotransplantat später reinnerviert wird und die Resorption langsamer verläuft als bei den fixierten Homoiotransplantaten. Der Nachteil besteht in einer starken und lang anhaltenden Entzündungsreaktion des benachbarten Gewebes, die auch bei Verwendung fixierten heteroplastischen Materials ausgeprägter ist (GROMOWA, 1952). Im allgemeinen sind aber die Ergebnisse mit Heterotransplantaten und mit fixierten Transplantaten als negativ zu bewerten; klinische Erfolgsmöglichkeiten sind nicht anzunehmen (SANDERS, 1954).

Die experimentellen Arbeiten erbrachten also bisher gute Erfolge sowohl bei der Verwendung von Autotransplantaten als auch von Homoiotransplantaten. Die Frage des Erfolges fixierter Transplantate ist weiterhin unklar und wenig versprechend.

2. Die klinischen Befunde nach dem ersten Weltkrieg waren bis auf die Arbeiten von BUNELL (1927) über Autotransplantationen der Digitalnerven und von BALLANCE u. DUEL (1932) sowie von BUNELL (1937) über Transplantationen des Fazialisnerven wenig befriedigend. Die Erfahrungen des zweiten Weltkrieges sind dagegen weitaus günstiger. So analysierte SEDDON (1947) eine Serie von 58 Fällen nach Verwendung von Autotransplantaten, deren Erfolg schon deshalb verläßlich abgeschätzt werden konnte, weil die Nachuntersuchung in genügendem Zeitabschnitt nach der Operation durchgeführt wurde. Ein Mißerfolg stellte sich nur in 18 Fällen ein. Als Material dienten hier Haut-

nerven, vor allem der n. cut. antebrachii med. und der n. suralis. SEDDON verweist hier auf die Möglichkeit einer zentralen Nekrotisierung und bedeutenden Kollagenisierung in Transplantaten mit großem Durchmesser. Weitere Arbeiten erzielten noch bessere Ergebnisse durch Fixierung kleinerer Transplantate mit Plasma und Fibrogen (SEDDON und MEDAWAR, 1942). Wichtig ist auch, daß der Durchmesser des Transplantats nicht größer ist als der des peripheren Stumpfes; sofern dieses Erfordernis nicht erfüllt war, scheint dies oft zu Mißerfolgen geführt zu haben. SEDDON (1947) folgert, daß die Verwendung autogener Transplantate bereits keine ausschließlich experimentelle Frage mehr ist. Die Überbrückung von Nervendefekten mit homoioplastischem Material blieb dagegen völlig erfolglos (SEDDON, 1954). BARNES, BASCICH, WYBURN und KERR (1946) beschreiben 8 Fälle, bei denen keine Funktionserneuerung, dafür aber histologisch ein Ersatz des Transplantats durch fibröses Gewebe festgestellt wurde. Die Autoren nehmen an, daß die Ursache dieses Mißerfolgs in der aktiv erworbenen Immunität gegen das transplantierte Gewebe zu suchen ist und daß die inadäquate Vaskularisation hier nur eine sekundäre Rolle spielt. Weitere Mißerfolge verzeichneten SEDDON und HOLMES (1944), SPURLING, LYONS, WHITCOMBE und WOODHALL (1945), die in keinem einzigen Fall eine Funktionserneuerung, sondern nur eine vollkommene Fibrose oder Nekrotisierung der ungenügend vaskularisierten Transplantate beobachteten. Die Autoren nehmen jedoch an, daß es nicht so sehr die mangelnde Blutversorgung als vielmehr die umfangreiche Fibrose ist, welche die Blockade der regenerierenden Nerven verursacht. Nach SPURLING und seinen Mitarbeitern muß dagegen die Ursache fibröser Veränderungen nicht unbedingt in einer unzulänglichen Vaskularisation erblickt werden, da sie primärer Natur sein können und die Vaskularisation erst sekundär verhindern. Im allgemeinen wurde also von der Verwendung von Homoiotransplantaten Abstand genommen.

In der klinischen Praxis gelangten auch Heterotransplantate zur Anwendung, die in vereinzelten Fällen zu beschränkten und mit größter Skepsis zu betrachtenden Erfolgen führten. Die Angaben über Funktionserneuerung sind unverläßlich (SANDERS, 1942), spätere Ergebnisse negativ (z. B. JESSIPOWA, 1946). Der Nachweis einer erfolgreichen Vaskularisation oder Nervenregeneration in Heterotransplantaten wurde nicht erbracht.

Die Ergebnisse der Nerventransplantation beim Menschen sind in funktioneller Hinsicht sehr verschieden. OSTROWERCHOW (1952) verweist auf die differierenden Erfolgsangaben einiger Autoren, die zwischen 70% und 10—15% der Fälle schwanken; er empfiehlt daher die häufigere Anwendung der ,,autoplastischen" Methode nach LETIEVAN, die einen Teil des peripheren Stumpfes zum Defektausgleich benutzt. Über eine gut kontrollierte Serie von Autotransplantationen bei 70 Patienten berichtet SEDDON (1954). In 42% der Fälle war hier die Funktionsrückkehr mit dem Erfolg nach der Nervennaht vergleichbar. Ein nutzbringender Erfolg konnte bei 68% der operierten Fälle beobachtet werden. Da es sich um schwere und komplizierte Nervenschäden handelte, ist dieses Ergebnis sehr eindrucksvoll. SEDDON (1954) verweist auf die Notwendigkeit einer vorsichtigen Technik und gibt folgende, für ein günstiges Ergebnis wichtige Faktoren an: kurzer Intervall zwischen Verletzung und Operation, Verhinderung von Infektionen, adäquate Resektion der Nervenstümpfe und gute Pflege des Zustands der Gelenke, Muskeln und Sehnen. Neben diesen Forderungen, die auch für die Nervennaht Gültigkeit haben, kommen bei Transplantationen noch in Frage: genügende Länge des Transplantats, um die zu erwartende Schrumpfung auszugleichen, entsprechender Durchmesser des Transplantats, Erzielung eines gesunden Wundbetts, also vor allem Entfernung des Narbengewebes, und schließlich eine technisch zufriedenstellende Naht.

Mit den Erfolgen der Autotransplantation kontrastieren die Mißerfolge der Homoiotransplantation, deren schlechte Ergebnisse Anlaß gaben, verschiedene neue Wege zu suchen. So schlägt POLOTOI (1950) die Tubulisation peripherer Nerven mit autogenen venösen Blutgefäßen vor, die als Leitbahn für die regenerierenden Nervenfasern in jenen Fällen dienen sollen, in denen die Lücke zwischen den Nervenstümpfen groß ist. Die Ergebnisse sind unklar, und die Wahl solcher Methoden beweist nur die Erfolgslosigkeit der Homoiotransplantation. Die klinischen Erfahrungen mit formolfixierten Transplantaten, die in größerem Maße in der Sowjetunion verwendet wurden, entsprachen nicht den in experimentellen Arbeiten angegebenen Erfolgen. RICHTER (1952) betont — sichtlich unter dem Eindruck der von vielen Autoren verzeichneten negativen Ergebnisse — die Notwendigkeit, jene Methoden vorzuziehen, die eine direkte Naht der Nervenstümpfe ermöglichen. Er nimmt an, daß bei der Überbrückung ausgedehnter Nervendefekte die Veränderung des Nervenbetts und gegebenenfalls Neurotisation gute Dienste leisten, steht aber sonst auf dem Standpunkt, daß die Frage der in Formol fixierten Transplantate eingehender untersucht werden muß, da gewisse Defekte nur durch Transplantation ausgeglichen werden können. Anscheinend unterschätzt RICHTER das Problem der Homoiotransplantate. Die Methode der Autotransplantate ist, trotz positiver Ergebnisse in der klinischen Praxis, nicht sehr aussichtsreich, auch wenn die Folgen des Opfers von gesunden Nerven, ihr Funktionsverlust, durch Verwendung von Autotransplantaten der Hautnerven abgeschwächt werden konnten. Verwendbar sind der n. suralis, n. cut. fem. lat., n. cut. fem. post., n. fibularis superficialis, n. saphenus und die nn. cut. antebrachii lat. et med., nach TARLOW (1950) auch der n. intercostalis. Im Falle ihres Erfolges würden aber Homoiotransplantate, besonders die konservierten, eine Lösung des Problems der Überbrückung großer Defekte nach Nervenschädigungen ohne Nervenopfer ermöglichen.

Der Widerspruch zwischen den positiven tierexperimentellen Ergebnissen und den negativen klinischen Erfahrungen mit Homoiotransplantaten bedarf einer eingehenden Erklärung. Bei einem Vergleich klinischer und experimenteller Angaben muß vorausgesetzt werden, daß die Überprüfung des Transplantats im Experiment und in der Klinik unter denselben Bedingungen erfolgt, ein Erfordernis, das, wie die kritische Wertung der Experimentalangaben zeigt, nicht erfüllt ist. So wurde z. B. im Tierexperiment der Nerv bei der primären Operation exzidiert und transplantiert, während in den klinischen Fällen die Transplantation einige Monate nach der Nervendurchtrennung erfolgte. Der periphere Stumpf war also für lange Zeit denerviert und bot somit nicht dieselben Innervationsmöglichkeiten wie der frische periphere Stumpf. Im Experiment wurde ferner mit kurzen Schaltstücken gearbeitet (SANDERS und YOUNG, 1942 und GUTMANN und SANDERS, 1942 verwendeten nur 2 cm lange Stücke), in der klinischen Praxis dagegen mit mindestens 10 cm langen Transplantaten. Es ist klar, daß die Verwendung so kurzer Schaltstücke klinisch nicht gerechtfertigt ist, da kleine Lücken auf andere Weise, z. B. durch Zug am

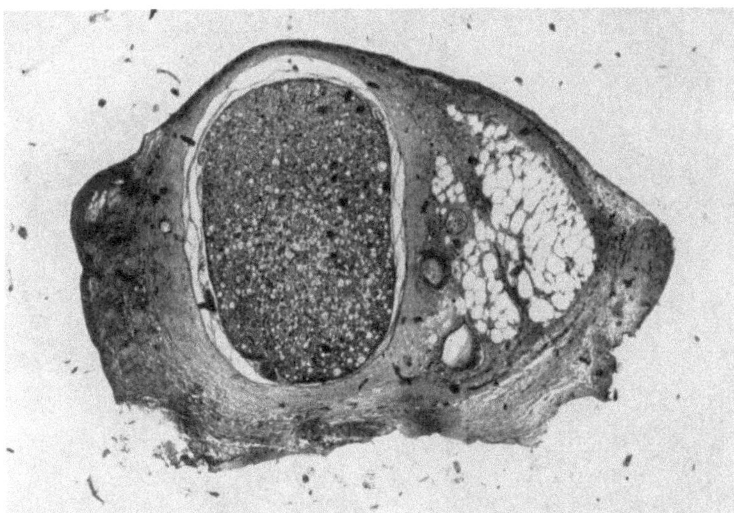

Abb. 13a. Querschnitt durch den Fibularisnerven 1 Monat nach Autotransplantation. Die Architektur der endoneuralen Scheiden ist gut erhalten, die perineurale Fibrose schwach.

Nerven und Mobilisation, überbrückt werden können. Auch waren im Experiment die Transplantate dünn, die in der klinischen Praxis verwendeten dagegen dick. Eine weitere Komplikation besteht darin, daß die menschlichen Homoiotransplantate oft Extremitäten entnommen werden, in denen pathologische Prozesse verliefen (Amputation der Extremität bei endarteritis obliterans oder Osteosarkom), so daß eine intraneurale Fibrose möglich ist, die das Ergebnis funktionell ungünstig beeinflussen kann.

Da die Länge des Transplantats ein besonders wichtiger Faktor zu sein scheint, wiederholten wir die Versuche mit Homoiotransplantaten an Kaninchen, Katzen und Hunden, wobei wir 10 cm lange oder noch längere Schaltstücke verwandten (GUTMANN, 1949). Einerseits wurde eine Autotransplantation (Tibialisnerv, vernäht mit den Stümpfen des durchschnittenen und resezierten Fibularisnerven), andererseits eine Homoiotransplantation (Tibialisnerv eines anderen Tieres, vernäht mit den Nervenstümpfen des durchschnittenen und resezierten Fibularisnerven) vorgenommen. Beide Transplantate wurden in verschiedenen Intervallen nach ihrer Einpflanzung wieder entnommen und untersucht. Die unterschiedliche Reaktion ist sehr gut aus den Abbildungen 13a und 13b zu ersehen, die den Zustand der Transplantate einen Monat nach dem Eingriff festhalten. Im Autotransplantat blieb die Architektur der endo-

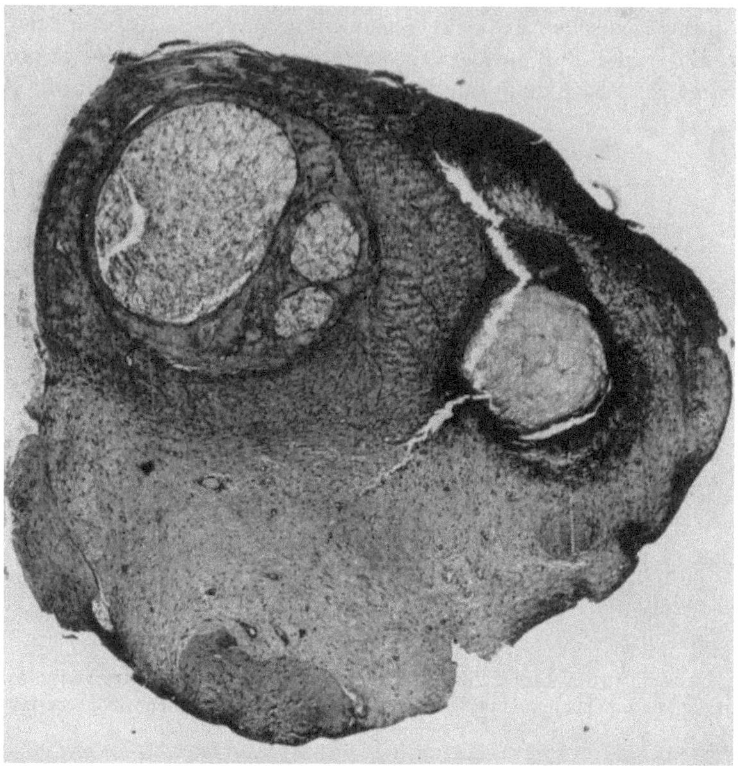

Abb. 13b. Querschnitt durch den Fibularisnerven 1 Monat nach der Homoiotransplantation. Die Architektur der endoneuralen Scheiden ist gestört, die perineurale Fibrose stark ausgeprägt.

neuralen Scheiden erhalten, und es war nur zu einer schwachen perineuralen Fibrose gekommen. Im Homoiotransplantat waren dagegen wesentliche Destruktionen der endoneuralen Scheiden und eine intensive intraneurale sowie perineurale Kollagenisierung festzustellen. In unseren Versuchen wurde die von SANDERS (1954) betonte Bedeutung der Länge des benutzten Transplantats bestätigt.

Die Unterschiede zwischen Auto- und Homoiotransplantat sind demnach sehr groß. Der relative Erfolg der Homoiotransplantate im Tierexperiment ist wahrscheinlich dadurch bedingt, daß die regenerierenden Nervenfasern das kurze Transplantat durchstoßen haben, bevor noch der Organismus mit fibrösen Veränderungen im Transplantat reagieren konnte. Haben aber die Nervenfasern im Transplantat eine längere Strecke zurückzulegen, so stoßen sie wahrscheinlich bereits auf fibröses Gewebe, das den Regenerationsprozeß erschwert. Da im Gegensatz zum Autotransplantat die architektonischen Charakteristika hier nicht gewahrt bleiben, ist es durchaus möglich, daß die fibrösen Veränderungen der Homoiotransplantate durch die aktiv erworbene Immunität des Empfängers verursacht werden. Anscheinend handelt es sich hier um ein Grundproblem, dessen Lösung vor allem eine quantitative Methode voraussetzt, die einen genauen Vergleich der verschiedenen Transplantate ermöglichen würde.

Die von uns beim Vergleich von Auto-, Homoio- und Heterotransplantaten angewandte elektrophysiologische Methode (GUTMANN und HOLUBÁŘ, 1950) stellt eine solche Möglichkeit dar. Bei Katzen oder Ratten wurde der n. fibularis isoliert, durchschnitten und an seine ursprüngliche Stelle im gleichen Tier (autotopische Autotransplantation), in einem Tier derselben Gattung (Homoiotransplantation) oder einer anderen Gattung (Heterotransplantation) implantiert. Zu verschiedenen Zeitpunkten wurde dann der Nerv exzidiert und durch Registrierung der Aktionspotentiale nach elektrischer Reizung auf seine Funktion sowie durch Färbung der Axone und Myelinscheiden histologisch untersucht. Es zeigte sich, daß bei der autotopischen Autotransplantation (bzw. Autodegeneration) die Funktion des Nerven ungefähr 72 Stunden nach dem operativen Eingriff erlischt, also im allgemeinen zur selben Zeit wie bei der gewöhnlichen Degeneration in situ. Praktisch ebenso rasch verlief die heterotope Autodegeneration nach Implantation des Nerven unter die Haut oder in die Bauchhöhle desselben Tieres. Dagegen kam es bei der Homoiodegeneration (Transplantation des n. fibularis eines Kaninchens in ein anderes) bereits nach 44 bis 48 Stunden zum Erlöschen der Nervenfunktion und bei der Heterodegeneration (Transplantation des n. fibularis vom Kaninchen auf eine Ratte, oder umgekehrt, des n. ischiaticus der Ratte auf ein Kaninchen) sogar schon nach annähernd 15 Stunden. In all diesen Versuchen konnten der für die Nervendegeneration typische, also erst gegen das Ende zu deutliche und rasche Abfall des Aktionspotentials sowie eine gleichmäßige Abnahme der Geschwindigkeit der Erregungsleitung beobachtet werden. Ein Vergleich der zu verschiedenen Zeitpunkten nach der Operation der auspräparierten Schnitte von Homoiotransplantaten erbrachte schließlich ein histologisches Bild, das im wesentlichen mit der klassischen WALLERschen Degeneration (allmählicher Zerfall der Axone und Myelinscheiden) übereinstimmte und sich nur durch einen schnelleren Verlauf bei der Homoiodegeneration unterschied. Ähnliche histologische Degenerationsveränderungen beschreibt auch GROMOWA (1952), die auf die Aktivität der SCHWANNschen Zellen im Homoiotransplantat aufmerksam macht. Bei der Heterodegeneration bleibt die Kontinuität der Axone und Myelinscheiden lange erhalten, und es kommt zur Nekrotisierung der SCHWANNschen Zellen. GROMOWA (1952) beschreibt auch verschiedene Änderungen im Heterotransplantat und betont den Unterschied zur klassischen WALLERschen Degeneration, da hier eine schnelle Nekrotisierung der Kerne eintritt und die fragmentierten Axone erst allmählich resorbiert werden. Ausgeprägte histiozytäre und lymphozytäre Reaktionen bei der Homoiodegeneration und besonders bei der Heterodegeneration weisen sichtlich auf eine Immunisierungsreaktion hin, wie sie bei Homoiotransplantationen anderer Gewebe bekannt ist (MEDAWAR, 1944).

In diesen Versuchen ist also die Unterschiedlichkeit der Auto-, Homoio- und Heterotransplantate quantitativ durch die Zeitspanne ausgedrückt, nach der die Aktionspotentiale im Nerven erlöschen. Die beschleunigte Degeneration in den Homoiotransplantaten deutet jedoch nur an, daß sich diese Prozesse durch eine verschiedene Intensität oder Qualität unterscheiden, beantwortet aber nicht die Frage nach der Ursache der fibrösen Veränderungen, die sichtlich das axonale Wachstum behindern. In jedem Transplantat verläuft selbstverständlich unaufhaltsam die Degeneration der Nervenfasern. Die Funktion des Transplantats besteht vor allem darin, daß die endoneuralen Scheiden eine Leitbahn für regenerierende Nervenfasern bilden und dadurch die Reinnervation des peripheren Stumpfes ermöglichen. Die schnellere Degeneration bei den Homoiotransplantaten ist aber ein quantitativer Index für jene Prozesse, die nach einer gewissen Zeit fibröse Veränderungen und intraneurale Kollagenbildung verursachen und dadurch das Lumen der endoneuralen Scheiden verschließen, so daß die regenerierenden Fasern ihren Weg zum peripheren Stumpf nicht mehr finden können. Das Homoiotransplantat verhält sich wahrscheinlich wie ein fremder Eiweißkörper, wie ein Antigen, das die Bildung von Antikörpern hervorruft, wodurch der Organismus eine aktive Immunität gegen das Transplantat erwirbt. Die Empfängerzellen infiltrieren das Gewebe des Homoiotransplantats und bewirken wahrscheinlich seinen Abbau.

Einen solchen Mechanismus der aktiv erworbenen Immunität setzt MEDAWAR (1944) bei den homoioplastischen Hauttransplantaten voraus. Er beobachtete am Kaninchen, daß das Transplantat nach beginnender Anheilung 10—16 Tage nach der Implantation durch eine schnelle Reaktion vernichtet wurde. Ein zweites Homoiotransplantat desselben Spenders ging dann bedeutend früher zugrunde. Diese Versuche deuten an, daß es sich hier um eine aktiv erworbene Immunität handelt, wobei die Intensität ihrer Reaktion proportional dem artmäßigen Unterschied zwischen Empfänger und Spender ist. Deshalb ruft das Heterotransplantat eine stärkere und schnellere Reaktion hervor. Der Mechanismus dieser Reaktion kann systematischer, humoraler oder lokalzellulärer Art sein (MEDAWAR, 1943). Die Theorie des systematischen Mechanismus nimmt vor allem den Einfluß verschiedener Blutgruppen an, der aber weder nachgewiesen noch durch klinische Erfahrungen bestätigt ist. Der humorale Mechanismus würde darin bestehen, daß das transplantierte Gewebe Isoantikörper hervorbringt, die das Transplantat abbauen, also in einer Antigen-Antikörperreaktion, wobei die unmittelbare Aktion mesenchymaler Zellen ausgeschlossen wäre. Die dritte Möglichkeit nimmt eine lokale Zellreaktion mesenchymaler Elemente an, bei der immunologische Reaktionen, zumindest bei den Homoiotransplantaten, keine primäre Aufgabe versehen (LOEB, 1930). Das experimentelle Material spricht am meisten für die Theorie der aktiv erworbenen Immunität. Es scheint, daß der Vaskularisation des Transplantats bei dieser Reaktion eine entscheidende Aufgabe zukommt, die vor allem dann augenscheinlich wird, wenn man bedenkt, in welchen Fällen bisher die Homoiotransplantation erfolgreich war. In der Geschichte ihres Mißerfolgs bei Säugern gibt es nur zwei Ausnahmen: den Knorpel und die Kornea. Homoioplastischer Knorpel wurde mit Erfolg bei Nasenverletzungen, Homoiotransplantate der Kornea bei Hornhauttrübungen verwendet. Beiden Geweben ist eine Eigenschaft gemeinsam, sie sind gefäßlos. Ihr Stoffwechsel wird wahrscheinlich durch den Abbau der Polysaccharidkomponenten des Mukoproteins infolge enzymatischer Tätigkeit ermöglicht. Die Nervenfasern hängen aber von der Sauerstoffversorgung durch Blutgefäße ab, die einerseits das Transplantat vom peripheren und zentralen Stumpf her durchziehen, andererseits längs des Transplantats verlaufen. Diese Vaskularisation wird sichtlich durch die perineurale, aber auch durch die intraneurale Fibrose unmöglich.

Auf die Art der Vaskularisation in Homoiotransplantaten verweist die Arbeit GROMOWAS (1952). Sowohl bei frischen als auch bei den in Formol konservierten Transplantaten geht die Gefäßneubildung von den Kapillaren aus, die das Granulationsgewebe umgeben. Die Vaskularisation konservierter Transplantate erfolgt wesentlich verspätet, was von GROMOWA (1952) positiv gewertet wird, unserer Meinung nach aber auch durch fibröse Veränderungen im zentralen Teil des Transplantats verursacht sein kann.

Die Bedeutung einer hinreichenden Vaskularisation versuchten wir experimentell bei Autotransplantaten nachzuweisen (GUTMANN, 1949). Beim Kaninchen wurde einerseits ein „freies" Autotransplantat angelegt, indem der n. tibialis isoliert, durchschnitten und mit den Nervenstümpfen des durchschnittenen und resezierten n. fibularis vereinigt wurde. Das Transplantat war also von Beginn an ohne Blutversorgung. Andererseits wurde der n. tibialis hoch und tief durchschnitten, aber in situ belassen, so daß die Versorgung durch die Blutgefäße längs des Transplantats erhalten blieb, das am proximalen Ende mit dem zentralen Stumpf und am distalen Ende mit dem peripheren Stumpf des gleichfalls durchschnittenen n. fibularis vereinigt wurde. Die fibrösen Veränderungen im Endoneurium und Perineurium waren beim freien Transplantat größer als bei dem Schaltstück in situ.

Daraus ergibt sich, daß Transplantate mit einer nach Möglichkeit erhaltenen Blutversorgung eine bessere Prognose zulassen als von Beginn an von allen Blutgefäßen isolierte, völlig freie Transplantate. Diese Methode ist zwar praktisch fast bedeutungslos — eine Anwendung käme etwa bei Läsionen des brachialen Plexus in Betracht, wo die Nerven nebeneinander liegen und daher das Transplantat in situ belassen werden kann — bestätigt aber die Bedeutung der Blutversorgung für die erfolgreiche Transplantation.

Die experimentell zu lösenden Hauptaufgaben bestehen also darin, schädliche Fibrosen zu verhindern und die rechtzeitige Vaskularisation der Homoiotransplantate zu ermöglichen. In Betracht kommen folgende Möglichkeiten:

1. Zubereitung eines Transplantats ohne antigene Eigenschaften.
2. Desensibilisierung des Empfängers gegen die Eiweißkörper des Transplantats, also Vornahme einer „negativen Vakzination", welche die Bildung von Antikörpern verhindert.
3. Verwendung eiweißfreier Strukturen, die zwar die Architektur der endoneuralen Scheiden aufweisen, aber keine Reaktion des Organismus auf Fremdkörper hervorrufen.
4. Verwendung zytotoxischer Seren nach BOGOMOLEZ zur Aktivitätsverminderung des retikulo-endothelialen Systems (ARIKIN, 1946). Diese Methode könnte nur im Falle einer lokalen Zellreaktion Anwendung finden, bei der die mesenchymale Reaktion rings um das Homoiotransplantat eine entscheidende Aufgabe versieht.

Das Problem der Homoiotransplantation ist sehr wichtig. Seine Lösung würde am besten die Frage beantworten, wie beim Ausgleich großer Lücken zwischen den Nervenstümpfen vorzugehen ist. Das Homoiotarnsplantat wird offensichtlich durch eine Immunitätsreaktion des Empfängerorganismus zerstört, wobei Intensität und Ergebnis dieser Reaktion von der Menge des transplantierten Gewebes abhängen. Bevor diese Mechanismen nicht erkannt sind, dürfte die Verwendung von Homoiotransplantaten in der Klinik kontraindiziert sein (siehe SANDERS, 1954). Neuere immunologische Forschungen deuten an, daß dieses Problem gelöst werden kann, auch wenn vorläufig noch keine praktischen Schlußfolgerungen gezogen werden können. Eine erworbene Transplantationsimmunität gegen Homoiotransplantatsgewebe erzielten SOKOLOW (1923) und MEDAWAR (1944, 1945). Eine metabolische Adaptation im Sinne einer erworbenen Transplantatsimmunität erreichte HAŠEK (1953, 1956) durch Kreislaufvereinigung in der embryonalen Parabiose von Hühnern. Diese immunologische „Annäherung" ermöglichte auch eine Toleranz bei Hauttransplantationen.

Das Studium der während der Nervenregeneration im Narbengebiet ablaufenden Prozesse stellt also die experimentelle Forschung vor entscheidende neurochirurgische Fragen, die bisher noch nicht völlig beantwortet werden können.

Die Frage nach dem Zeitpunkt der Nervennaht ist nach Einschätzung der chirurgischen Situation mit einem „sobald als möglich" zu beantworten. Die technische Durchführung der Nervennaht bleibt vorläufig ein nicht ganz gelöstes Problem, doch sind „Abirrungen" von Nervenfasern und ihr Verlust in der Narbe sowie die Bedeutung der Narbe selbst als pathogener Faktor Argumente, die für eine möglichst schonende Naht und die Verhinderung intra- und extraneuraler Fibrosen sprechen. Ohne definitive Antwort bleibt auch die Frage nach der Überbrückung allzu großer Nervenlücken. Eine ideale Lösung dieses Problems würden Homoiotransplantate darstellen, auf deren erfolgreiche Verwendung sich die künftige experimentelle Arbeit konzentrieren muß.

4. Veränderungen im peripheren Stumpf

Nach Durchschneidung des peripheren Nerven kommt es im peripheren Stumpf zu einigen Vorgängen, an denen alle seine strukturellen Elemente beteiligt sind. Dieser Prozeß wurde erstmalig eingehend von WALLER (1852) studiert und ist allgemein als WALLERsche Degeneration bekannt. Der erste Teil des WALLERschen Gesetzes besagt, daß bei Durchschneidung des Nerven immer eine Degeneration des peripheren Endes eintritt, die durch die Abtrennung der Nervenfasern von ihrem trophischen Zentrum, der Nervenzelle, verursacht ist. WALLER beachtete vor allem die Veränderungen in den Axonen und Myelinscheiden, die zum Zerfall, Kontinuitätsverlust und schließlich zur Resorption dieser Strukturen führen.

Diese Vorgänge sind eng mit dem Proliferationsprozeß der SCHWANNschen Zellen verbunden. Können die regressiven Vorgänge in den Axonen und Markscheiden noch als degenerative Erscheinungen angesehen werden, so gilt dies nicht für die im peripheren Stumpf ablaufenden progressiven Vorgänge. Die Proliferation der SCHWANNschen Zellen im peripheren Stumpf kann nicht als degenerative Veränderung angesprochen werden. Sie ist nicht nur ein Grundprozeß, der die Vereinigung der korrespondierenden Nervenstümpfe ermöglicht, sondern sie ist auch für das Wachstum der regenerierenden Axone in der Narbe und im peripheren Stumpf sichtlich von großer Bedeutung (DOINIKOW, 1952). Der „Degenerationsprozeß“ im peripheren Stumpf steht also mit dem Wachstumsprozeß der aus dem zentralen Stumpf aussprossenden Axone in engem Zusammenhang.

Der Begriff „Degeneration“ ist somit nicht sehr glücklich gewählt, was z. B. VAN GEHUCHTEN (1905) veranlaßte, bei der Klassifikation der Vorgänge im peripheren Stumpf von einer „Reaktion“ zu sprechen. Auch vom pathologischen Standpunkt entsprechen diese Vorgänge sicherlich nicht der Degeneration in ihrer herkömmlichen Bedeutung. So schreibt der Pathologe NEUMANN (1907): „Das Bild der sekundären Degeneration ist sehr eigenartig und findet in der ganzen Pathologie kaum seinesgleichen.“ Wir begegnen also beim physiologischen Studium der Nervenregeneration zum zweiten Male dem Begriff „Degeneration“ — zum ersten Male bei der Diskussion über die sog. retrograde Degeneration der Nervenzellen nach Durchschneidung des Nerven. Weder hier noch dort ist seine Wahl gerechtfertigt, aber er hat sich bereits so eingebürgert, daß es aussichtslos wäre, ihn durch einen anderen Begriff zu ersetzen, der die biologische Bedeutung jener Prozesse besser zum Ausdruck bringt.

Die Beschreibung der im peripheren Stumpf ablaufenden Prozesse muß getrennt in zwei Gruppen erfolgen:

a) Zerfall und Abräumung der Axone und Myelinscheiden,

b) Proliferation der SCHWANNschen Zellen und ihre Umbildung in BÜNGNERsche Bänder.

Der Zerfall der Axone und Myelinscheiden wurde sehr eingehend studiert (z. B. CAJAL, 1928; NAGEOTTE, 1932; SPIELMEYER, 1928). Morphologische Veränderungen wie das Anschwellen der Axone und die mit Hilfe des polarisierten Lichtes feststellbaren Veränderungen der Myelinscheiden (PRICKETT und STEVENS, 1939) stellen sich ziemlich bald ein. SPEIDEL (1933) hat solche Veränderungen sofort nach der Nervendurchschneidung festgestellt. Physiologisch bedeutsam ist aber der Kontinuitätsverlust der Axone, der zum Verlust der Reizbarkeit des Nerven in Beziehung gebracht werden kann und daher ein entscheidendes Kriterium für die Degeneration des peripheren Nerven darstellt (GUTMANN und HOLUBÁŘ, 1950). An Kaninchen beobachteten wir diesen Prozeß 71—79 Stunden nach Durchschneidung des Nerven.

Die Geschwindigkeit der Degeneration in diesem Sinne ist bei den verschiedenen Typen der Nervenfasern ungleich, wobei die Faserdicke ein maßgebender Faktor zu sein scheint. Sensible Fasern degenerieren rascher als motorische (GUTMANN und HOLUBÁŘ, 1949). Wir erachteten daher die Geschwindigkeit der Degeneration als geeignetes Kriterium für eine weitere Klassifikation der Nervenfasern. Ähnlich kommt es zu einer relativ rascheren Degeneration in den dünnen regenerierenden Nervenfasern oder in den dünnen atrophischen Fasern im zentralen Stumpf des durchschnittenen Nerven (GUTMANN und HOLUBÁŘ, 1950).

Die Fragmentation der Axone und Myelinscheiden ist sichtlich ein morphologisches Symptom für den Verlust ihrer normalen trophischen Bedingungen im peripheren Stumpf. Es ist anzunehmen, daß die axonale Struktur hier durch die Eiweißsynthese aufrecht erhalten wird, die vor allem aus dem Stoffwechsel der Nukleinsäuren im neuronalen Zytoplasma schöpft. Wie diese „trophische" Aktivität des Neurons mit der metabolischen Funktion der SCHWANNschen Zellen zusammenhängt, ist bisher unbekannt, doch sind hier sicherlich Beziehungen vorhanden, deren Studium eine wichtige Aufgabe der Neurophysiologie ist. Für die strukturelle Erhaltung und Funktionstüchtigkeit des Axons ist jedenfalls die „trophische" Aktivität des Neurons von entscheidender Bedeutung und ein ebenso wichtiger Aspekt der neuronalen Funktion wie die Erregungsleitung. Die von ersteren erforderte Energieleistung ist wahrscheinlich größer (BODIAN, 1947). Nach Nervendurchschneidung wird die „trophische" Aktivität des Neurons unwirksam, und es kommt zur „Degeneration". Die Ähnlichkeit der in vitro und in vivo ablaufenden Degenerationsvorgänge lassen auf ihre Identität schließen, also auf eine Autolyse, die morphologisch durch Fragmentation der Axone und Myelinscheiden in Erscheinung tritt. Die dabei mitwirkenden Enzyme sind fast ausschließlich proteolytischer Art. In vivo sind aber die enzymatischen Prozesse reversibel; auf den sich ständig vollziehenden Abbau folgt die Eiweißsynthese. Nach Durchschneidung des Nerven nehmen einige enzymatische Prozesse ohne Resynthese ihren Fortgang; das Ergebnis ist dann die Autolyse in vivo, also die Degeneration des Nerven. Auf diese Weise formulierten wir unsere Degenerationstheorie (GUTMANN und HOLUBÁŘ, 1950).

Das Erlöschen der trophischen Funktion des Neurons im peripheren Stumpf des durchschnittenen Nerven führt also zur Fragmentation der Axone und

Myelinscheiden. Aber die Fragmentation längerer Abschnitte des Axons und ihre Resorption dauert noch lange nach dem ersten Kontinuitätsverlust an. In der zweiten und dritten Woche sind noch einige zusammenhängende Strecken der Axone zu beobachten, weshalb in diesem Stadium die Differenzierung degenerierter und regenerierter Axone sehr schwierig sein kann. Der Zerfall der Myelinscheiden in kleine Segmente und Ovoide erfolgt im allgemeinen später als der axonale Zerfall und ist chemisch mit der Bildung von Tryglyzeridkörnchen verbunden, die ungefähr 18 Stunden nach der Nervendurchschneidung beginnt und ungefähr am 6. Tag abgeschlossen ist (SETTERFIELD und SUTTON, 1935). Ungefähr am 12. Tage zeigen diese Fragmente eine positive MARCHI-Reaktion (Osmiumsäure), wahrscheinlich auf Fettsäuren (MARCHI-Stadium), worauf später (3.—4. Woche) das Neutralfett mit Sudan oder Scharlach färbbar wird. Der Zerfall der Myelinscheiden und ihre Abräumung ist mit der Aktivität phagozytierender Elemente verbunden, die nach SPIELMEYER (1928) in den SCHWANNschen Zellen abläuft und die Zerfallsprodukte an mesodermale Elemente weitergibt. Auch DOINIKOW (1952) nimmt eine phagozytäre Funktion der SCHWANNschen Zellen an und beschreibt des weiteren reaktive Vorgänge in mesodermalen Elementen in Gestalt amöboider Bewegungen der Polyblasten, die an der Phagozytose der Zerfallsprodukte beteiligt sind. Die Phagozytose der nicht oder wenig myelinisierten Axone verläuft rasch und ausschließlich in den SCHWANNschen Zellen. Das Zytoplasma der Makrophagen ist mit „Körnchenzellen" angefüllt, welche die letzten Zerfallsreste enthalten und noch 85 Tage nach Durchschneidung des Nerven in seinem peripheren Ende vorhanden sind (YOUNG, 1942). Mit der Resorption aller Abbaureste der Axone und Myelinscheiden ist dieser Teil des Degenerationsprozesses auf der peripheren Strecke des durchschnittenen Nerven abgeschlossen. Den chemischen Veränderungen im peripheren Nervenstumpf wurde in letzter Zeit mehr Aufmerksamkeit gewidmet (siehe ROSITTER, 1955). Chemische Veränderungen des Myelins treten erst spät (8—23 Tage nach Nervendurchschneidung) ein und der steigende Kernsäuregehalt ist wohl mit der Proliferation der SCHWANNschen Zellen in Zusammenhang zu bringen. Diese Veränderungen betreffen aber alle strukturellen Elemente (Axon, Markscheide, SCHWANNsche Zellen, Bindegewebe und Makrophagen) und machen mikrochemische Studien notwendig (siehe GUTH, 1956). Die morphologischen Befunde sind jedenfalls bisher für funktionelle Korrelationen bedeutsamer.

Bedeutsam sind die Vorgänge in den SCHWANNschen Zellen. Bereits in den ersten Tagen nach der Durchschneidung lassen sie eine Vergrößerung des Zellvolumens und eine intensivere Färbbarkeit des Chromatins erkennen, am vierten bis fünften Tage teilen sie sich mitotisch, und das die Kerne umgebende Protoplasma wird deutlicher erkennbar. Die Kernvermehrung der SCHWANNschen Zellen im peripheren Stumpf ist eine charakteristische Erscheinung und betrifft dessen ganze Länge. ABERCROMBIE und JOHNSON (1942, 1946) haben gezeigt, daß Anzahl und Migration der Zellen ihr Maximum ungefähr 25 Tage nach der Nervendurchschneidung erreichen, wobei die Menge der

SCHWANNschen Zellen um das 13fache zunimmt. Unterschiede in der Zellvermehrung waren durch die verschiedene Dicke der Nervenfasern bedingt. Ähnlich fand THOMAS (1948), daß 25 Tage nach der Nervendurchschneidung die Zellmenge in den SCHWANNschen Scheiden, die motorischen Fasern entsprachen, auf das 14fache gestiegen war, während die Zunahme in den SCHWANNschen Scheiden der sensiblen Fasern nur das 2½fache betrug. Die steigende Zellmenge dürfte mit den metabolischen Anforderungen, die anscheinend mit der Dicke und Anzahl der Fasern in den entsprechenden SCHWANNschen Scheiden wachsen, zusammenhängen. Im gleichen Sinne sprechen auch die Untersuchungen JOSEPHS (1947, 1948). Die Reinnervation des peripheren Stumpfes wirkt auf die Proliferationsvorgänge in den SCHWANNschen Zellen inhibierend, was ABERCROMBIE, JOHNSON und THOMAS (1949) mit einer zwischen SCHWANNscher Zelle und Axon sich entwickelnden Adhäsion erklären, eine Beziehung, die den engen metabolischen Zusammenhang beider Strukturen noch unterstreicht.

Obgleich die Veränderungen im Protoplasma der SCHWANNschen Zellen wiederholt beschrieben wurden, ist dieser für die Regeneration so wichtige Prozeß noch nicht völlig geklärt. Nach RANVIER (1878) umschließt das Protoplasma die SCHWANNschen Zellkerne während der Degeneration in einer zusammenhängenden Schicht von Kern zu Kern. Auch NAGEOTTE (1911), MARINESCO (1919), SPIELMEYER (1928) und BOEKE (1935) setzen eine synzytiale Verbindung voraus. CAJAL (1928) beschreibt diese Veränderungen in dem Sinne, daß das Protoplasma der SCHWANNschen Zellen nach Abräumung der degenerierenden Fasern an Volumen zunimmt, so daß eine dickwandige Röhre oder fast ein Zylinder mit zentraler Aushöhlung entsteht, den die regenerierenden Fasern durchwachsen.

Das Charakteristische dieser Veränderungen besteht aber darin, daß die SCHWANNschen Zellen vielkernige lange Bänder bilden; diese BÜNGNERschen Bänder sind ungefähr 15—20 Tage nach der Nervendurchschneidung erkennbar. HOLMES und YOUNG (1942) betonen die Längsstreifung dieser Strukturen und den individuellen fibrösen Charakter der Zellen, die so die in den ursprünglichen Scheiden vordringenden SCHWANNschen Fasern ausbilden. Nach YOUNG (1942), der den synzytialen Charakter der BÜNGNERschen Bänder ablehnt, bilden sich verlängerte fibröse Zellen mit verästelten Ausläufern, die meist voneinander abgeteilt sind, so daß von einem festen, vielkernigen zytoplasmatischen Zylinder nicht gesprochen werden kann. Die SCHWANNschen Zellen zeichnen sich bekanntlich im Schwanz der Froschlarven sowohl in der Entwicklung (HARRISON) als auch während der Regeneration (SPEIDEL) durch Migration aus, und es kann daher ein ähnliches Verhalten auch während der Regeneration bei Säugern angenommen werden. Bereits aus dieser Beobachtung ergibt sich, daß von dem Synzytium nicht als von einer festen und zusammenhängenden protoplasmatischen Masse gesprochen werden kann. Die Schwierigkeiten der histologischen Differenzierung sind durch das Protoplasma der SCHWANNschen Zellen bedingt, durch die Hülle dieser Zellen (SCHWANNsche

Membran bzw. Neurilemma) und durch die endoneurale Scheide. YOUNG (1942) nimmt an, daß die SCHWANNsche Membran (Neurilemma) während der Degeneration erhalten bleibt. Ihre Identifizierung im histologischen Bild ist bei den RANVIERschen Schnürringen verhältnismäßig leicht; während der Degeneration verschwinden jedoch diese Anhaltspunkte, und die Unterscheidung vom Endoneurium wird schwierig. Nach längerer Degeneration, wenn die Makrophagen bereits im Zurückweichen begriffen sind, bildet das Neurilemma (SCHWANNsche Membran) die mit länglichen SCHWANNschen Zellen angefüllten „SCHWANNschen Scheiden". YOUNG (1942) schlägt vor, die Bezeichnung SCHWANNsche Bänder oder BÜNGNERsche Bänder für das wirkliche Protoplasma der SCHWANNschen Zellen zu verwenden und diese Strukturen SCHWANNsche Scheiden zu nennen. Zwar ist es wahr, daß der Begriff SCHWANNsche Scheide den Charakter der protoplasmatischen Strukturen nicht voll erfaßt und manchmal zu mechanistischen Interpretationen verleitet, aber er definiert die Strukturen des peripheren Nervenstumpfes eindeutiger als die Bezeichnung „BÜNGNERsche Bänder" und erklärt die Veränderungen im Innervationsverlauf besser. In der Folge wird daher diese Bezeichnung beibehalten.

Im nächsten Stadium der Degeneration sinkt die Aktivität der SCHWANNschen Zellen. Sie verlängern sich allmählich, die Kerne strecken sich, und es kommt zu einer Reduktion des Protoplasmas, so daß sie faserige Strukturen bilden. Gleichzeitig stellen sich chronische Veränderungen ein, die allmählich zur Kollagenisierung des Endoneuriums und Perineuriums führen und den Nervendurchmesser verringern. ABERCROMBIE und JOHNSON (1946) bestimmten die Kollagenmenge auf chemischem Wege und stellten in degenerierenden Kaninchennerven eine Zunahme fest. Damit ist auch die allmähliche Abnahme des Durchmessers der endoneuralen Scheiden (HOLMES und YOUNG, 1942) erklärt. Der nicht innervierte periphere Nervenstumpf stellt schließlich ein verdicktes Endoneurium dar, das fast völlig mit dem Protoplasma der verlängerten SCHWANNschen Zellen von faseriger Struktur ausgefüllt ist. Der periphere Stumpf behält also seine spezifische Struktur und seine eigene Architektur; die strukturelle Grundlage des Nerven — die endoneuralen Scheiden und vor allem die SCHWANNschen Zellen — bleiben erhalten.

Von einer „längsfaserigen Narbe", wie BIELSCHOWSKY (1935) angibt, kann also nicht gesprochen werden. Im nichtinnervierten peripheren Stumpf können noch sehr lange die Strukturen der SCHWANNschen Zellen vom kollagenen Bindegewebe unterschieden werden. Der periphere Stumpf verliert sich keineswegs, in ihm verläuft — wenn seine baldige Reinnervation ausbleibt — eine progrediente Atrophie der SCHWANNschen Zellen, die für eine erfolgreiche Reinnervation nach lang andauernder Denervierung sichtlich von großer Bedeutung sind.

Am deutlichsten ist dies an den ersten Veränderungen der SCHWANNschen Zellen, an ihrer erhöhten Aktivität nach der Nervendurchschneidung, zu erkennen. Nach längerer Denervationsdauer sind diese Zusammenhänge bereits nicht mehr so klar, aber auch hier war eine erfolgreiche Regeneration ohne Mitwirkung der SCHWANNschen Zellen experimentell nicht nachweisbar. Es muß daher eine Korrelation zwischen den primären Veränderungen in den SCHWANNschen Zellen und dem Regenerationsvorgang gesucht und konkretisiert werden. Es ist also richtig, daß die Veränderungen in den SCHWANNschen Zellen als Vorbereitung für den Regenerationsprozeß anzusehen sind. Beweise für eine Beteiligung der nichtzelligen (symplastischen) Substanz an dieser Vorbereitung liegen bisher nicht vor. Der bei der Muskelregeneration zur Entwicklung einer nichtzelligen (symplastischen) lebenden Substanz führende Zerfall der alten Struktur bedingt nach STUDITSKI (1952) das erste, myoplastische Regenerationsstadium. Einen ähnlichen Prozeß vermutet STUDITSKI auch bei der Nervenregeneration und nimmt weiter an, daß die destruktiven Prozesse im peripheren Stumpf zur Ausbildung eines symplastischen Nervenbetts führen, das aus den neugebildeten Zellen der Nervenscheiden entsteht. Vorläufig ist jedoch nur die mitotische Teilung der SCHWANNschen Zellen bekannt; für die von STUDITSKI vermuteten Vorgänge fehlen Beweise.

Wie verläuft nun der Regenerationsprozeß im peripheren Nervenstumpf? Der zweite Teil des WALLERschen Gesetzes besagt, daß die Regeneration vom Zentrum ausgeht, und zwar so, daß das Axon von der Ganglienzelle her in die alte Bahn einwächst. Diese Formel hat bis zum heutigen Tage ihre Gültigkeit behalten, und es scheint, daß die Kontroverse, die um diese zentrogene (monogene) Regenerationslehre WALLERS entstanden war, heute nur noch von historischer Bedeutung sein kann. Dies ist aber nicht der Fall, weshalb ein näheres Eingehen auf diese Streitfrage, die erstmalig von PHILIPPEAUX und VULPIAN (1860) aufgeworfen wurde, erforderlich ist. Sie berichteten über Versuche, die ihrer Meinung nach die Möglichkeit einer Regeneration im peripheren Stumpf auch ohne Neubildung von Fasern im zentralen Stumpf nachgewiesen hatten. Damit war die Grundlage für die autogene (polygene) Regenerationstheorie geschaffen. Nach der zentrogenen Theorie bilden sich die regenerierenden Fasern durch Auswachsen aus dem zentralen Nervenende. Verfochten wurde diese Theorie vor allem von Ramon CAJAL, der annahm, daß die Fasern als nackte Axone aussprossen. Die polygene oder autogene Regenerationstheorie läßt den regenerierenden Nerv aus den SCHWANNschen Zellen bzw. aus den BÜNGNERschen Bändern entstehen. Sie war einer scharfen Kritik unterworfen, und ihre Schöpfer mußten später zugeben, daß es sich bei ihren Versuchen um Artefakte handelte, die durch das Auswachsen von Fasern aus Nachbarnerven entstanden waren. Auch die Arbeiten späterer Autoren, vor allem die BETHES (1903), der umfangreiches Versuchsmaterial über die autogene Regeneration zusammengetragen hatte, waren im Lichte der Arbeiten RANVIERS (1872), VANLAIRS und besonders CAJALS (1928) wenig überzeugend. Letzterer hatte das axonale Wachstum aus dem zentralen Stumpf eindeutig beobachten und mit beweiskräftigen Bildern belegen können. Das Aussprossen der Axone aus dem zentralen Nervenstumpf wurde dann in Gewebsexplantaten von HARRISON (1910) und durch unmittelbare Beobachtung des Regenerationsvorgangs im

Schwanz der Froschlarven von SPEIDEL (1933) nachgewiesen. Ein Bild des gesetzmäßig peripherwärts fortschreitenden axonalen Wachstums vermitteln auch die Versuche, in denen die Regenerationsgeschwindigkeit nach Nervenkompression in verschiedenen Entfernungen von der Läsionsstelle untersucht wurde.

Bei Messung der reflektorischen Erregbarkeitszunahme sensibler Nervenfasern im peripheren Stumpf ist eine klare Beziehung zwischen dem Abstand von der Schnittstelle und der Dauer der Erregbarkeitserneuerung zu erkennen. In dieser Hinsicht ist der Regenerationsprozeß also an die Eiweißsynthese in der Zelle gebunden, die unter normalen Bedingungen die Struktur der Axone erhält und sie bei der Regeneration von neuem ausbildet. Zweifellos hat hier die zentrogene Regenerationstheorie Gültigkeit (siehe auch SMIRNOW und LIPITSCHINOWA, 1952). Damit sind aber noch nicht die metabolischen Zusammenhänge mit den SCHWANNschen Zellen erklärt, die, wie wir gesehen haben, für den Regenerationsprozeß von großer Bedeutung sind. SPEIDEL (1950) selbst beobachtete, daß diese Zellen aus dem zentralen Stumpf auswandern, die feine SCHWANNsche Membran bilden, eine ausgeprägte Affinität zu den Nervenfasern aufweisen und „auf diese einen bedeutenden trophischen Einfluß besitzen". Wie ist nun die metabolische Beziehung der SCHWANNschen Zellen zu den Axonen beschaffen? Viel Energie wurde auf die Beantwortung der Frage verwendet, ob die Wachstumsbahn der Axone intra- oder extraplasmatischer Art sei. Die aus dem zentralen Stumpf auswachsenden Axone stehen zweifellos mit den proliferierenden SCHWANNschen Zellen in engem Zusammenhang (DOINIKOW, 1952). Einige Forscher nehmen an, daß das axonale Wachstum im peripheren Stumpf innerhalb des Protoplasmas vor sich geht, während BÜNGNER (1891), DOINIKOW (1911), BOEKE (1935) und NAGEOTTE (1932) die intraplasmatische Lage der Neurofibrillen vertreten. CAJAL (1928) vermutete das Vorrücken regenerierender Fasern in den SCHWANNschen Scheiden — „tubes orientateurs" — wobei sie das Plasma berühren, ohne sich mit ihm zu verbinden. YOUNG (1942) verweist auf die Verschiedenartigkeit der Verbindung von Axon und SCHWANNscher Zelle, je nach der Denervationsdauer im peripheren Stumpf. Ist diese groß, so füllt das Protoplasma die Scheiden fast völlig aus, und die Axone müssen daher sofort mit dem Protoplasma der SCHWANNschen Zellen in Berührung kommen. Allerdings betont er, daß sich die Axone nur an der Oberfläche und keinesfalls im Innern des Plasmas befinden. Morphologische Zusammenhänge sind hier also entscheidend nachgewiesen, doch kann die Frage der metabolischen Beziehungen nicht allein mit der Definition einer intraplasmatischen oder extraplasmatischen Lage der Axone beantwortet werden.

Die Funktion der SCHWANNschen Zellen besteht sicherlich nicht nur in der Orientierung des axonalen Wachstums, an die auch CAJAL denkt, wenn er von den SCHWANNschen Scheiden als „tubes orientateurs" spricht. Diese strukturellen Faktoren sind sicherlich von Bedeutung. Das Prinzip der „Hodogenese", also die Vorstellung eines Leitgewebes, wurde zum ersten Male von DUSTIN (1910) formuliert. Die Bedeutung mechanischer und struktureller Faktoren im

Sinne eines positiven Stereotropismus wurde später von HARRISON (1924) an Gewebsexplantaten demonstriert. WEISS (1934) gab an, daß die Wachstumsrichtung der Axone durch orientierende Bahnen aus submikroskopischen Strukturen bestimmt ist, die experimentell geändert werden können. Später (1950) spricht er davon, daß sich die Faserspitzen längs linearer Strukturen ziehen wie bei einer Kapillarisation, und erachtet die Kombination physikalischer Faktoren, die sich nach dem Prinzip der Kontaktleitung geltend machen („contact guidance"), als entscheidend für das gerichtete axonale Wachstum. Diese Interpretation struktureller Zusammenhänge genügt aber nicht für eine biologische Erklärung der Regenerationsvorgänge. Das Ergebnis einer solchen Betrachtungsweise ist dann z. B. die Behauptung, daß „die Hauptfunktion der SCHWANNschen Zellen wahrscheinlich darin besteht: die Faseroberfläche mit ihrer Masse zu bedecken, die besonders zur Aufnahme von Nervenfasern geeignet ist, ferner den Impuls zur Bildung der Myelinscheiden und vielleicht einiger akzessorischer Stoffe zu geben" (WEISS, 1950).

Mit einer solchen Vorstellung von einer überwiegend passiven Funktion der SCHWANNschen Zellen kann man jedoch nicht übereinstimmen. Demgegenüber hebt DOINIKOW den engen funktionellen Zusammenhang der Zellelemente des lebenden Organismus hervor und verweist auf die komplizierten Koordinationsprozesse, die sowohl in den die Axone begleitenden SCHWANNschen Zellen als auch im mesenchymalen Gewebe und in den Zellelementen der terminalen Organe während ihrer Reinnervation ablaufen (DOINIKOW, 1952). Morphologische Befunde zeigen klar die große Bedeutung der SCHWANNschen Zellen beim Regenerationsprozeß, dessen entscheidender Faktor sicherlich die neuronale Eiweißsynthese ist. Ohne Mitwirkung der SCHWANNschen Zellen kann aber dieser Prozeß nicht erfolgreich sein. Interessanterweise kommt es zur normalen Erneuerung der NISSL-Substanz zu einer Zeit, in der die Restitution des ganzen Neurons bei weitem nocht nicht abgeschlossen ist. Die strukturellen Erneuerungsprozesse in den peripheren Nervenfasern nehmen ihren Fortgang, woraus die wichtige Aufgabe der SCHWANNschen Zellen auch für die Resynthese der Axone und nicht minder für die endgültige Differenzierung der Nervenfasern ersichtlich ist.

KOHN (1903, 1907) zählt die SCHWANNschen Zellen zu den sog. neurogenen Nebenzellen, die sich neben den Neuronen aus einer gemeinsamen Grundlage entwickeln und seiner Vorstellung nach eine Hilfsfunktion bei der Nerventätigkeit versehen. Diesen Gedanken hat dann später vor allem KORNMÜLLER (1947) aufgenommen, der in der SCHWANNschen Zelle und der Nervenfaser eine physiologische Funktionseinheit erblickt und sich den Verlauf der nervalen Erregungsleitung von einer SCHWANNschen Zelle zur anderen vorstellt. Einen Beweis für seine Hypothese erblickte er z. B. in der Korrelation zwischen der Geschwindigkeit der nervalen Erregungsleitung und der Länge der SCHWANNschen Zellen, bzw. der Entfernung ihrer Zellkerne (KORNMÜLLER, 1946, 1947). Die Länge der SCHWANNschen Zellen hält er schließlich für ein wichtigeres physiologisches Kriterium als die Dicke der Nervenfasern. Die Richtigkeit dieser Hypothese ist nicht bewiesen, da, wie wir später sehen werden, die ihr zugrunde liegende Beziehung nicht mehr restituiert wird. Außerdem kann eingewendet werden, daß im Zentralnervensystem, in dem die SCHWANNschen Scheiden fehlen, ein anderer Mechanismus der Erregungsleitung vorhanden sein müßte. Die von KORNMÜLLER unter normalen Bedingungen beobachtete Beziehung konnte auch zufälliger Art sein.

Die SCHWANNschen Zellen versehen im Stoffwechsel der Nervenfasern sicherlich eine wichtige Funktion. Wenn wir also im wesentlichen die zentrogene Regenerationstheorie akzeptieren und die primäre Bedeutung der Nervenzelle für das axonale Wachstum betonen, so darf die Aufgabe der SCHWANNschen Zellen, ohne die dem Regenerationsprozeß der Erfolg versagt bleiben muß, nicht unterschätzt werden. Die Streitfrage „zentrogene oder autogene Regenerationstheorie" sollte also Anlaß zu einem intensiveren Studium der metabolischen Zusammenhänge zwischen Neuron und SCHWANNscher Zelle geben, die bisher noch unbekannt sind. Sie aufzuzeigen, ist eine wichtige Aufgabe der Neurophysiologie.

Die Nervenfasern dringen längs der SCHWANNschen Scheiden vor. Die von PERRONCITO (1907) und CAJAL (1928) beschriebenen Bilder keulenartig verdickter Axonenden, die sonst spitz sind, scheinen darauf hinzuweisen, daß das wachsende Axon auf einen Widerstand stößt. Die einzelnen Scheiden enthalten eine große Anzahl von Axonen, die sich aber fortlaufend verringert, wahrscheinlich dadurch, daß Axone, die keine funktionelle Verbindung mit der Peripherie finden, resorbiert werden. Diese trophischen Zusammenhänge sind jedoch noch nicht geklärt.

Die ersten dünnen Nervenfasern sind bereits reizbar, aber die Geschwindigkeit ihrer Erregungsleitung ist noch gering. Die Reizschwellen solcher Fasern sind in den ersten Tagen hoch (GUTMANN, 1943), dem entspricht auch der niedrige Labilitätsgrad der regenerierenden Nervenfasern (MIMINASCHWILI, 1950).

Mit welcher Geschwindigkeit dringen nun die nackten Axone im peripheren Stumpf vor? CAJAL (1928) errechnete auf Grund histologischer Beobachtungen an Katzen, Hunden und Kaninchen eine Geschwindigkeit von 3—4 mm täglich. Wir untersuchten die Wachstumsgeschwindigkeit sensibler Fasern nach folgender Methode. Nach Quetschung oder Naht des durchschnittenen Nerven wurde nach einer gewissen Zeit der Nerv nochmals freigelegt und jener Punkt bestimmt, von dem ab zentralwärts die erste schmerzhafte Reaktion des Kaninchens ausgelöst werden konnte. Die Wachstumsgeschwindigkeit betrug nach Klebung des durchschnittenen Nerven 3,53 $\pm$ 0,17 mm täglich mit einer Latenzperiode von 7 Tagen, nach Nervenquetschung 4,36 $\pm$ 0,24 mm täglich mit einer Latenzperiode von 5 Tagen (Abb. 14 und 15; GUTMANN, GUTTMANN, MEDAWAR, YOUNG, 1942). Dieser Versuch wurde an sensiblen Nervenfasern ausgeführt, die zur nozizeptiven Reizleitung und Vermittlung reflektorischer Reaktionen fähig sind. Histologische Vergleiche zeigten, daß für diese Funktion der Nervenfasern eine geringe Anzahl nackter Axone ausreicht. Eine derart errechnete Geschwindigkeit der „Regeneration" in des Wortes engerer Bedeutung beantwortet selbstverständlich nicht die Frage nach der Regenerationsgeschwindigkeit im Hinblick auf die Funktionserneuerung (Motilität oder Sensibilität). Mit ihr können wir uns erst nach Erörterung der Veränderungen in den terminalen Organen befassen, von deren Innervation die funktionelle Regeneration abhängt.

Über die Wachstumsgeschwindigkeit nackter motorischer Axone liegen bisher keine Angaben vor. Ihre Untersuchung wäre wahrscheinlich nach dem Auftreten der Aktionspotentiale im entnommenen und gereizten motorischen Nerven möglich. Wir waren um einen solchen Arbeitsvorgang bemüht (GUTMANN und

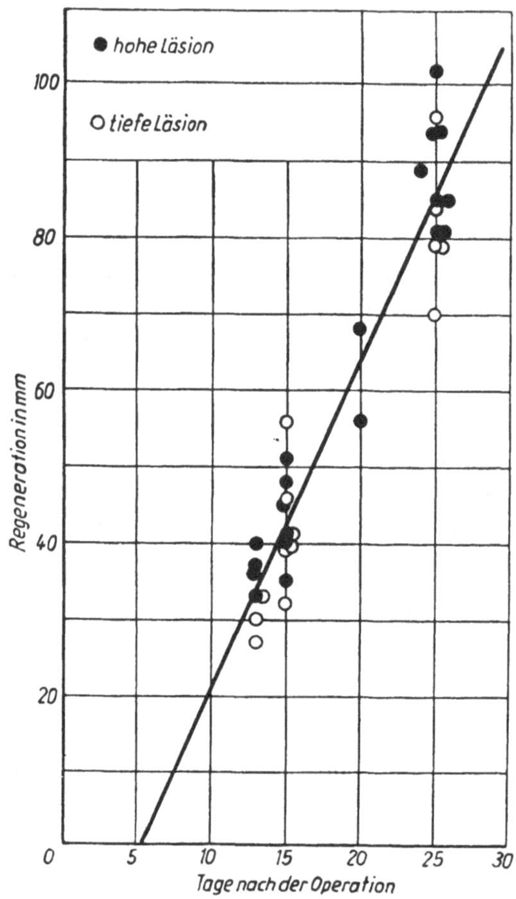

Abb. 14. Entfernungen, die zu verschiedenen Zeitpunkten nach der Quetschung des n. fibularis von den regenerierenden Nervenfasern erreicht werden. Gemessen am freipräparierten Nerven. Abszisse: Tage nach der Operation. Ordinate: Regeneration in mm. ● — hoch gesetzte Läsion am Oberschenkel, ○ — tief gesetzte Läsion in Kniehöhe. Die durchgezogene Gerade ist für alle Punkte berechnet. (GUTMANN, E., GUTTMANN, L., MEDAWAR, P. B., YOUNG, J. Z.: J. exp. Biol. 19:14, 1942.)

HOLUBÁŘ, 1949), doch scheint es, daß unsere Registrierungsmethoden die Reizwirkung in den ersten dünnen regenerierenden Fasern bisher noch nicht verläßlich zu erfassen vermögen. Aktionspotentiale nach Reizung registrierten wir verhältnismäßig spät, ungefähr 25 Tage nach der Nervenquetschung, wahrscheinlich deshalb, weil die Reizschwelle in den ersten regenerierenden Fasern zu hoch ist und eine oszillographische Ableitung nicht zuläßt. Die Methode der Nervenquetschung, die wir bei der Reizung sensibler Fasern anwandten, ist anscheinend exakter als die Methode der elektrischen Reizung, da unreife Nervenfasern eine hohe Reizschwelle für elektrische, aber eine niedrige für

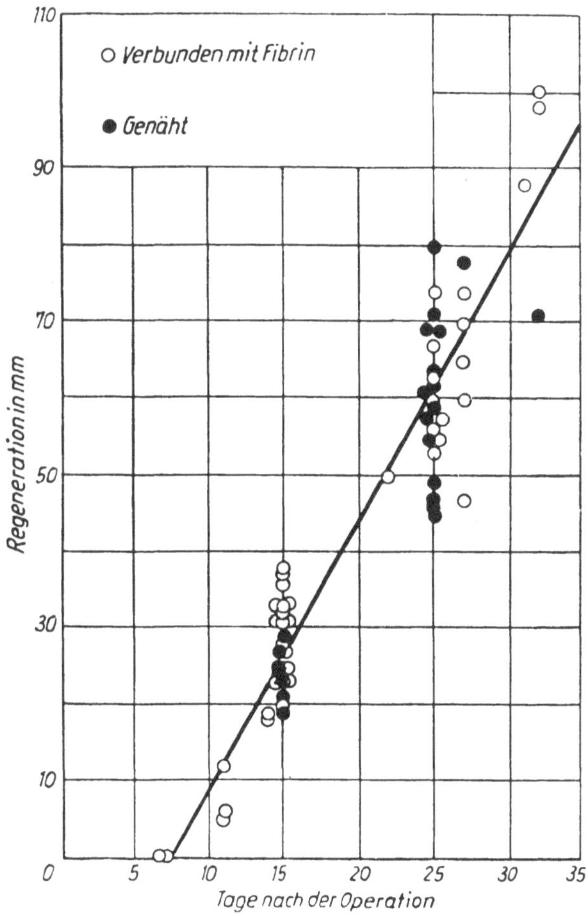

Abb. 15. Entfernungen, die von den regenerierenden Nervenfasern erreicht wurden. Gemessen bei Quetschung des freipräparierten Nerven nach Verbindung des durchschnittenen Nerven mit Fibrin (○) oder durch Naht (●). Abszisse: Tage nach der Operation. Ordinate: Regeneration in mm. Die durchgezogene Gerade ist für alle Punkte berechnet. (GUTMANN, E., GUTTMANN, L., MEDAWAR, P. B., YOUNG, J. Z.: J. exp. Biol. 19:14, 1942.)

mechanische Reize aufweisen (Konorski und Lubinska, 1946). Ideal wäre die Methode der direkten Beobachtung wachsender Axone, wie sie von Speidel bei Froschlarven und Molchen angewandt wurde. Mikrophotographische Untersuchungen der Wachstumsgeschwindigkeit von Nervenästchen bei Froschlarven ergaben, daß die schnell wachsenden Axone eine Strecke von ungefähr 60 μ in der Stunde zurücklegen (Speidel, 1950).

Diese und andere Befunde lassen darauf schließen, daß die Wachstumsgeschwindigkeit der Nervenfasern während der Regeneration jener normaler Fasern in der Entwicklung gleicht. Unsere Ergebnisse (siehe Abb. 14 und 15) zeigen, daß die von den regenerierenden Fasern nach Nervendurchschneidung zurückgelegten Entfernungen im Hinblick auf dic konstante Regenerationsgeschwindigkeit im peripheren Stumpf durch eine Gerade verbunden werden können. Dies gilt für die in unseren Versuchen an Kaninchen festgestellten Entfernungen; wir nehmen jedoch an, daß die Regenerationsgeschwindigkeit für den ganzen Nervenabschnitt konstant ist. Bei der Untersuchung der Geschwindigkeit, mit der die Regeneration bei sensiblen Nervenfasern, die eine längere Strecke zu bewältigen haben, fortschreitet, deuteten die Ergebnisse an, daß die Geschwindigkeit wahrscheinlich vom Abstand zwischen Läsionsstelle und Rückenmarkszelle abhängt und mit der Länge der Wachstumsstrecke abnimmt. Wir analysierten den Einfluß dieses Faktors beim Kaninchen. Nach Nervenquetschung entweder im oberen Teil des Oberschenkels oder unterhalb des Knies blieben die Unterschiede in den Entfernungen (bis zu 120 mm) ohne Wirkung auf die Wachstumsgeschwindigkeit. In 20 Fällen mit hoch liegender Kompressionsstelle betrugen die entsprechenden Werte 4,48 $\pm$ 0,28 mm, in 14 Fällen mit tief vorgenommener Kompression 4,11 $\pm$ 0,4 mm täglich. Die Annahme einer konstanten Regenerationsgeschwindigkeit des axonalen Wachstums beim Kaninchen war also berechtigt. Wir werden auf diese Frage bei Erörterung der funktionellen Regeneration näher eingehen. Experimentelle Befunde zeigen eine Abhängigkeit der Wachstumsgeschwindigkeit von der Art der Kontinuitätstrennung des Nerven. Sie ist also keine konstante Größe.

Von den Faktoren, welche das Wachstum des Nerven beeinflussen, wurden bisher die Entfernung der Läsionsstelle von der Nervenzelle und die Länge des Nerven erwähnt. Nach den bisherigen experimentellen Ergebnissen scheinen sie für das axonale Wachstum nicht entscheidend zu sein. In Betracht kommen hier wahrscheinlich Faktoren, die auf die Eiweißsynthese der Zellen einwirken. In der auf die Nervendurchschneidung folgenden Regenerationsperiode ist die Eiweißsynthese fast ebenso intensiv wie im Entwicklungsverlauf und wird wahrscheinlich von der Geschwindigkeit bestimmt, mit der das Axoplasma in der Peripherie ausgebildet wird, also vor allem von der Reife der Nervenfasern, die sich in der Dicke der Myelinscheiden und Axone manifestiert. Andererseits ist anzunehmen, daß die Geschwindigkeit der Eiweißsynthese auch die axonale Wachstumsgeschwindigkeit beeinflußt. Diese Geschwindigkeit ist durch die konstitutionellen Eigenschaften des Neurons und durch verschiedene Einflüsse bedingt, denen der Organismus bzw. die Nervenzelle im postnatalen Leben ausgesetzt ist. In dieser Hinsicht schließen wir uns der Auffassung HAMBURGERS (1954) an, der hervorhebt, daß das Neuron innerhalb seiner Lebensspanne nicht nur seine Wachstums- und Differenzierungsfähigkeit, sondern auch seine Fähigkeit zur Reaktion auf Einflüsse des peripheren Milieus beibehält. Ein wichtiger konstitutioneller Faktor ist z. B. die Größe der Zelle und der Nervenfaser. Ob die Wachstumsgeschwindigkeit bei den einzelnen Typen der Nervenfasern verschieden ist, bleibt fraglich. Da der Funktionstyp der Nervenfasern in morphologischer Korrelation zur Axondicke steht (GRUNDFEST 1940, ERLANGER und GASSER 1937), kann vielleicht die Beziehung zwischen Axondicke und Wachstumsgeschwindigkeit diese Frage klären. Die Untersuchungen KUČEROVÁs (1949) haben gezeigt, daß das Fortschreiten der Regeneration bei dickeren Nervenfasern größer ist; man ist daher versucht anzunehmen, daß die Regeneration der dickeren motorischen Fasern schneller verläuft als bei den sensiblen. Unmittelbare Beweise dafür sind allerdings nicht vorhanden.

Das Studium der Regeneration im autonomen Nervensystem zeigt, daß die Regeneration in den präganglionären und postganglionären Fasern mit ähnlicher Geschwindigkeit vor sich geht wie in den somatischen Nervenfasern (LAWRENTJEW, 1925, MACHIDA, 1929). Auch bei den verschiedenen Fasern des n. ischiadicus war ein Unterschied nicht festzustellen (GUTMANN, GUTTMANN, MEDAWAR und YOUNG, 1942).

Vorläufig besitzen wir also keine experimentelle Bestätigung der oft überlieferten Annahme einer rascheren Regeneration im autonomen Nervensystem. Die Geschwindigkeit der Regeneration präganglionärer Nervenfasern wurde mit 1,0 mm/Tag berechnet (PAEBLES, 1954). Diese Berechnung bezieht sich aber mehr auf die Geschwindigkeit der funktionellen Regeneration, und es ist anzunehmen, daß die Wachstumsgeschwindigkeit in somatischen und autonomen Nervenfasern nicht wesentlich verschieden sind (siehe GUTH, 1956). Auch zwischen der Geschwindigkeit von Vagus und sympathischen Nervenfasern wurde kein Unterschied gefunden (GUTH, 1956).

Die Wachstumsgeschwindigkeit bei verschiedenen Tieren ist unterschiedlich. So wurden z. B. bei der Ratte Werte von $5{,}9 \pm 0{,}6$ mm täglich (GUTMANN und KUČEROVÁ, 1947), bei der Maus $2{,}0 \pm 0{,}6$ mm täglich, bei der Taube $3{,}0 \pm 0{,}5$ mm täglich gefunden. Die größte Wachstumsgeschwindigkeit ergab sich bei der Ratte, die niedrigste beim Meerschweinchen mit $2{,}3 \pm 0{,}61$ mm pro Tag (KUČEROVÁ, 1949). Diese Unterschiede hängen vielleicht mit dem Grundumsatz der Tiere, mit ihrem Gewicht, ihrer Lebensdauer, mit der Zellgröße bei der gegebenen Spezies u. dgl. zusammen. Es handelt sich hier um eine äußerst komplizierte Frage, wobei die etwa maßgebenden Faktoren fast völlig unbekannt sind. Daß der Grundumsatz auf die Regenerationsgeschwindigkeit einen wesentlichen Einfluß ausübt, wurde bereits von KUČEROVÁ (1949) durch die Feststellung einer solchen Beziehung bei verschiedenen Tieren nachgewiesen. Ebenso wichtig sind diese „konstitutionellen" Faktoren auch im postnatalen Leben, wo sich ein veränderter Grundumsatz gleichfalls auf die Geschwindigkeit des axonalen Wachstums auswirkt (KUČEROVÁ, 1949). Wenn der Grundumsatz mit Thyroxin gesteigert wird, so ist das axonale Wachstum beschleunigt, während Methylthiourazil den Grundumsatz und die Wachstumsgeschwindigkeit herabsetzt.

Wir haben bereits darauf hingewiesen, daß sich im Verlaufe des Regenerationsprozesses bis zu einem gewissen Grade Vorgänge in der Embryonalentwicklung wiederholen. Faktoren, deren Bedeutung für das postnatale Leben untersucht werden, besitzen sicherlich auch eine Bedeutung für allgemeine Entwicklungs-

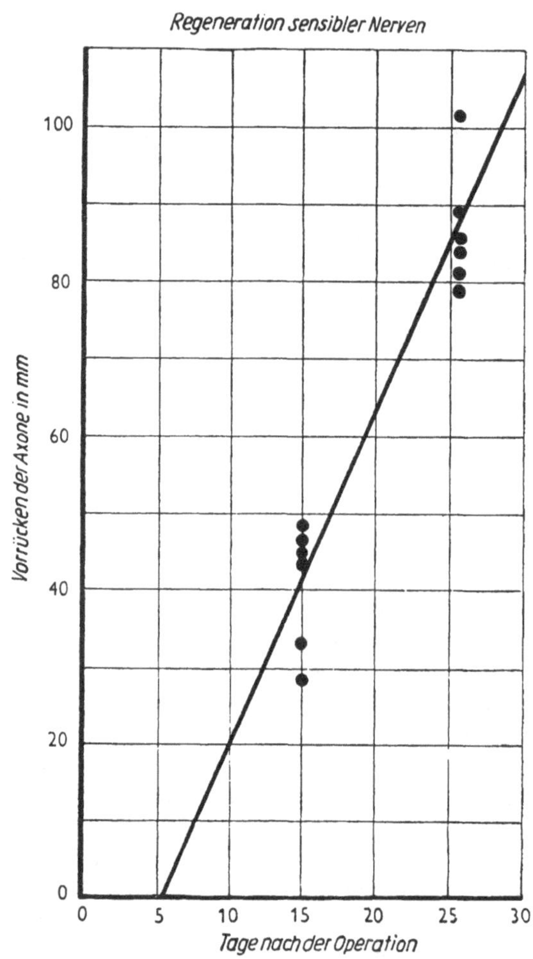

Abb. 16. Das Vorrücken der regenerierenden Axone sensibler Neurone nach Nervenquetschung und Rückenmarkunterbrechung 15 und 26 Tage nach dem Eingriff. Ordinate: erreichte Entfernungen in mm. Abszisse: Tage nach der Operation. Die durchgezogene Gerade wurde durch Messung vorrückender sensibler Axone bei normalen Kaninchen gewonnen. (BERÁNEK, R., GUTMANN, E.: Physiol. bohemoslov. 2; 41, 1953.)

fragen und beweisen gleichzeitig die Irrigkeit der Ansichten über die vollkommene Determiniertheit der Entwicklungsprozesse. Das Studium der Faktoren, die das axonale Wachstum im postnatalen Leben beeinflussen, ist also auch von großer theoretischer Bedeutung. Die sogenannten „konstitutionellen" Faktoren können von den Umweltfaktoren nicht getrennt werden, denn sie stellen nur eine Erscheinungsform der Umwelteinflüsse dar, die sich in der Stammesgeschichte durch ständige Wiederholung gefestigt haben und auf diese Weise relativ die Entwicklung determinieren. Der Unterschied besteht also vor allem in der historischen Aufeinanderfolge der Reize und keinesfalls in ihrer Qualität. Der wichtigste Reiz, der die Umweltveränderungen signalisiert und die Regene-

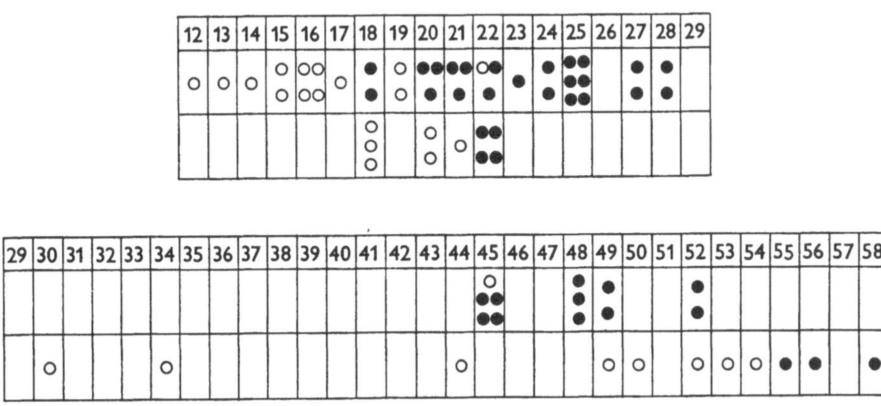

Abb. 17. Funktionsrückkehr bei motorischen Nervenfasern, festgestellt durch indirekte Reizung des m. peronaeus longus nach Quetschung 20 mm vom Muskel (oberes Diagramm) und 100 mm vom Muskel (unteres Diagramm). 1. Reihe: Tage nach der Operation, 2. Reihe: Funktionsrückkehr bei normalen Kaninchen, 3. Reihe: Funktionsrückkehr bei Kaninchen mit unterbrochenem Rückenmark. Leere Kreise bedeuten, daß der Muskel indirekt nicht reizbar ist, volle Kreise, daß der Muskel indirekt reizbar ist. (BERÁNEK, R., GUTMANN, E.: Physiol. bohemoslov. 2; 41, 1953.)

rationsgeschwindigkeit beeinflußt, ist die zahlenmäßige Erhöhung oder Verminderung der peripheren Reize. Hier kann sich entweder die fehlende oder die gesteigerte funktionelle Einschaltung der peripheren Neurone geltend machen. Die peripheren Reize werden an die regenerierenden Neurone unmittelbar weitergegeben, aber diese Signalübermittlung erfolgt während des Regenerationsvorgangs auch über höhere Nervenzentren, so daß auch ihr Einfluß auf die Regenerationsgeschwindigkeit angenommen werden kann. Wir untersuchten diese Frage experimentell an Hand der Regenerationsgeschwindigkeit nach Unterbrechung des Rückenmarks kranial vom Austritt der entsprechenden Wurzeln (BERÁNEK und GUTMANN, 1953). Die Ergebnisse zeigten, daß die motorischen und sensiblen Neurone distal von der Läsionsstelle ihre Regenerationsfähigkeit nicht verlieren. Mit dieser Feststellung ist in der klinischen

Praxis zu rechnen, da auch bei komplexen Schäden des Rückenmarks, des Nerven und gegebenenfalls der Rückenmarkswurzeln die Regeneration eintreten kann. Auf diese Weise wäre z. B. das späte Auftreten von Spasmen bei einigen Rückenmarksverletzungen zu erklären. Bei den sensiblen Fasern fanden wir keine Geschwindigkeitsänderungen des axonalen Wachstums. Die Regeneration stellte sich bei den Rückenmarkstieren ebenso rasch ein wie bei den Normaltieren.

Abb. 16 zeigt das Vorrücken der regenerierenden Axone 15 und 26 Tage nach der Nervenquetschung. Wie zu ersehen ist, liegen die Punkte, die man durch Wachstumsmessungen an sensiblen Axonen des normalen Kaninchens erhielt, auf einer Geraden. Die Regenerationsgeschwindigkeit der sensiblen Fasern bestimmten wir mit Hilfe der nozizeptiven Rückenmarksreflexe. Die Geschwindigkeit, mit der die motorischen Fasern regenerierten, mußten wir nach Erneuerung der mittelbaren Reizbarkeit des Muskels bestimmen, die bereits einen gewissen Reifegrad der Nervenfasern voraussetzt. Wir beobachteten die Funktionsrückkehr bei motorischen Fasern nach der Quetschung in einer Entfernung von 22 mm vom Muskel frühestens nach 22 Tagen (Norm 18 Tage), in einer Entfernung von 100 mm frühestens nach 55 Tagen (Norm 45 Tage). Die Regeneration der funktionstüchtigen motorischen Fasern war also nach Unterbrechung des Rückenmarks verlangsamt (Abb. 17). Diese Verlangsamung ist weder durch den operativen Eingriff oder den Rückenmarksschock, noch durch Zirkulationsstörungen in der reinnervierten Extremität nach der Myelotomie bedingt, sondern dadurch, daß die Verbindung zwischen den motorischen Neuronen in den Vorderhörnern des Rückenmarks und den höheren Nervenzentren unterbrochen ist. Damit wird sichtlich der trophische Einfluß höherer Nervenzentren auf die motorischen Vorderhornzellen ausgeschaltet, dessen Nachweis uns als crster Beitrag zur Frage der reflektorischen Beeinflussung des Regenerationsvorgangs diente. Dadurch wird also nicht oder nur wenig die Wachstumsgeschwindigkeit der ersten nackten Axone, wohl aber die Geschwindigkeit jener Prozesse beeinflußt, die an die Eiweißsynthese der Nervenzellen höhere Ansprüche stellen, in unserem Falle die Maturation der für die Rückkehr der mittelbaren Erregbarkeit notwendigen Nervenfasern.

Angaben über die Wachstumsgeschwindigkeit sensibler Axone beim Menschen bietet die Beobachtung des TINELschen Zeichens („signe de fourmillement"), also die Parästhesie, die in der Hautregion des Nerven durch Perkussion oder Druck auf den Nerven oberhalb der neugebildeten Axone hervorgerufen wird (TINEL, 1915). TINEL selbst gibt für das Vorrücken dieses Zeichens eine Geschwindigkeit von 1—2 mm täglich an. NAPIER (1949) nennt in seiner Studie über die Bedeutung des TINELschen Zeichens für die Diagnose und Prognose bei Nervenschäden Werte von 2—3 mm täglich, SEDDON, MEDAWAR und SMITH (1943) fanden Werte von 1,37—2,25 mm täglich. SUNDERLAND (1947) beobachtete das Vorrücken des TINELschen Zeichens längs verschiedener Segmente des regenerierenden Nerven und stellte nach Nervennaht eine allmähliche Verminderung des axonalen Wachstums distalwärts fest, das von 3 mm/Tag im proximalen Teil auf 0,5 mm/Tag im distalen Teil des regenerierenden Nerven sank. Diese beim Menschen gefundene Geschwindigkeitsabnahme war im Tierexperiment (Kaninchen) nicht beobachtbar, wahrscheinlich deshalb, weil hier die Entfernungen nicht hinreichend groß waren. Die Wachstumsgeschwindigkeit motorischer Axone beim Menschen wurde in den nach Nervenschädigungen zu diagnostischen Zwecken durchgeführten Muskelbiopsien studiert. Auf Grund uns zugänglicher Daten stellten wir fest, daß die motorischen Axone nach Nervennaht wenigstens 3 mm täglich wachsen (BOWDEN und GUTMANN, 1944). Die Angaben über das axonale Wachstum beim Menschen zeigen also, daß sich die beobachteten Werte von jenen im Tierexperiment gewonnenen grundsätzlich nicht unterscheiden, daß aber die Entfernung der Läsionsstelle von der Nervenzelle ein für die Regenerationsgeschwindigkeit wichtiger Faktor ist.

Auch der Myelinisierungsprozeß schreitet längs des Nerven vorwärts. SPEIDEL (1932) hat gezeigt, daß während der Regeneration im Schwanz der Froschlarven die Myelinisierung peripherwärts hinter den migrierenden SCHWANNschen Kernen von den unmyelinisierten zu den myelinisierten Fasern vorrückt. Die Myelinisierung der Fasern erfolgt vor Innervation der terminalen Organe, obwohl SPEIDEL (1950) betont, daß die erfolgreiche Verbindung mit dem terminalen Organ für die Erhaltung der Myelinstruktur wichtig ist. Die Beziehung zwischen der Myelinisierung der Fasern und den SCHWANNschen Zellen ist klar (TERRY und HARKIN 1957). Nicht völlig geklärt ist jedoch der Zeitpunkt, in dem die Myelinisierung der Axone beginnt. YOUNG (1942) fand fein myelinisierte Fasern in der Narbe 15 Tage nach Durchschneidung und Wiedervereinigung des Nerven, nach Nervenquetschung eine um 8 Tage verspätete Myelinisierung. Wenig Angaben liegen auch über die Geschwindigkeit des Myelinisierungsprozesses vor. QUILLIAM (1954) gibt an, daß zwischen dem 25.—35. Regenerationstag die „Welle" der Myelinisation peripherwärts mit einer Geschwindigkeit von 4 mm/Tag fortschreitet. Es scheint, daß sich die Myelinisierung in den distalen Nervenstücken progressiv verlangsamt (YOUNG, 1942).

Von verschiedenen Forschern wird die Ansicht vertreten, daß sich im progressiven Fortschreiten der Regenerationsfront ein Druck von der Zelle geltend macht. So spricht HELD (1909) von einer „vis a tergo" und CAJAL (1928) von einem formativen Turgor („intrinsic factor") als von einer Triebkraft des nervalen Wachstums. Nach YOUNG (1945) erhält dieser Turgor den intraaxonalen hydrostatischen Druck und die Längsorientierung der molekularen Strukturen aufrecht; die neuen Axone im peripheren Stumpf entstehen durch das „Ausfließen" des Axoplasmas auf Kosten des Axoplasmas im zentralen Stumpf. Ähnlich erklärt YOUNG (1945) auch die Degeneration der Axone und Myelinscheiden als Folge einer gestörten Oberflächenspannung. Die Nervenfasern werden als visköse Flüssigkeitszylinder angesehen, die nur so lange stabil bleiben, wie der „intraaxonale Druck" andauert. Die morphologischen Bilder, auf die sich diese Theorie vom Wirkungsmechanismus der Oberflächenspannung stützt, sind wohl nur eine sekundäre Folgeerscheinung metabolischer Veränderungen im Degenerations- und Regenerationsablauf.

Welches sind nun die metabolischen Grundlagen jener Prozesse, die den intraaxonalen Druck aufrechterhalten? Verschiedene Arbeiten über das proximodistale „Ausfließen“ des Axoplasmas aus der Schnittstelle der durchtrennten Nervenfasern (YOUNG, 1937, 1944, LUBINSKA, 1952, 1956), die Befunde von WEISS und HISCOE (1948) über die Axoplasmastauung oberhalb einer Nervenligatur und der Nachweis einer ständigen proximodistalen Bewegung radioaktiver Phosphorproteine im Nerven (SAMUEL, BOYARSKY, GERARD, LIBET und BOUST, 1951) unterstreichen die Bedeutung des proximodistalen Stofftransports im Nerven. Dieser Stofftransport hängt offensichtlich mit der Eiweißsynthese der Nervenzellen zusammen und ist also als Ausdruck der „neurosekretorischen Aktivität“ der Nervenzellen anzusehen (SCHARRER und SCHARRER, 1954). In dieser Eiweißsynthese muß also auch die Grundlage des „Turgors“ gesucht werden. Die genannten Untersuchungen weisen darauf hin, daß das Axoplasma flüssig ist und daß für die Kontinuitätserhaltung bei außergewöhnlich langen Axonen große Kräfte notwendig sind. LUBINSKA (1956) verweist in diesem Zusammenhang auf die Wechselwirkung zwischen intraaxonalem Druck und Elastizität des Neurilemmas, die einen wichtigen Faktor für den proximodistalen Stofftransport darzustellen scheint. Es ist also anzunehmen, daß dieser proximodistale Stofftransport mit dem Regenerationsprozeß in engem Zusammenhang steht. Das betont auch WEISS (1954), der hervorhebt, daß die Geschwindigkeit dieser proximodistalen Bewegung etwa einige mm täglich beträgt, was der Regenerationsgeschwindigkeit der Nervenfasern entspricht. Er zieht daraus den Schluß, daß das Axoplasma normalerweise in ständiger Bewegung peripherwärts geleitet wird. In diesem Lichte gesehen, ist somit die Nervenregeneration als besondere Erscheinungsform eines ständig ablaufenden Wachtumsprozesses anzusehen. Einigermaßen mechanistische Konzeptionen machen sich dann auch in den Ansichten von WEISS über den Mechanismus des nervalen Wachstums geltend. Während der Regeneration vermutet er die Wirkung eines Mechanismus nach dem Prinzip „push-pull“, wobei der von der Faserspitze bewirkte Zug durch die Ausfüllung der Axone ergänzt wird. Die Nervenfaser stellt hier also eine Bahn dar, in die das Axoplasma durch einen „axomotilen“ Mechanismus gesaugt wird. Ein wichtiges Argument für seine Theorie erblickt WEISS in der Anschwellung des Axoplasmas im proximalen Segment des künstlich konstringierten Nerven infolge des axonalen Wachstums, weshalb das Axoplasma distalwärts nicht weiter vordringen kann.

WEISS und HISCOE (1948) unterscheiden in der Entwicklung des Nerven zwei verschiedene Phasen — die Elongation und die Verdickung —, wobei sie die erstere als physikalischen Prozeß der Extension durch Zug der freien Faserspitze, die Verdickungsphase als Ergebnis der Protoplasmabildung ansehen. Den echten Wachstumsprozeß erblicken sie in der Verdickung der Fasern. Diese etwas mechanistischen Interpretationen vermögen kein völlig zufriedenstellendes Bild von der Regeneration zu vermitteln. Wichtiger erscheint es uns, die physiologische Bedeutung des proximodistalen Stofftransports aufzuzeigen.

Vodička (1956) konnte in unserem Laboratorium nachweisen, daß die Geschwindigkeit des Transports bei funktioneller Beanspruchung ansteigt. Bei schmerzauslösender Reizung kann der Stofftransport blockiert werden (Vodička, Gutmann, Bass, 1956). Die Geschwindigkeit des proximodistalen Transports scheint also keine konstante Größe zu sein, so daß hier Zusammenhänge mit dem Regenerationsprozeß naheliegen. Eine Bearbeitung des Problems des proximodistalen Stofftransports vom Standpunkt der Nervenregeneration wäre somit sehr wichtig.

Der Regenerationsprozeß ist erst dann völlig erfolgreich, wenn er zur Produktion von Nervenfasern führt, die zahlenmäßig und in ihrem Kaliber der Norm nahekommen. Nach Nervenquetschung, die eine spontane Reinnervation des peripheren Stumpfes ermöglicht, ist dieser Zustand 300 Tage nach der Kontinuitätstrennung anzutreffen. Nach Nervennaht dagegen wird der ursprüngliche Zustand nicht wiederhergestellt, wenn auch einige Fasern den normalen Durchmesser erreichen (Gutmann und Sanders, 1943). Dieser Prozeß, den wir als „Rekonstitution" des Nerven bezeichnen, macht sich z. B. auch in einer Erneuerung der normalen, binodalen Verteilung der Nervenfasern bemerkbar, die gleichbedeutend ist mit der Erneuerung der normalen Verhältnisse in den verschiedenen funktionellen Fasergruppen mit verschiedenem Durchmesser. Die binodale Dickenverteilung der Fasern entspricht also der Aufteilung der Fasern nach ihrer funktionellen Einschaltung. Ihre Erneuerung ist somit ein wichtiger Maßstab für den Regenerationserfolg. Der Kaninchennerv besitzt bei der Geburt eine uninodale Distribution, die erst 3—4 Wochen später von einer binodalen Distribution abgelöst wird (Evans und Vizoso, 1951). Nach Nervenquetschung erneuert sich der Normalzustand, was für die Möglichkeit der Wiederherstellung eines Zustands während der Regeneration spricht, der quantitativ jenem während der normalen Embryogenese erreichten ähnelt. Diese Restitution des Nerven verläuft allmählich. In Abb. 18 ist die prozentuale Zunahme der myelinisierten Nervenfasern im peripheren Stumpf, bezogen auf die Anzahl der myelinisierten Nervenfasern im zentralen Stumpf, dargestellt. 150 Tage nach der Nervenquetschung sind bereits 100% der Fasern des zentralen Stumpfes im korrespondierenden peripheren Stumpf vorhanden.

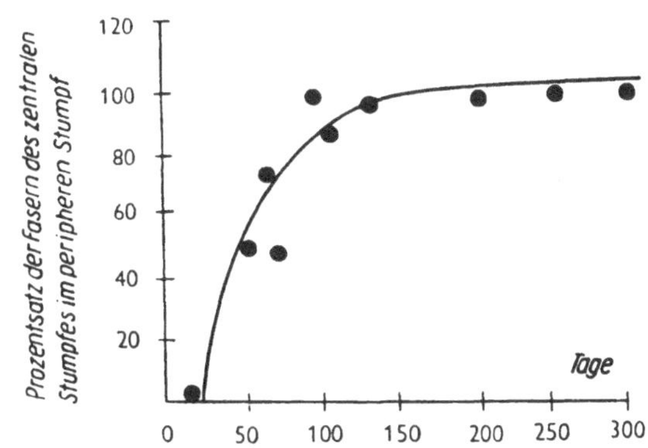

Abb. 18. Anzahl der myelinisierten Nervenfasern im peripheren Stumpf (ausgedrückt in Prozent der Faseranzahl im adäquaten zentralen Stumpf) zu verschiedenen Zeitpunkten nach Nervenquetschung. (Gutmann, E., Sanders, F. K.: J. Physiol. 101:489, 1943.)

Die ersten myelinisierten Fasern erscheinen hier ungefähr 15 Tage nach der Nervenquetschung (YOUNG, 1942). Das fortschreitende Dickenwachstum und die Anzahl der myelinisierten Nervenfasern im peripheren Stumpf (größer als 8 μ) im Prozentsatz der Faserzahl im zentralen Stumpf (ebenfalls größer als 8 μ) sind aus Abb. 19 ersichtlich und lassen eine progressive Zunahme der mehr als 8 μ großen Fasern erkennen. 60 Tage nach Nervenquetschung sind im peripheren Stumpf über 8 μ große Fasern nicht anzutreffen; ähnliche Verhältnisse wie im zentralen Stumpf stellen sich nach 250—300 Tagen ein. Die Veränderungen in der Faserdistribution sind in Histogrammen (Abb. 20) dargestellt, die der Arbeit von GUTMANN und SANDERS, 1943 entnommen wurden. Bis zu 130 Tagen nach der Nervenquetschung ist ein ausgeprägtes Maximum der großen Nervenfasern nicht festzustellen, und erst nach ungefähr 250—300 Tagen kommt es zu einer Faserverteilung, die jener im zentralen Stumpf ähnelt. Nach Nervennaht wird auch 364 Tage nach der Operation der Normalzustand, also die vollkommene Restitution der Nervenfasern, noch nicht erreicht. Wir haben bereits auf die Abnahme des Faserdurchmessers im zentralen Stumpf des durchschnittenen Nerven hingewiesen. Es ist interessant, daß hier der Faserdurchmesser 364 Tage nach der Nervennaht gleichfalls noch nicht zur Norm zurückgekehrt ist.

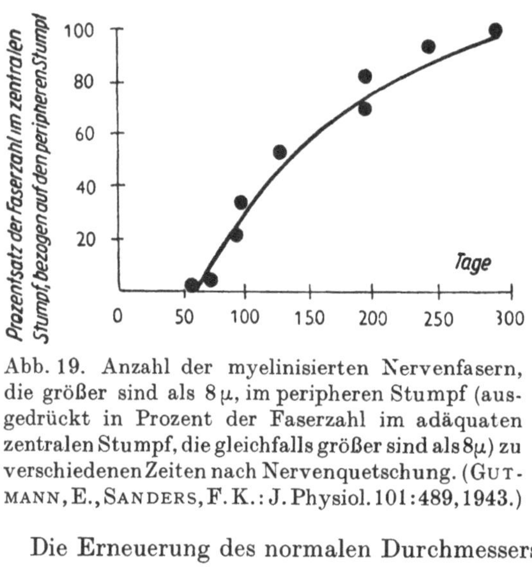

Abb. 19. Anzahl der myelinisierten Nervenfasern, die größer sind als 8 μ, im peripheren Stumpf (ausgedrückt in Prozent der Faserzahl im adäquaten zentralen Stumpf, die gleichfalls größer sind als 8 μ) zu verschiedenen Zeiten nach Nervenquetschung. (GUTMANN, E., SANDERS, F. K.: J. Physiol. 101:489, 1943.)

Die Erneuerung des normalen Durchmessers der Nervenfasern ist aber keine ausschließlich quantitative Erscheinung des Regenerationsprozesses. Die Dicke der Axone und Myelinscheiden ist eng mit den funktionellen Aufgaben der Nervenfasern verbunden. Bei der Analyse eines zusammengesetzten Aktionspotentials ist daher immer anzunehmen, daß die stärkste Nervenfaser den nervalen Reiz mit der größten Geschwindigkeit weiterleitet. Die Nervenleitungsgeschwindigkeit steigt während der Regeneration mit zunehmender Reife der Nervenfasern (SANDERS und WHITTERIDGE, 1946) und ist 400—500 Tage nach der Nervenquetschung wieder normal. Der Faserdurchmesser ist also eine wichtige Eigenschaft, denn in ihm gelangt die funktionelle Spezifität zum Ausdruck, deren Wiederkehr für die erfolgreiche Regeneration notwendig ist. Es müssen daher alle Faktoren analysiert werden, die zur Reproduktion der normalen morphologischen Eigenschaften führen, vor allem jener, die den Prozeß des Dickenwachstums der Axone und Myelinscheiden, also die Reifung der Nervenfasern, beeinflussen. In der Unterschiedlichkeit des Faserdurchmessers treten die spezifischen Eigenschaften der Nervenfasern wahrscheinlich am deutlichsten in Erscheinung (YOUNG, 1950).

AITKEN, SHARMAN und YOUNG (1947) nehmen in ihrer Arbeit über die Reifung regenerierender Nervenfasern an, daß für ihr Wachstum drei Faktoren bestimmend sind: 1. Die Nervenzelle und der periphere Nervenstumpf, 2. der Zustand der Wegstrecke, die von den regenerierenden Fasern zurückgelegt werden muß; 3. die Verbindung der Nervenfaser mit dem terminalen Organ.

Die Bedeutung der Nervenzelle ergibt sich aus Versuchen, in denen Nerven in funktionell inadäquate Bahnen eindringen (SIMPSON und YOUNG, 1945). So wachsen z. B. unmyelinisierte postganglionäre Fasern der Mesenterialnerven, die mit dem peripheren Stumpf des somatischen Interkostalnerven verbunden wurden, in neue, große Nervenscheiden ein, ohne dabei ihren Durchmesser zu vergrößern und zu myelinisieren, obwohl ihnen SCHWANNsche Zellen zur Verfügung stehen. Die sympathischen postganglionären Neurone sind

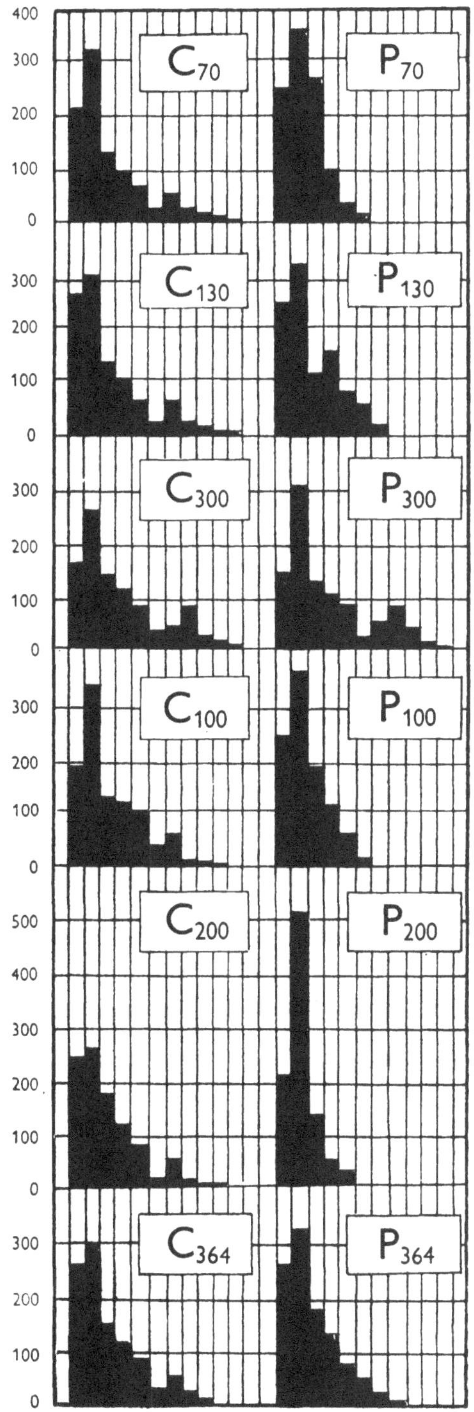

Abb. 20. Histographische Darstellung der Faserverteilung 15 mm oberhalb und 10 mm unterhalb der gequetschten Nervenstelle, bzw. nach Nervennaht. Die ersten drei Histogramme zeigen die Restitution des Nerven 70, 130 und 300 Tage nach der Nervenquetschung, die weiteren die Restitution 100, 200 und 364 Tage nach der Nervennaht (C — zentraler Stumpf, P — peripherer Stumpf). (GUTMANN, E., SANDERS, F. K.: J. Physiol. 101:489, 1943.)

sichtlich derart differenziert, daß auch eine Änderung der peripheren Strukturen die Reifung der Nervenfasern unverändert läßt. SANDERS und YOUNG (1944) bemühten sich zu zeigen, daß auch der Durchmesser der SCHWANNschen Scheiden die Reifung der Fasern beeinflußt und vermuteten eine hemmende Wirkung eines peripheren Stumpfes mit engen SCHWANNschen Scheiden, ähnlich wie z. B. bei den sensiblen Nerven mit eindringenden motorischen Fasern. Spätere Arbeiten dieser Autoren zeigten aber, daß der wichtigste Faktor für die Reifung nicht die Bedingungen im peripheren Stumpf sind, sondern daß die Verbindung mit dem terminalen Organ entscheidend ist (SANDERS und YOUNG, 1946). Sie folgern, daß „die Verbindung mit der Peripherie eine Zunahme des Faserdurchmessers bewirken kann, und daß dieser Faktor schwerwiegender ist als jede beliebige Wachstumsbeschränkung durch etwas kleinere SCHWANNsche Scheiden." In den Versuchen von SANDERS und YOUNG (1946), von AITKEN, SHARMAN und YOUNG (1947) wurde der Nerv beiderseitig gequetscht und dann auf der einen Seite unterhalb der Kompressionsstelle durchschnitten, so daß die regenerierenden Fasern die terminalen Organe nicht zu reinnervieren vermochten. Die kontralateralen Fasern, denen die Reinnervation des Muskels ermöglicht wurde, zeigten einen weitaus höheren Reifegrad, und bereits nach 100 Tagen eine binodale Verteilung, wie sie für den muskelinnervierenden Nerven charakteristisch ist und bei Nerven ohne Verbindung mit der Peripherie fehlt. Ähnlich zeigten auch WEISS und TAYLOR (1944), WEISS, EDDS und CAVANAUGH (1945), daß Fasern, denen die Vereinigung mit dem terminalen Organ unmöglich gemacht wird, klein bleiben.

Die Frage nach den „Faktoren", welche die Reifung der Nervenfasern bedingen, ist äußerst wichtig, da sie gleichzeitig den Schlüssel zur quantitativen Bestimmung der funktionellen Wiedereinschaltung des Neurons enthält. Das regenerierende Neuron wird ständig vom Reflexgeschehen im Organismus beeinflußt, was sich in einer erhöhten oder verminderten Eiweißsynthese der Nervenzelle manifestiert. Auf den Grad dieser reflektorisch gesteuerten Eiweißsynthese kann nach dem Durchmesser der Nervenfasern geschlossen werden, der somit gleichzeitig einen empfindlichen Indikator für die funktionelle Eingliederung des Neurons abgibt. Aus dieser Tatsache ergibt sich die große Bedeutung des Studiums der Reifung von Nervenfasern. Andererseits dürfen die hier wirkenden Einflüsse nicht mechanistisch voneinander getrennt werden. Wenn also von einer Kontrolle des Wachstums der Nervenfasern durch die Kombination von drei Einflüssen gesprochen wird, die sich 1. in der Nervenzelle, 2. in den Bedingungen der Wegstrecke der vorrückenden Faser und 3. im peripheren Organ manifestieren, so handelt es sich in Wirklichkeit nicht um drei verschiedene Faktoren, sondern im wesentlichen um den Einschaltungsgrad des regenerierenden Neurons in das Reflexgeschehen des Organismus. Nach Tenotomie setzen wir z. B. eine veränderte Signalisation im Sinne einer verminderten Aktivität der propriorezeptiven Übermittlung voraus. Die Einschaltung der Nervenzelle in die Reflexvorgänge ist eingeschränkt, es kommt zu einer starken Atrophie der Nervenfasern (GUTMANN und VRBOVÁ, 1952; siehe

Abb. 3 und 4), die hier eine Folgeerscheinung verminderter neuronaler Aktivität auf Grund der geringen Anzahl propriorezeptiver Signale ist. Diese Aktivitätsveränderung drückt sich auch im Elektromyogramm durch verringerte motorische Entladungen beim nozizeptiven Beugereflex aus. Ähnlich muß der schwächere Zustrom afferenter Signale die Reifung der Nervenfasern während des Regenerationsprozesses beeinflussen. Über die Reizwirkung auf die Reifung der Nervenfasern liegen nur wenige Angaben vor. Wir konnten z. B. zeigen, daß die Isolierung der Nervenzellen von höheren Zentren und die schmerzhafte Reizung (BERÁNEK und GUTMANN, 1953) zu einer Herabsetzung der Regenerationsgeschwindigkeit führt; es ist daher nicht ausgeschlossen, daß sich diese gestörte Einschaltung in Reflexvorgänge auch in der Reifung auswirkt. Über einen reflektorischen Einfluß auf die Zellgröße, eventuell auch auf die Dendritenzahl, ist nichts bekannt.

Die Annahme, daß Grad und Art der Signalübermittlung bzw. die Reaktion auf diese bei der Reifung der Nervenfasern mitbestimmend sind, steht in voller Übereinstimmung mit der Reflextheorie. Ein bestimmter Teil der Signalübermittlung und die entsprechende Reaktion des Organismus, die sich in der Phylogenese ungezählte Male wiederholt hat, führte zur Ausbildung spezifischer Eigenschaften der Nervenzellen und Fasern, die so zum Erbgut wurden. Somit ergab sich eine fest fixierte ,,Assimilation des Reflexgeschehens'', die nur schwer abzuändern ist. So ist z. B. die den Muskel innervierende sensible Faser nicht imstande, motorische Endplatten auszubilden (GUTMANN, 1945). Im gleichen Sinne gingen die Versuche SIMPSONs und YOUNGs (1945) über die Reifung von Nervenfasern nach Kreuzverbindung aus. Das Fehlen einer adäquaten funktionellen Verbindung macht die Herstellung einer solchen Verbindung im postnatalen Leben unwahrscheinlich bzw. unmöglich. Die Vorgänge beim Einwachsen embryonaler Nervenfasern in periphere Strukturen zeigen aber, daß sich in der Embryogenese die reflektorischen Vorgänge auf ähnliche Weise bemerkbar machen wie bei der postnatalen Regeneration des Nerven. Die unterbrochene Verbindung des Neurons mit dem terminalen Organ kann in der Embryogenese eine Schädigung der Nervenzelle und unter ungünstigen Bedingungen auch ihren Untergang herbeiführen. Bei Exstirpation des Primordialgebiets für den m. obliquus sup. kommt es zu einem bedeutenden Zellverlust im Kern des n. trochlearis, wodurch nicht die frühe Differenzierung der Kerne, sondern das spätere Wachstum der Zellen betroffen wird. Auf welche Weise diese komplizierten trophischen Zusammenhänge signalisiert werden, ist unklar. Aus den Arbeiten HAMBURGERs und LEVI-MONTALCINIs (1950) ergibt sich, daß solche Veränderungen in den Neuroblasten nach Reduktion oder Elimination des ,,peripheren Feldes'' durchaus nicht ausschließlich dem nervalen Reflexgeschehen zuzuschreiben sind. Bei Exstirpation des Primordialgebiets für die Extremitäten eines $2\frac{1}{2}$ Tage alten Hühnerembryos, also noch vor dem Einwachsen der Nervenfasern, ist die frühe Differenzierung der großen Neuroblasten nicht gestört. Die Degeneration der Zellen erfolgt hier zu einem Zeitpunkt, in dem die einwachsenden Fasern den experimentell reduzierten Pol erreichen, aber noch nicht die Verbindung mit dem terminalen Organ hergestellt haben. Der Ausfall des „peripheren Feldes“ muß also den Nervenzellen signalisiert werden, wahrscheinlich durch humorale Mechanismen, wobei allerdings zu bemerken wäre, daß über die Art der Signalübermittlung nichts Bestimmtes bekannt ist. Ähnliche Probleme ergeben sich bei der Regeneration im postnatalen Leben. Die Frage der reflektorischen Beeinflussung der Reifung von Nervenfasern bzw. des trophischen Zustands der Nervenzellen während der Regeneration bedarf also einer eingehenderen Bearbeitung.

Ein schwerwiegendes Problem bleiben hier die genauere Bestimmung der spezifischen Eigenschaften von Nervenfasern und ihre Erneuerung. Lange Zeit herrschte die Ansicht vor, daß auch die internodiale Entfernung in den Nervenfasern ein typischer und funktionell bedeutungsvoller Faktor sei. Eine genaue Korrelation mit dem Durchmesser der Fasern scheint jedoch nicht gegeben zu sein, da nach Regeneration trotz der wieder erreichten normalen Dickenverteilung nur kurze internodiale Entfernungen anzutreffen sind (VIZOSO, 1950; zit. nach YOUNG, 1950). Erhöhte Aufmerksamkeit wird in Zukunft auch den chemischen Eigenschaften der Nervenfasern zuzuwenden sein, deren unterschiedlicher Azetylcholin-, Adrenalin- und Histamingehalt gut bekannt ist. So haben z. B. LOEWI und HELLAUER (1938) gezeigt, daß die Konzentration des Azetylcholins in den Vorderwurzeln hoch, in den Dorsalwurzeln gering ist. KWIATKOWSKI (1943) fand einen hohen Histamingehalt in den sensiblen Nervenfasern und wenig Histamin in den motorischen Fasern. Auf welche Weise sich die chemischen Eigenschaften der Nervenfasern während des Regenerationsprozesses erneuern, ist jedoch unbekannt.

Schließlich müssen noch die reversiblen Veränderungen im reinnervierten peripheren Stumpf erwähnt werden. SANDERS und YOUNG (1944) verweisen auf die Schrumpfung der SCHWANNschen Scheiden nach längerer Denervation, SUNDERLAND (1950) beobachtete unter denselben Bedingungen die Atrophie der endoneuralen Scheiden, die, wie mit Sicherheit anzunehmen ist, infolge ihrer fortschreitenden Kollagenisierung und Verengerung eintritt. SUNDERLAND und BRADLEY (1950; siehe SUNDERLAND, 1950) fanden, daß die meisten Scheiden nach dreimonatiger Denervation des peripheren Stumpfes kleiner als 3μ sind. Diese Atrophie bleibt nach der Meinung SUNDERLANDs ohne Einfluß auf die Reinnervation. SANDERS und YOUNG (1944) geben an, daß nach längerer Denervation des peripheren Stumpfes (10 Monate), also bei verspäteter Nervenvereinigung, die regenerierenden Nervenfasern dünn und schlecht myelinisiert sind. Von entscheidender Bedeutung sind jedoch die verspätete Verbindung mit dem terminalen Organ und die dadurch verursachte Muskelatrophie, erst in zweiter Linie die Kollagenisierung der endoneuralen Scheiden, die aber, ebenso wie die verminderte Aktivität der SCHWANNschen Scheiden, in späteren Stadien den axonalen Metabolismus verschlechtern kann. ABERCROMBIE und JOHNSON (1946) stellten fest, daß die Kollagenmenge im peripheren Stumpf 100 Tage nach der Nervendurchschneidung unverändert bleibt, und zwar ohne Rücksicht darauf, ob der Nerv reinnerviert wurde oder nicht. Dies würde bedeuten, daß die Kollagenisierung hier einen irreversiblen Prozeß darstellt. Da die Kollagenbildung im denervierten Stumpf auch nach 100 Tagen fortschreitet, ist es nicht ausgeschlossen, daß eine spätere Reinnervation die Kollagenisierung rückgängig machen kann.

Zusammenfassend kann über die im peripheren Stumpf ablaufenden Prozesse folgendes gesagt werden: Der periphere Stumpf kann nicht ausschließlich als Bahn für das gerichtete Wachstum der Axone gelten. Eine solche mechanistische Auffassung kann niemals den komplizierten biologischen Prozeß der Nervenregeneration verständlich machen. Die Vorgänge im peripheren Nervenstück müssen notwendigerweise vom Standpunkt der gegenseitigen funktionellen Beziehungen verschiedener Zellelemente im Verlauf der axonalen, von der Nervenzelle gesteuerten Eiweißsynthese analysiert werden. Von ebenso großer Bedeutung ist die Funktion der SCHWANNschen Zellen. Die Reifung der Nervenfasern wird reflektorisch beeinflußt; ihr Grad ist ein Indikator der funktionellen Einschaltung des Neurons, vor allem aber für seine adäquate Verbindung mit der Peripherie.

5. Die Veränderungen in den terminalen Organen

Nach Durchschneidung des Nerven kommt es in den terminalen Organen zu ausgedehnten Veränderungen, die bisher am eingehendsten am quergestreiften Muskel studiert wurden. Der Erfolg einer „funktionellen Regeneration" hängt davon ab, inwieweit diese Veränderungen reversibel sind. Es ist einleuchtend, daß nur durch die funktionelle Einschaltung der terminalen Organe die regenerierenden Neurone in das normale Reflexgeschehen des Organismus eingegliedert und die normalen trophischen Beziehungen zwischen Nervenzelle und Endorgan sowie die trophischen Funktionen wiederhergestellt werden können. Die im Endgebiet während der Degeneration eintretenden Veränderungen müssen also genau analysiert und der Grad ihrer Reversibilität bestimmt werden. In den terminalen Organen (Muskelfasern oder Haut) bestehen zwischen den Nervenendigungen und dem Protoplasma der terminalen Strukturen komplizierte Beziehungen, die während der Degeneration aufgehoben und durch die Nervenregeneration erneut ausgebildet werden. Das morphogenetische Studium der beteiligten Strukturen ist somit von größter Bedeutung und erfordert ihre genaue Kenntnis sowie eine enge Korrelation morphologischer und funktioneller Gesichtspunkte.

Für die Klinik am wichtigsten sind die nach Denervation und Reinnervation im Muskel und in der Haut eintretenden Veränderungen. Darüber ist auch am meisten bekannt. Wir behandeln sie im weiteren getrennt.

A. Die Reinnervation des Muskels

Die Wechselbeziehungen der morphologischen und funktionellen Befunde können vor allem am quergestreiften Muskel beobachtet werden. Zweifellos ist die Beschaffenheit der Membranen der Nerven- und Muskelfasern für den

Mechanismus der nervalen Erregung äußerst wichtig. In den Muskelfasern ist der kontraktile Teil der quergestreiften Fibrillen von einer dünnen sarkoplasmatischen Schicht umgeben, die bei normalen Muskelfasern manchmal nur schwer zu bestimmen ist, im Verlauf der Denervationsatrophie aber deutlich erkennbar wird. In dieser Schicht befinden sich die subsarkolemmalen Kerne der Muskelfasern. Wir müssen annehmen, daß an der Oberfläche des Sarkoplasmas eine Zellmembran vorhanden ist, die für die Aufrechterhaltung der Konzentrationsunterschiede zwischen dem inneren und äußeren Milieu der Fasern verantwortlich ist und den an Na^+ und Cl^- reichen extrazellulären Raum von dem K^+ reichen intrazellulären Raum trennt. Mit dem Begriff ,,Sarkolemma'',

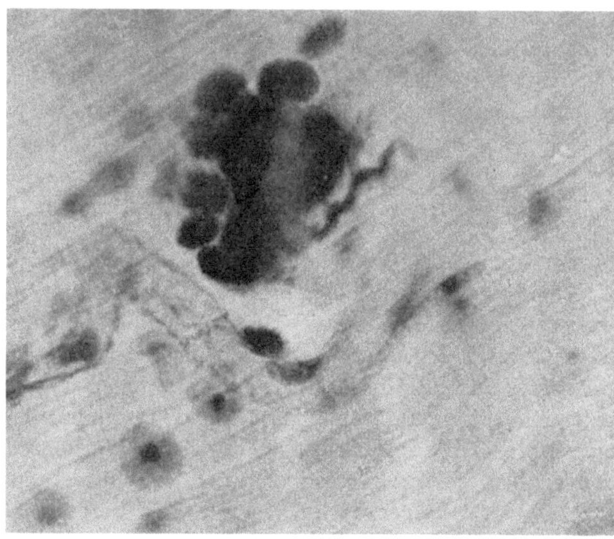

Abb. 21. Normale Endplatte mit Anordnung der Kerne rings um das sich dunkel färbende Zytoplasma der Endplatte. (BOWDEN R. E. M., GUTMANN E.: Brain 67:273, 1944.)

d. i. eine die Muskelfaser umhüllende Membran, ist eine dickere Membran gemeint, offensichtlich das Endomysium, das allerdings für Permeabilitätsveränderungen nicht von entscheidender Bedeutung ist. Man kann also auf das Vorhandensein 1. einer dünnen, physiologisch bedeutungsvollen Membran, die wir als ,,sarkoplasmatische Membran'' bezeichnen, und 2. einer dickeren Hülle aus kollagenen Fasern, dem Sarkolemma, schließen (siehe GUTMANN und YOUNG, 1944).

Elektronenmikroskopische Untersuchungen zeigen, daß die Membranen der Muskelfasern, besonders in der Gegend der myoneuralen Synapse, äußerst komplizierte Gebilde darstellen. In der Gegend der myoneuralen Synapse wird von Axon und sarkoplasmatischer Membran eine 5schichtige synaptische Membran gebildet, und zwar nur an jenen Stellen, an denen sich das Axon in die Muskelfaser einstülpt (ROBERTSON, 1956). Der Anteil der sarkoplasmatischen an der synaptischen Membran bildet eine palisadenförmige Struktur, die dem von COUTEAUX (1947) beschriebenen subneuralen Endapparat entspricht. Im terminalen Axoplasma stellte ROBERTSON viele vesikuläre und tubuläre Strukturen fest, die er in Beziehung zur Azethylcholinsekretion der Nervenfasern bringt. Es bleibt abzuwarten, inwiefern die bei elektronenmikroskopischen Untersuchungen gefundenen Strukturen physiologische Bedeutung haben.

Das Protoplasma der motorischen Endplatte ist eine Verbreiterung der äußeren sarkoplasmatischen Schicht und besteht aus granulierter Substanz (NOEL, 1927). In diesem Sarkoplasma befinden sich ungefähr 8 Kerne der Endplatte, nach KÜHNE (1864) Sohlenkerne, nach RANVIER (1878) noyaux

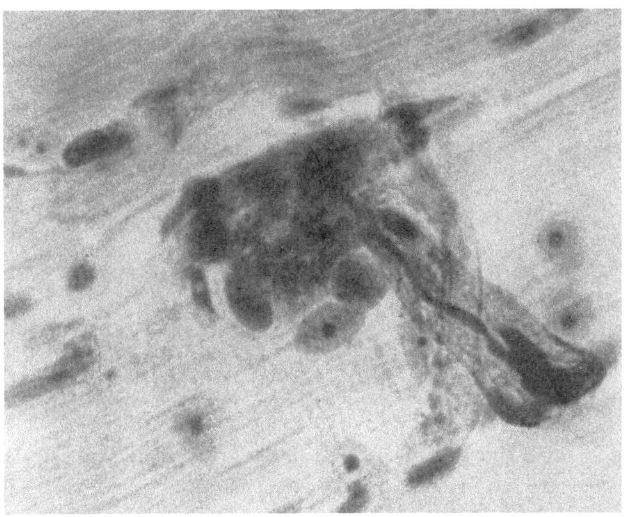

Abb. 22. Normale Endplatte. Das terminale Axon ist bis zur Kontaktstelle mit der Muskelfaser myelinisiert. (BOWDEN R. E. M., GUTMANN E.: Brain 67:273, 1944.)

fondamentaux, außerdem an der Verästelungsstelle der Nervenfasern weitere Kerne (nach RANVIER noyeaux vaginaux und noyaux de l'arborisation) in nicht konstanter Zahl. Es handelt sich hier um Kerne SCHWANNscher Zellen und Fibrozyten. Die Fibrozytenkerne bezeichnen wir als „äußere“ Kerne der Endplatten, um sie von den echten oder „inneren“ Kernen zu unterscheiden (GUTMANN und YOUNG, 1944). An der Endplatte vereinigt sich die endoneurale Scheide der Nervenfasern mit der kollagenen Scheide der Muskelfaser (Endomysium, Sarkolemma). Die vom Protoplasma der SCHWANNschen Zellen und des Neurilemmas (SCHWANNsche Membran) umhüllte Nervenfaser stellt die Verbindung mit der sarkoplasmatischen Membran her. Die Verästelung der Axone kann bereits vor ihrem Eintritt in die Endplatte beginnen, erfolgt aber meistens an der Kontaktstelle, also in der Endplatte selbst. Das Sarkoplasma färbt sich bei Silberimprägnation oft dunkel, was auf eine erhöhte metabolische Aktivität in diesem Gebiet der Muskelfaser hinweist. Dieselbe hohe Silberaffinität zeigen oft auch die inneren Kerne der Endplatte (Abb. 21). Das Axon behält seine Myelinscheide bis zum Übergang in die Endplatte (Abb. 22). Die Verhältnisse der neuromuskulären Verbindung sind im Semidiagramm, Abb. 23 dargestellt. Die terminale Verästelung zeichnet sich meist durch feine, dünne Axonspitzen aus. Für die terminalen Endigungen werden verschiedene Strukturen beschrieben (TELLO, 1905; BOEKE 1910, 1916), doch darf bei ihrer Interpretation nicht unbeachtet bleiben, daß Fixierung und Färbungsmethode eine gewisse Rolle spielen.

Die Beziehungen zwischen den feinen Nervenendigungen und dem Protoplasma der Endplatte waren von jeher Gegenstand der Diskussion. BOEKE (1916)

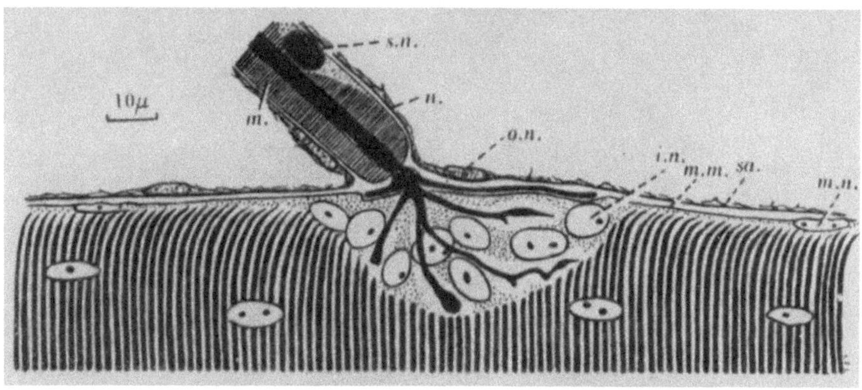

Abb. 23. Semidiagraphische Darstellung der motorischen Endplatte. Die Hauptnervenfaser und das Sarkolemma werden im optischen Längsschnitt gezeigt, der Rest der Endplatte verdeckt die Oberfläche der Muskelfaser. s. n. — Kern der SCHWANNschen Zelle, m. — Myelinscheide, n. — Neurolemma, o. n. — äußerer Kern der Endplatte, i. n. — innerer Kern der Endplatte, m. m. — Muskel- (sarkoplasmatische) Membran, m. n. — subsarkolemmaler Muskelkern. (GUTMANN, E., YOUNG, J. Z.: J. Anat. 76:15, 1944.)

nahm an, daß die Kontinuität zwischen den feinen Nervenendigungen und den Muskelfibrillen durch ein periterminales Netz gewährleistet wird, dem er bei Beschreibung der intraplasmatischen Nervenfaserverästelung die Leitung nervaler Impulse von den Nervenstrukturen zu den Muskeln im Sinne einer „receptive substance" nach LANGLEY zuschrieb. CAJAL (1935), der dieses Netz in seinen Präparaten beobachtet hatte, erblickte in ihm die Grundlage der granulierten Endplatte und lehnte einen Zusammenhang mit den Nervenfasern ab. Nach WILKINSON (1929) ist diese Struktur ein Artefakt der Formolfixierung.

Auch bei der Interpretation dieser Strukturen muß man von ihrer physiologischen Funktion ausgehen. Anzunehmen ist die Existenz einer äußeren Membran des Axoplasmas, die den freien Zutritt der Ionen verhindert und so die unterschiedliche Ionenkonzentration im intra- und extrazellulären Raum aufrechterhält. Auch aus den morphologischen Bildern ergibt sich, daß der Kontakt durch die Verbindung der axonalen Membran mit dem Protoplasma der Endplatte realisiert wird, und nicht auf dem Wege einer membranlosen Kontinuität dieser Strukturen, was den Zusammenhang der intrazellulären Räume der Nerven- und Muskelfasern voraussetzen würde. Oft kann z. B. ein hellerer Rand des Protoplasmas rings um die Axone beobachtet werden (Abb. 24).

Das Sarkoplasma ist wahrscheinlich bezüglich der Erhaltung des Ionengleichgewichts eine ähnliche Flüssigkeit wie das Axoplasma. Da die Weitergabe des Nervenimpulses schwer zu erklären wäre, wenn sich die Fasern in einem Milieu gleicher Zusammensetzung befänden, kann also angenommen werden, daß das

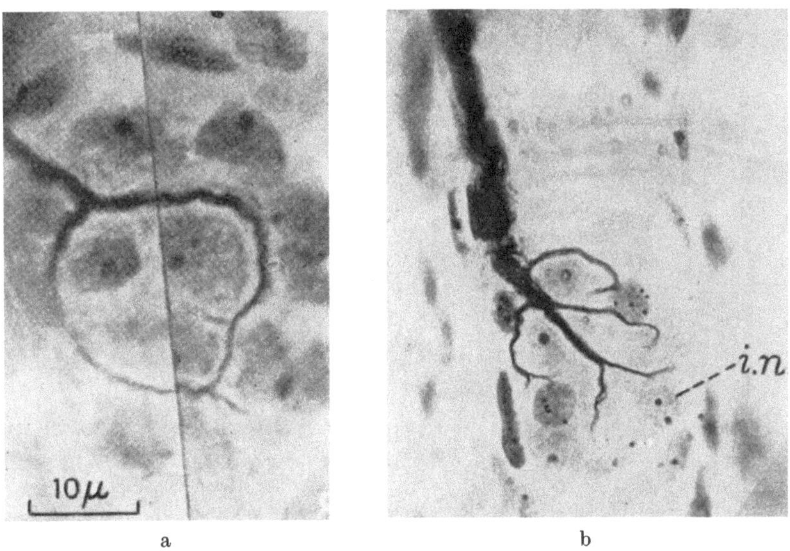

Abb. 24. Normale Endplatten. a) Endplatte, in der sich zwei Fasern verbinden und an der Membranoberfläche einen geschlossenen Kreis bilden; b) Blick auf eine Endplatte von oben (i. n. — innerer Kern der Endplatte). (GUTMANN, E., YOUNG, J. Z.: J. Anat. 78:15, 1944.)

Axoplasma vom Protoplasma der Endplatte abgeteilt ist, und zwar so, daß ihre Membranen an der Kontaktstelle erhalten bleiben (GUTMANN und YOUNG, 1944).

Die strukturelle Abtrennung von Nerven- und Muskelfaser im Bereich der Endplatte ist inzwischen weiterhin geklärt worden, besonders durch histochemische und elektronen-mikroskopische Arbeiten. COUTEAUX (1947) wies auf die Palisadenstruktur des von ihm beschriebenen subneuralen Apparates hin. Für die Bedeutung dieses Apparates an der Kontaktfläche der Endplatte für die Nervenreizübertragung spricht die hohe Konzentration der Cholinesteraseaktivität im Bereich dieser Struktur (COUTEAUX und TAXI, 1952, COUTEAUX, 1955). Diese lamellare Struktur im Bereich der Endplatte wurde auch in elektronen-mikroskopischen Untersuchungen beschrieben (ROBERTSON, 1956, REGER, 1957).

In der Endplatte kommt es zu einer Verästelung feinster Nervenendigungen. Die Zahl der Ästchen beträgt durchschnittlich 5,8 (berechnet aus 50 Endplatten des m. peronaeus long. vom Kaninchen). Die Variationsbreite ist aber ziemlich groß und deutet darauf hin, daß dem Mengenverhältnis der Ästchen keine funktionelle Bedeutung zukommt. Ob die Verbindung mit den Muskelfasern durch einen bulbösen, feinen oder kreisförmigen Abschluß hergestellt wird, scheint nicht wichtig zu sein. Der funktionell bedeutungsvolle Kontakt erfolgt mit der ganzen Oberfläche des Axons, wie z. B. in Abb. 24

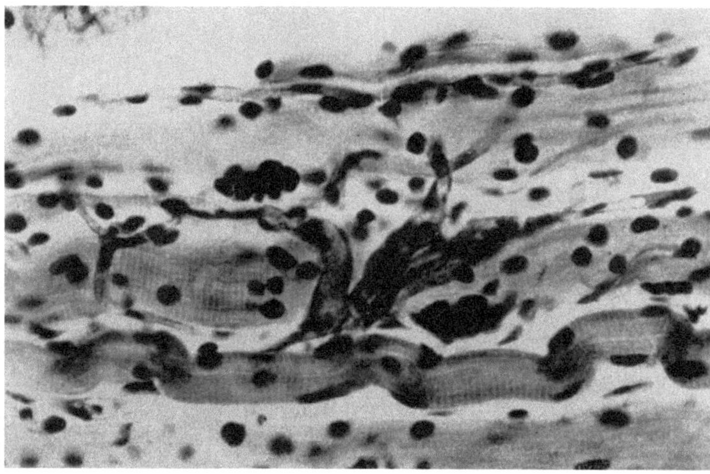

Abb. 25. Endplatten, 69 Tage nach Denervation. Die SCHWANNschen Scheiden sind noch gut erkennbar. (BOWDEN, R. E. M., GUTMANN, E.: Brain 67:273, 1944.)

ersichtlich ist, wo sich zwei Fasern auf der Endplatte vereinigen und einen Kreis bilden, der sichtlich zur vollkommenen Vermittlung nervaler Signale dient. Die histochemischen Arbeiten PORTUGALOWS (1955) deuten an, daß bei der nervalen Erregungsleitung in der Endplatte auch die SCHWANNschen Zellen eine wichtige Aufgabe versehen, da in ihnen die Konzentration und Aktivität der Cholinesterase, der Phosphomonoesterase und anderer Fermente höher ist als in der Nerven- und Muskelfaser. PORTUGALOW (1955) fand auch eine hohe Aktivität der untersuchten enzymatischen Systeme in den Nervenscheiden und in der SCHWANNschen Glia der nervalen Rezeptoren im Muskel. In Übereinstimmung mit LAWRENTJEW (zit. nach PORTUGALOW, 1955) schreibt er der peripheren Glia große Bedeutung für die nervale Impulsvermittlung zu.

Nach der Nervendurchschneidung kommt es zum Zerfall der terminalen Nervenendigung in der Endplatte, und zwar ungefähr zu dem Zeitpunkt, in dem der Verlust der mittelbaren Reizbarkeit des Muskels eintritt, beim Kaninchen also ungefähr nach 32 Stunden. Der Kontinuitätsverlust der terminalen Nervenfasern, den wir als Kriterium für die Degeneration im morphologischen Sinne ansprachen, erfolgt lange vor dem Kontinuitätsverlust der Axone im betreffenden Nerven (GUTMANN und HOLUBÁŘ, 1952). Wir brachten also den rasch eintretenden Verlust der nervalen Erregungsleitung bei erhaltener Reizbarkeit des Nerven (TITECA, 1935) zu der schnell verlaufenden Degeneration der Nervenfasern in den Endplatten in Beziehung und erklärten ihn mit der weniger labilen Endplattenstruktur im Sinne der Konzeption WEDENSKIS (1901). Ein derart rascher Verlust der nervalen Signalübermittlung wurde

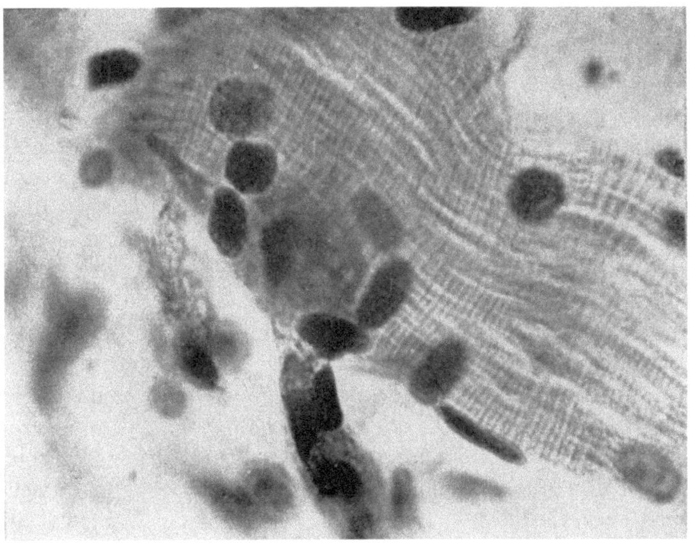

Abb. 26. Muskelfaser, 69 Tage nach Denervation. Das Sarkoplasma ist noch deutlich erkennbar und die SCHWANNsche Scheide bis zur alten „leeren" Endplatte verfolgbar. (GUTMANN, E., BOWDEN, R. E. M.: Brain 67:273, 1944.)

zwischen vegetativen Nerven und glatter Muskulatur nach Nervendurchschneidung nicht festgestellt. Wir erklärten uns diesen zeitlich verschiedenen Funktionsverlust der Nervenendigung im quergestreiften und glatten Muskel während der Degeneration mit einer unterschiedlichen Labilität in den entsprechenden Synapsen, Ganglien und Endplatten (GUTMANN und HOLUBÁŘ, 1952).

Aber auch nach dem Zerfall der Axone bleiben die strukturellen Eigenschaften der Endplatte erhalten. Destruktionen ihrer Kerne waren nicht festzustellen, und auch die sarkoplasmatische Anhäufung ließ sich noch lange nach der Nervendurchschneidung lokalisieren (BOWDEN und GUTMANN, 1944). Individuelle SCHWANNsche Scheiden sind längere Zeit nach der Denervation dank der gut färbbaren Eiweißstrukturen der Endplatte bis zu dieser und dem Sarkoplasma der Muskelfasern zu verfolgen (Abb. 25 und 26). Erst in sehr späten Stadien der Muskelatrophie wird die Lokalisation der Endplatte unmöglich, was mit den Befunden BUCHTHALs und KAHLSONs (1946) übereinstimmt, die eine erhöhte Azetylcholinempfindlichkeit des Muskels noch 75—85 Tage nach der Denervation fanden. In diesem Zeitraum vollziehen sich jedoch bereits in den Muskelfasern selbst progressive Veränderungen, deren Grad für die Funktionserneuerung nach Reinnervation bestimmend ist.

Die Kenntnisse der Denervationsatrophie nach morphologischen Gesichtspunkten stützen sich vor allem auf experimentelle Arbeiten, die sich vorzugsweise mit den Frühstadien der Denervation befaßten (z. B. WILLARD und GRAU, 1924; CHOR, DOLKART und DAVENPORT, 1937). Eine vollständige Übersicht über die elektrophysiologischen und biochemischen Veränderungen im denervierten Organ würde den Rahmen dieser Arbeit sprengen, deren Thematik den Regenerationsprozessen gewidmet ist. Wir beschränken uns daher auf die morphologischen Veränderungen, da in ihnen die Restitutionsvorgänge besonders ausgeprägt in Erscheinung treten. Diese Veränderungen wurden fast ausschließlich am Muskel studiert, während andere terminale Organe bisher fast unbeachtet blieben. TOWER (1935) unterschied bei einer länger als ein Jahr dauernden Denervationsatrophie drei Stadien dieses Prozesses, und zwar die Atrophie, die akute Degeneration und die fibröse Entdifferenzierung. Sie beschrieb eine vakuoläre und granuläre Degeneration und nahm an, daß akute degenerative Veränderungen jederzeit zu einer totalen Destruktion des Muskels und zu seinem Ersatz durch fibröses Gewebe führen können. Die Unterscheidung zwischen Atrophie und Degeneration ist wenig befriedigend, da sie völlig vom morphologischen Bild abhängt. Beide Begriffe geben den wirklichen Zustand der Organe, z. B. hinsichtlich ihrer chemischen Zusammensetzung, nur unvollständig wieder. Die Definition des atrophischen und degenerativen Prozesses ist also auch für den Muskel nicht eindeutig formuliert. Von praktisch wichtiger Bedeutung ist aber die Frage nach der Reversibilität der Denervationsveränderungen, die im Muskel während und nach der Reinnervation eintritt. Die Muskeldenervation führt zu einer allmählichen Verkleinerung und schließlich zur Destruktion der Muskelfasern, die durch kollagenes Bindegewebe und Fettablagerungen ersetzt werden. Die quantitativen Angaben für diesen Prozeß sind noch nicht vollständig; eine gleich große Geschwindigkeit dieser Veränderungen bei Mensch und Tier kann nicht angenommen werden. Beim Kaninchen fanden wir z. B. nach zweijähriger Denervationsdauer den Muskel zum größten Teil durch Fett und kollagenes Bindegewebe ersetzt, mit Resten von Muskelfasern und sarkolemmalen mit Kernketten ausgefüllten Tuben (GUTMANN, 1945). Dagegen beobachteten SUNDERLAND und RAY (1950) beim Fuchskusu Fasern, welche die Denervationsperiode um 485 Tage überlebten. Die Muskelatrophie war zwar ziemlich vorgeschritten, aber Degeneration und fibröse Umwandlung der Muskelfasern waren nicht feststellbar. Beim Menschen wurden die Veränderungen im Muskel nach Denervation vor allem in Poliomyelitisfällen untersucht (KOPITS, 1929). Alle diese Angaben sind jedoch wenig befriedigend, da Denervationsdauer und Umfang der pathologischen Veränderungen nur selten genau bekannt sind.

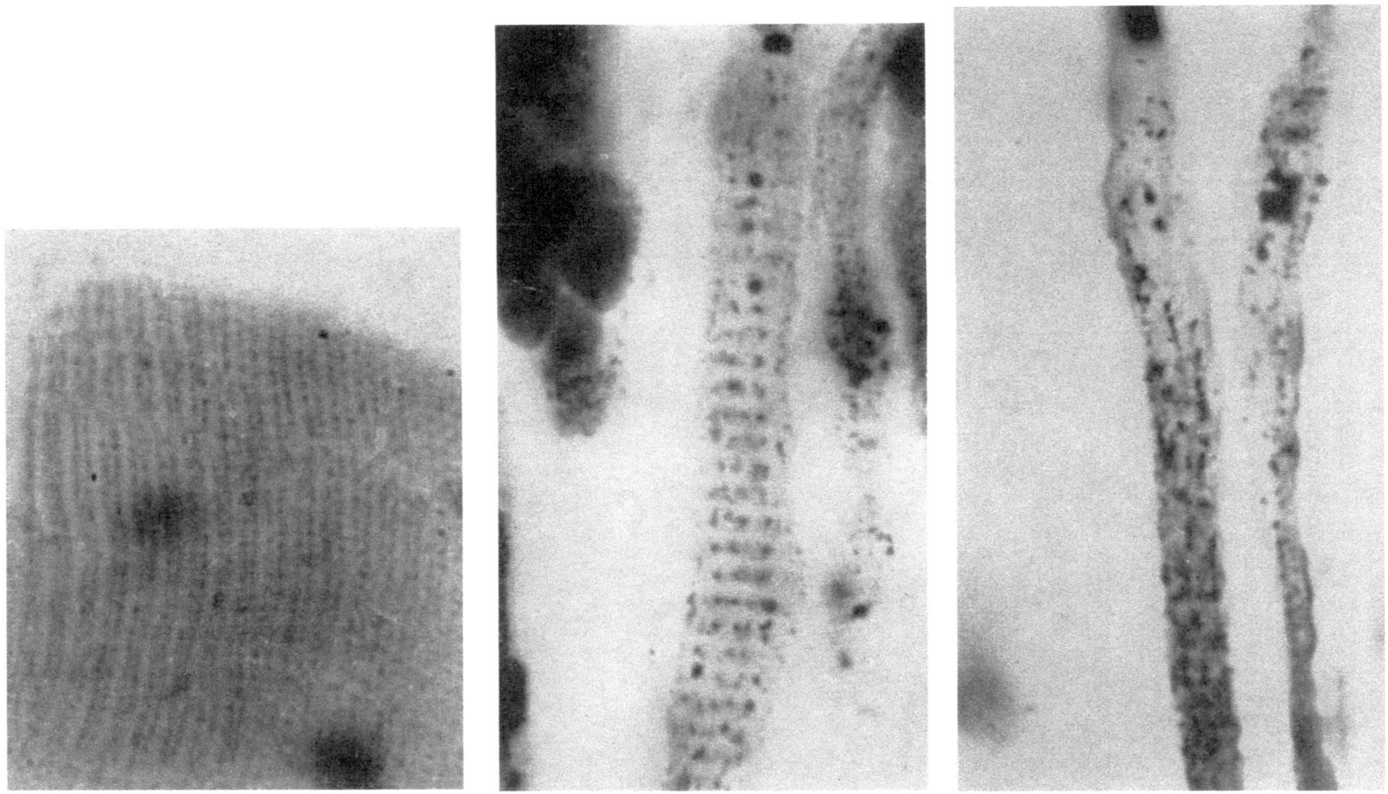

a b c

Abb. 27. A. Stadien der Veränderungen der Granula an der Grenze des Q-Diskus im denervierten menschlichen Muskel. a) Normaler Muskel mit regelmäßiger Anordnung der Granula; b) atrophische Muskelfaser nach 20jähriger Denervation. Die Granula sind zwar von verschiedener Größe, aber noch regelmäßig angeordnet; c) unregelmäßige Anordnung der Granula. (Bowden, R. E. M., Gutmann, E.: Brain 67: 273, 1944.)

Wir studierten den Verlauf der Denervationsatrophie an Muskelbiopsien (GUTMANN und BOWDEN, 1944) bei Patienten mit Nervenschäden, wo also die Denervationsdauer genau bekannt war und 42 Tage bis 30 Jahre betrug. Die Veränderungen im menschlichen Muskel gehen sichtlich langsamer vor sich als bei Tieren. Die bis zu 3 Jahren andauernde Denervation führt zu einer progressiven Verringerung des Faserdurchmessers, zum allmählichen Verlust des Sarkoplasmas und zur Kollagenisierung des Muskels, wobei die Architektur der endoneuralen Scheiden und die Vaskularisation nach und nach zerstört werden. Eine voll-

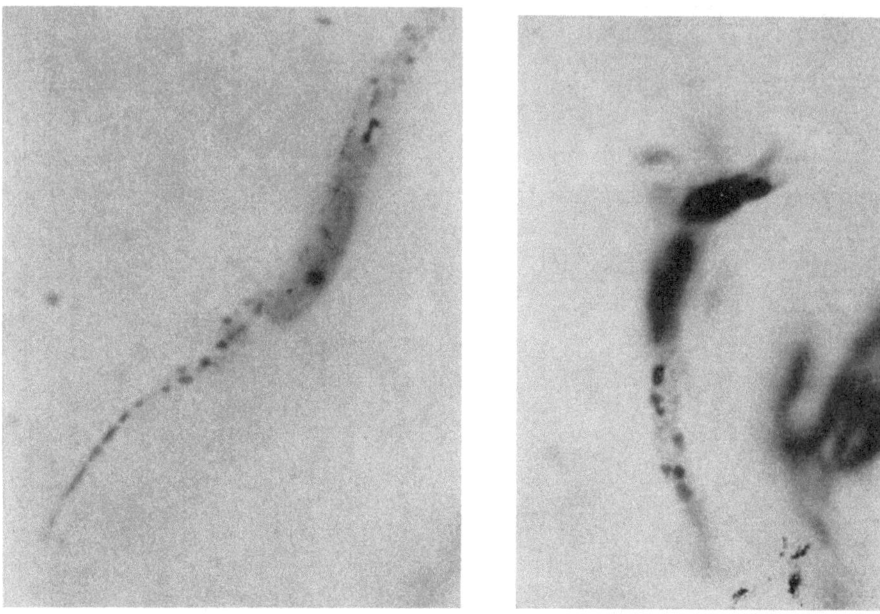

a b

Abb. 27. B. a) Rest einer Muskelfaser nach 25jähriger Denervation mit vereinzelten Granula; b) Rest einer Muskelfaser nach 25jähriger Denervation, isoliert in kollagenem Bindegewebe liegend. (BOWDEN, R. E. M., GUTMANN, E.: Brain 67:273, 1944.)

kommene Desintegration der Muskelfasern tritt in dieser Zeit nur bei wenigen Fasern ein. Nach mehr als 3 Jahren kommt es zu einer Fragmentierung und Aufspaltung der Muskelfasern, die schließlich durch kollagenes Bindegewebe und Fett ersetzt werden. In den letzten Stadien sind Fragmente der Muskelfasern anzutreffen, die an Fibroblasten erinnern und daran erkennbar sind, daß sie einige pyknotische Kerne und charakteristische Granula enthalten. In Silberpräparaten normaler Muskelfasern stellten wir gleichmäßig zu beiden Seiten der HANSENschen Scheiben gelagerte Granula fest. Die regelmäßige Verteilung deutet an, daß es sich um die von HOLMGREN (1910) eingehend im Insektenmuskel beschriebenen Sarkosomen handelt, denen er große Bedeutung

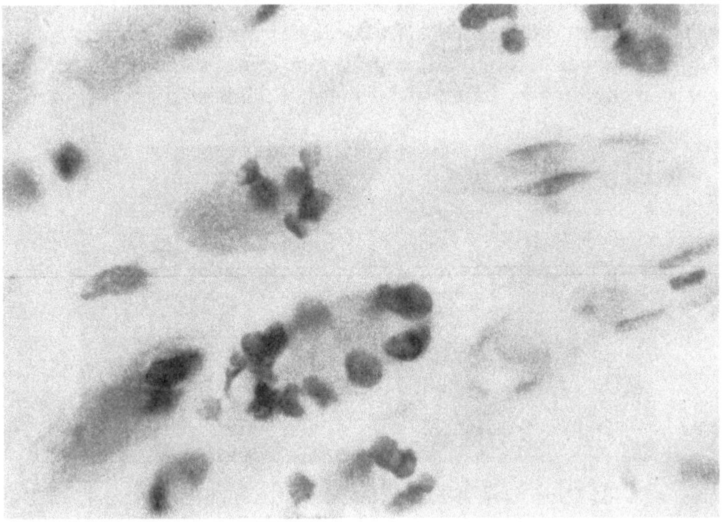

a

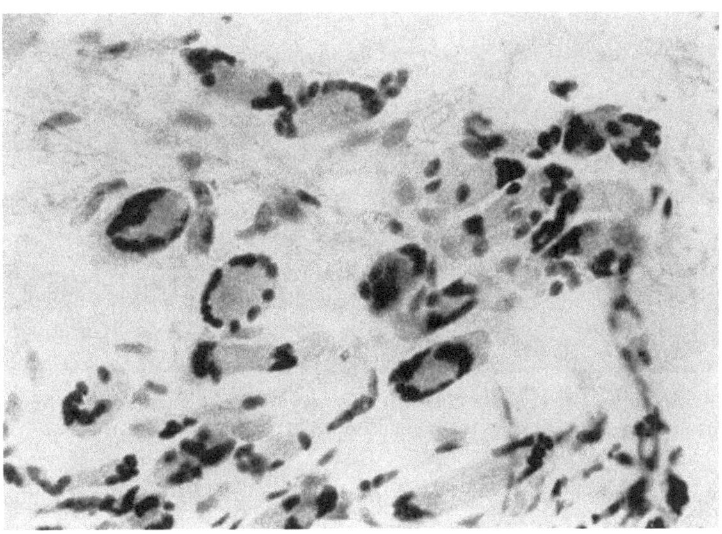

b

Abb. 28 a) und b). Ovale Fragmente von Muskelfasern mit pyknotischen Kernen (26jährige Denervation). (BOWDEN, R. E. M., GUTMANN, E.: Brain 67:273, 1944.)

für den Stoffwechsel der Muskelfasern beimaß. Die neuere Literatur betont die Bedeutung dieser wahrscheinlich mitochondrialen Strukturen für den Sauerstoffmetabolismus. In denervierten Muskelfasern sind die Granula unregelmäßig angeordnet und fließen manchmal zu größeren Punkten zusammen. Die Stadien dieser Veränderungen, von denen wir annehmen, daß sie der Desorganisation der

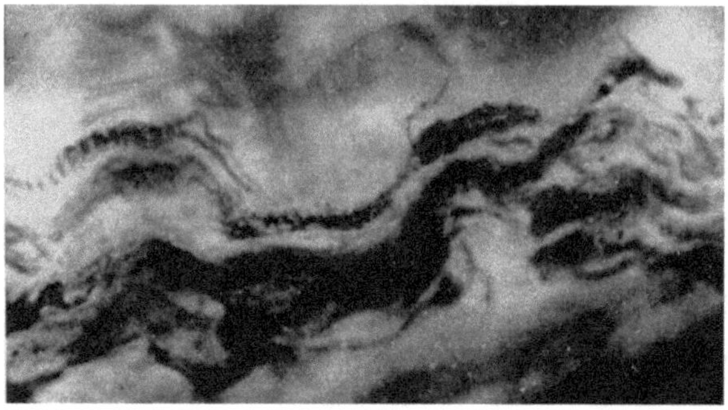

Abb. 29. Muskel, 3164 Tage nach Denervation. Die extrem atrophischen Muskelfasern im Stadium der fibrillären Aufsplitterung. (BOWDEN, R. E. M., GUTMANN, E.: Brain 67:273, 1944.)

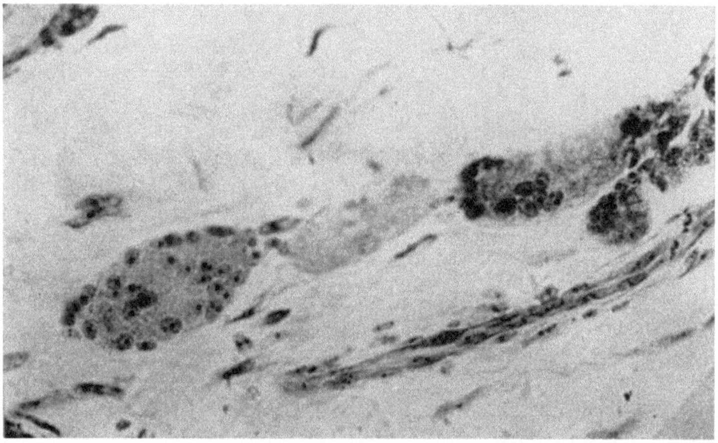

Abb. 30. Atrophische Muskelfaser (26jährige Denervation) im Stadium der Aufsplitterung in einzelne Fragmente. (BOWDEN, R. E. M., GUTMANN, E.: Brain 67:273, 1944.)

Sarkosomen, wahrscheinlich infolge des gestörten Sauerstoffmetabolismus im denervierten Muskel, entsprechen, sind aus den Abb. 27 A a) bis c) und 27 B a) und b) ersichtlich.

Der Zerfall von Muskelfasern erfolgt meist auf zweifache Weise, und zwar entweder in runde Fragmente, die mit pyknotischen Kernen und dem Material der hyalinen Degeneration, angefüllt sind (Abb. 28), oder durch fibrilläre Auf-

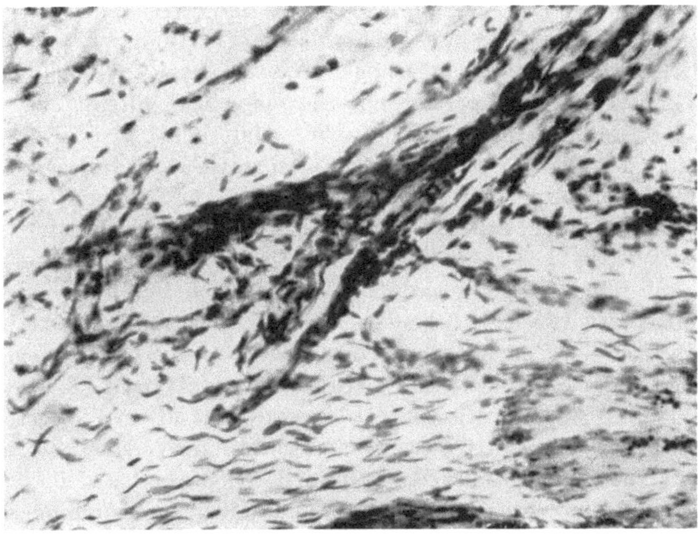

a

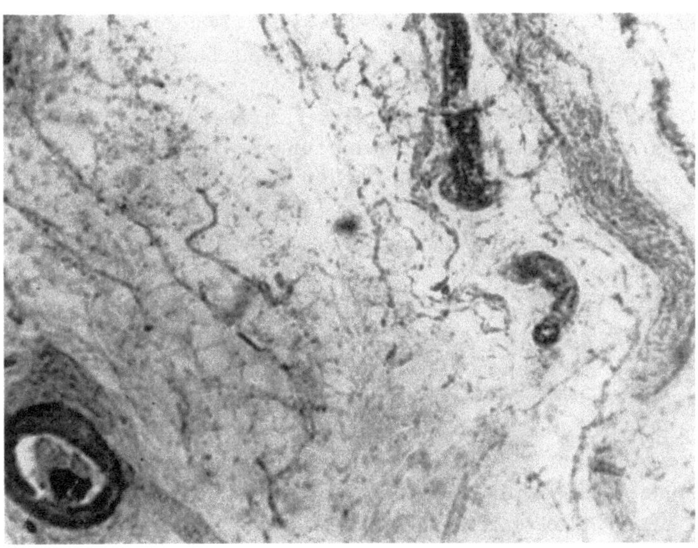

b

Abb. 31 a) und b). Endergebnis der Muskelatrophie (25jährige Denervation). Der Muskel ist durch Fett und kollagenes Bindegewebe ersetzt und die Architektur der Gefäße und Nervenfaserbündel vollkommen zerstört. (BOWDEN, R. E. M., GUTMANN, E.: Brain 67:273, 1944.)

splitterung (Abb. 29). Die Fasern zeigen oft das Bild einer Spaltung zu Ovoiden, sichtlich eine Übergangsform zum vollkommenen Zerfall in ovale oder rundliche Fragmente (Abb. 30). Die Veränderungen in den Kernen sind charakteristisch; es sind pyknotische Kerne anzutreffen, die manchmal miteinander verfließen und eine größere Anhäufung pyknotischen Materials bilden. Rings um die pyknotischen Kerne ist oft ein hellerer Saum mit Chromatinfragmenten feststellbar. In den späteren Stadien kommt es also zur Destruktion der Kerne sowie zur Kondensation, Auflösung und Resorption des Chromatins (BOWDEN und GUTMANN, 1944). Das endgültige Bild lange denervierter Muskeln zeigt kollagenes, oft sehnenartig angeordnetes Bindegewebe, Fett und einige größere Bündel leerer SCHWANNscher Scheiden (Abb. 31 a), ferner verengerte, manchmal durch proliferierendes kollagenes Bindegewebe obliterierte Arterien. Kleinere Nervenbündel oder SCHWANNsche Scheiden sind nicht mehr lokalisierbar. Die Architektur der Vaskularisation und Innervation ist also völlig gestört (Abb. 31 b). Es ist anzunehmen, daß diese Veränderungen irreversibel sind, so daß die Innervation eines solchen Muskels funktionell bedeutungslos bleiben muß.

Wie verlaufen Reinnervation und Herstellung neuer Verbindungen zwischen Axon und Endplatte? Im Hinblick auf die progressiven Veränderungen während der Denervation ist anzunehmen, daß der Erfolg des Reinnervationsprozesses von der Zeitspanne abhängt, die vor Rückkehr der Nervenfasern in den Muskel verstrichen ist. Ein weiterer Faktor dürfte der Grad der „Überkreuzung" von Nervenfasern im Narbengebiet sein. Wie bereits erwähnt, gibt es keinen Beweis für eine chemotaktische oder andere neurotropische Rückführung der regenerierenden Fasern in die ursprünglichen SCHWANNschen Scheiden. Andererseits ist die Abirrung von Nervenfasern eine experimentell erwiesene Tatsache. Ein Teil der neu ausgebildeten Verbindungen wird daher immer funktionell ungeeignet sein. Dafür sprechen auch die Beobachtungen TELLOs (1907), der die große Unregelmäßigkeit der Faserverästelung im reinnervierten Muskel betont. Einige SCHWANNsche Scheiden sind leer, andere mit einer größeren Anzahl von Axonen gefüllt. Die Fasern können auch ihre Bahn ändern und von einer SCHWANNschen Scheide in eine andere vordringen. TELLO selbst vermutete ein offenes Ende der SCHWANNschen Scheiden bei freiem Wachstum der nackten Axonspitzen. Wie wir gesehen haben, betont BOEKE (1935) dagegen die enge Verbindung des Protoplasmas der SCHWANNschen Zellen und Axone bis zur Verästelung und die hypolemmale Lagerung terminaler Ästchen in der Endplatte. Trotz der unregelmäßig verlaufenden Reinnervation setzt aber TELLO Einwirkungen chemotaktischer Stoffe voraus, die allerdings nicht nachgewiesen sind. BOEKE (1935) beschreibt bei der Reinnervation des Muskels in den ersten Stadien eine Überproduktion neu sich ausbildender Fasern, so daß manchmal an einer Muskelfaser Nervenendigungen in größerer Anzahl anzutreffen sind. Diese überzählige Innervation kehrt später zu normalen Verhältnissen zurück. Er beschreibt ferner eine neuerliche Ausbildung des periterminalen Netzwerks, wobei er sich auf die Befunde GRIGORIEFFs (1931) beruft, der solche Strukturen in Gewebskulturen bei Innervation lebender Myoblasten gefunden hatte.

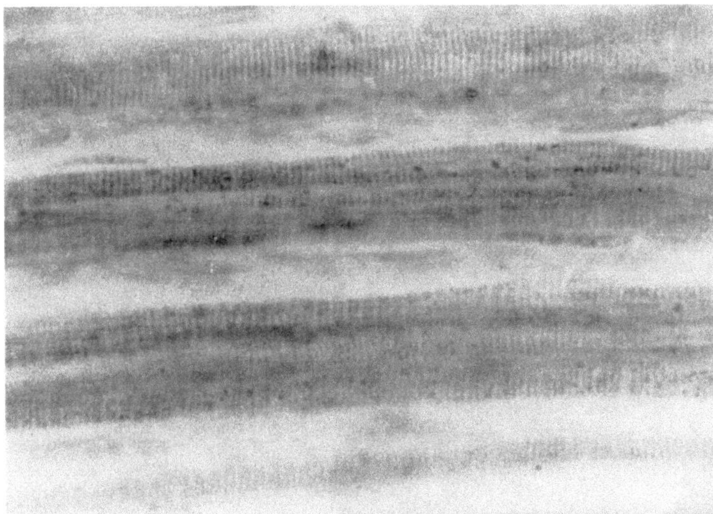

Abb. 32. Muskelfasern, die nach kreuzweiser Verbindung von n. fibularis und n. tibialis ihren Faserdurchmesser wieder hergestellt. Die Reinnervation durch motorische Nervenfasern erfolgte nach 20monatiger Denervation und war nach 6 Monaten abgeschlossen. (GUTMANN, E.: J. Anat. 79:1, 1945.)

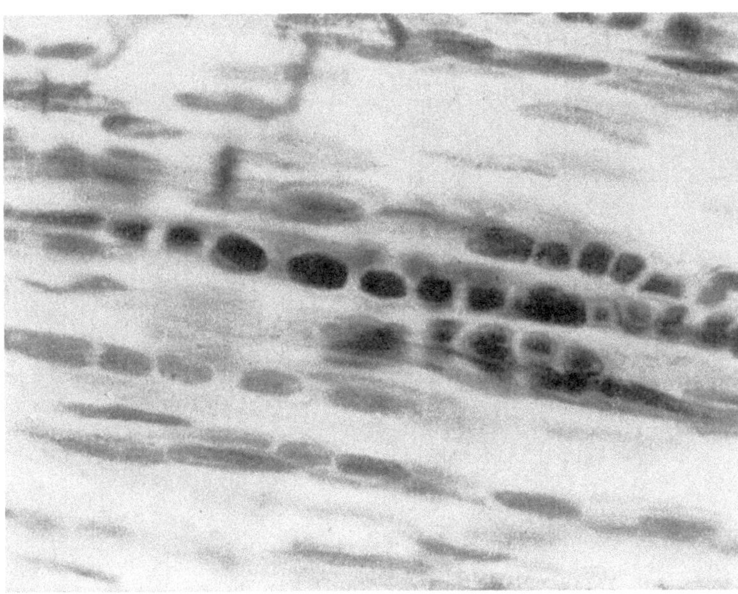

Abb. 33. Atrophische Muskelfasern nach 20monatiger Denervation und 6monatiger Reinnervation durch kreuzweise Verbindung von n. suralis und n. tibialis. (GUTMANN, E.: J. Anat. 79:1, 1945.)

8 Gutmann

Hinsichtlich der überzähligen Reinnervation des Muskels ist hervorzuheben, daß bei diesen Versuchen die Nerven genäht (BOEKE, 1916) oder Lücken zwischen den Nervenstümpfen belassen wurden (TELLO, 1907). In solchen Fällen kommt es zu einer starken Abirrung der Nervenfasern, die sich vor allem in einer Reinnervation des Muskels durch sensible Fasern bemerkbar macht. Nach WEISS (1935) können sensible Fasern neue Verbindungen im quergestreiften Muskel herstellen. In 5 von 15 Fällen beobachtete er nach Einschaltung der

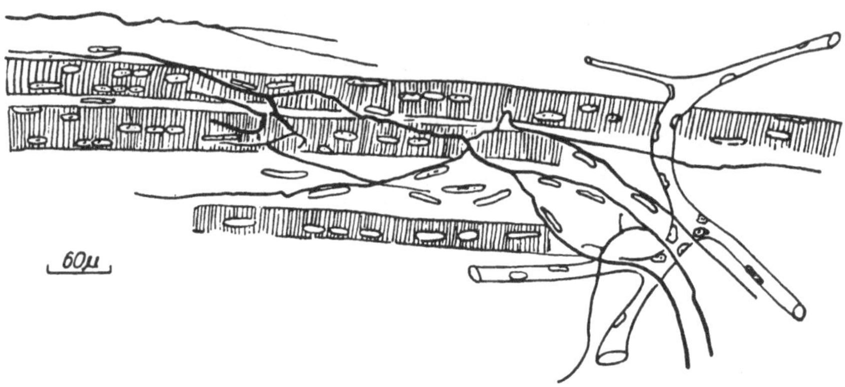

Abb. 34. Sensible Nervenfasern, die zwischen und über Muskelfasern ein Netz bilden, ohne mit diesen einen Kontakt herzustellen. 77 Tage nach Verbindung von n. suralis und n. fibularis. (GUTMANN, E.: J. Anat. 79:1, 1945.)

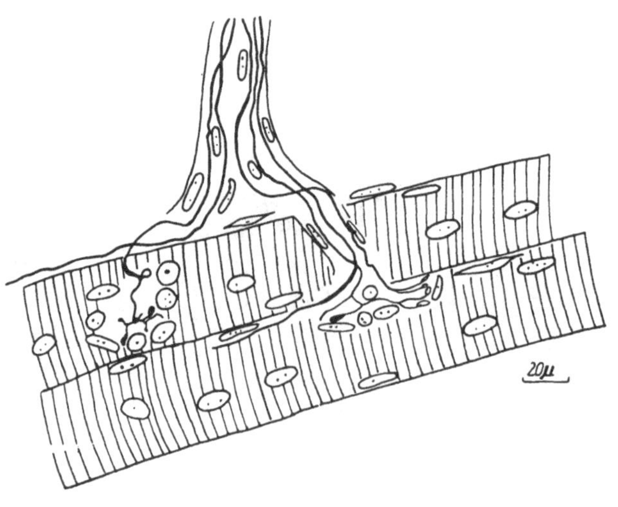

Abb. 35. Motorische Nervenfasern, die zwei Endplatten innervieren. Die regenerierenden Fasern bilden zwischen den Kernen der Endplatte terminale ringförmige Gebilde, bulböse oder sich verästelnde Endigungen. 60 Tage nach Naht des n. fibularis. (GUTMANN, E.: J. Anat. 79:1, 1945.)

Dorsalwurzeln in transplantierte Muskeln bei Reizung des Nerven eine Muskelkontraktion und interpretierte diese Funktion der „mononeuralen Verbindung" im Sinne seiner Resonanztheorie der Nerventätigkeit, die eine „Modulation" der Neurone durch Reize aus dem Muskel voraussetzt. Auch BOEKE (1913, 1917) gibt an, daß nach Vereinigung des Lingualis- und Hypoglossusnerven unregelmäßige Endplatten gebildet wurden, die im allgemeinen jenen nach Naht des n. hypoglossus ähnelten.

In kontrollierten Versuchen führten wir am Kaninchen eine „Heteroinnervation" von Muskeln mit sensiblen Nerven durch. Eine Ausschaltung des Denervationseinflusses auf den Muskel war nicht festzustellen, da der Fibrilla-

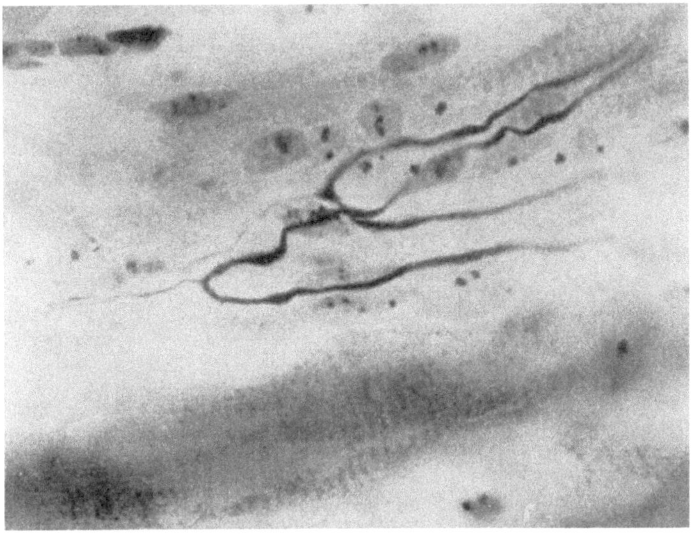

Abb. 36. Plexiforme terminale Endigungen sensibler, den m. peronaeus longus versorgender Nervenfasern. (GUTMANN, E.: J. Anat. 79:1, 1945.)

tionsprozeß seinen Fortgang nahm und die Reizung des sensiblen Nerven in keinem einzigen Falle eine Muskelkontraktion hervorrief. Die Unterschiede bei der Reinnervation durch motorische und sensible Nervenfasern ergeben sich aus den Abb. 32 und 33. Nach einer 20 Monate dauernden Denervation wurde auf der einen Seite des Versuchstiers der zentrale Nervenstumpf des n. fibularis mit dem n. tibialis vereinigt. Während die ziemlich vorgeschrittene Atrophie wenigstens in einem Teilstück des Muskels durch motorische Reinnervation rückgängig gemacht wurde, vermochte die Reinnervation durch sensible Fasern den Degenerationsprozeß nicht aufzuhalten. Die sensiblen Nervenendigungen im Muskel erinnern an die plexiformen Endkörperchen sensibler Fasern in der Haut (Abb. 34 und 36). Sensible Endformationen sind also nicht imstande, Endplatten im Muskel auszubilden. Die Unterschiede in der Reinnervation durch motorische und sensible Nervenfasern nach annähernd gleich langer Denervation sind auch aus den Abb. 34 und 35 ersichtlich. Interessanterweise vermögen die sensiblen Nervenfasern alte Endplatten zu reinnervieren, nicht aber Verbindungen herzustellen; alte Endplatten werden im weiteren Wachstumsverlauf beiseite gelassen (Abb. 37). In den Befunden von WEISS (1935) handelte es sich wahrscheinlich um die Reizung aberrierender Nervenfasern aus den Vorderwurzeln, wie auch die späteren Versuche von WEISS und EDDS (1945) zeigten. Wir nehmen an, daß BOEKE gerade diese atypischen Nervenendigungen beobachtete und daß vor allem sie für das Bild der überzähligen Reinnervation verantwortlich sind. Die funktionell nicht eingeschalteten Endformationen werden wahrscheinlich später ebenso resorbiert wie in der

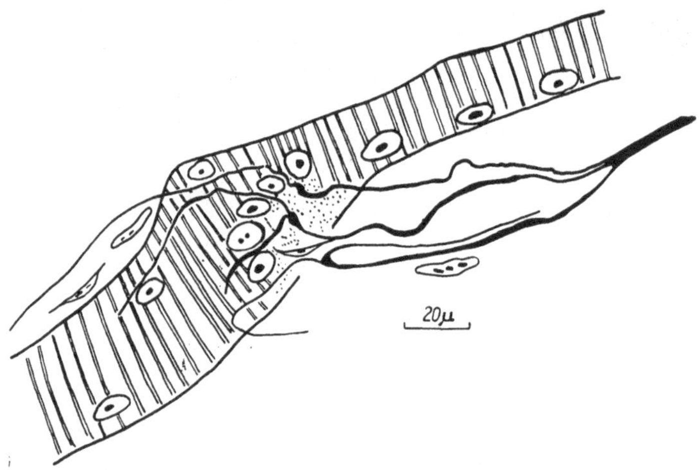

Abb. 37. Scheinbar in die Endplatte eindringende sensible Nervenfaser, die in der Endplatte keine Verästelung ausbildet und entlang der Muskelfaser zum kollagenen Bindegewebe vordringt. 90 Tage nach Vernähung des n. suralis mit dem n. fibularis. (GUTMANN, E.: J. Anat. 79:1, 1945.)

SCHWANNschen Scheide die überzähligen Fasern, die keine Vereinigung mit der motorischen Endplatte herstellen konnten.

Die Frage, welchem trophischen Einfluß die Beseitigung funktionell nicht eingeschalteter Nervenfasern zuzuschreiben sei, ist sehr interessant. Die Einschaltung in Reflexvorgänge erhält vermutlich die nervale Struktur und fördert die Reifung der Nervenverbindungen, ihr Fehlen dagegen hat Atrophie und schließlich Elimination dieser Strukturen zur Folge. Komplizierte trophische Adaptationsmechanismen machen sich auch bei den Reinnervationsprozessen bemerkbar, die sich im partiell denervierten Muskel vollziehen. Auf eine eventuelle Versorgung denervierter Muskelfasern durch residuale intakte Nervenfasern hat erstmalig EXNER (1885) verwiesen; später haben sich mit dieser „kollateralen Regeneration" vor allem HARREVELD (1947), HOFFMANN (1950) und EDDS (1953) befaßt. HARREVELD (1952) fand eine reiche Verästelung von Nervenfasern in partiell denervierten Muskeln und beobachtete, daß die auswachsenden Kollateralfasern in denervierte Endplatten eindringen, wo sie terminale Strukturen ausbilden. EDDS (1953) vermutet, daß das Vorkommen von Kollateralfasern und ihre Verbindung mit denervierten Endplatten eine Reaktion residualer Nervenfasern auf humorale Faktoren darstellt, die durch degenerierende Fasern im Nachbargebiet freigesetzt werden. Die Beobachtung kollateraler Verästelungen in intakten Nervenfasern bei Degeneration benachbarter Endplatten ist für die Frage der chemischen Aspekte von Beziehungen zwischen Nervenfaser und Gewebsmilieu bedeutsam (siehe HAMBURGER, 1954). Chemische Reize vermutet besonders HOFFMANN (1950, 1952), der im Myelin der degenerierenden Nervenfasern das entscheidende Reizmaterial erblickt. HOFFMANN und SPRINGELL (1951) nehmen an, daß die in das Axon eindringenden Fettsäuren oder deren Glyzeride die plasmatische Struktur verändern und so ein pseudopodienartiges Wachstum hervorrufen. Einer ähnlichen Erscheinung begegneten wir bei der Reinnervation denervierter Hautgebiete durch umgebende Fasern (WEDDELL, GUTTMANN und GUTMANN, 1941), wo es sich wahrscheinlich um eine vorübergehend gestörte trophische Beziehung zwischen benachbarten Nervenfasern handelte. Dieser „lokalen" Ausbreitung von Nervenfasern in der denervierten Haut kommt nur beschränkte Bedeutung für die Funktionserneuerung zu. Auch im Muskel ist ihre praktische Bedeutung nicht klar nachgewiesen, da die verbesserte Funktion des partiell denervierten Muskels durch Hypertrophie intakter Muskelfasern und nur in begrenztem Maße durch „Neurotisation" denervierter Muskelfasern bedingt sein kann. Die Beobachtung der kollateralen Nervenregeneration ist aber für das Verständnis der trophischen Wechselbeziehungen zwischen benachbarten Nervenfasern bedeutsam. Da es nach Nervendurchschneidung zur kompensatorischen Hypertrophie im Neuron und in den kontralateralen Muskeln kommt, kann angenommen werden, daß gleicherweise auch die trophische Wechselwirkung benachbarter Fasern im Sinne einer verstärkten Aktivität des intakten Neurons verändert wird, was sich in morphologischer Hinsicht in der kollateralen Regeneration auswirkt. Der Mechanismus einer solchen Beziehung ist jedoch noch unklar.

Ebenso wenig bekannt sind die trophischen Beziehungen zwischen Nervenzelle und terminalem Organ. In unserer Arbeit über die Heteroinnervation des Muskels (GUTMANN, 1945) wurde die Vermutung ausgesprochen, daß das Reinnervationsbild vor allem durch den Zelltyp bestimmt wird, mit dem die Nervenfaser verbunden ist, daß es aber in späteren Stadien modifiziert werden kann. Diese Formulierung erfaßt jedoch nicht die Bedeutung, die dem Typ der reflektorischen Einschaltung des Neurons zukommt, wobei auch die terminalen Organe nicht unterschätzt werden dürfen. Wie die Differenzierung im Endgebiet bei seiner Vereinigung mit dem Nerven verläuft, stellt auch weiterhin ein wichtiges Problem dar.

GRIGORIEFF und LAWRENTJEW (1930) beschrieben die Bildung von Strukturen, die den in Gewebekulturen beobachteten Endplatten bei Vereinigung der Axone mit den Myoblasten ähnlich waren. Einen weiteren Beitrag bilden die Untersuchungen über die Entwicklung der Endplatten in der normalen Embryonalmorphogenese (BOEKE, 1909). In den ersten 3 Monaten, also während der Differenzierung der Muskelfasern, verlaufen die Axone meist zwischen den Muskelfasern in plexiformen Gebilden. Nach der Differenzierung weisen die Axone an der Kontaktstelle in kettenartiger Anordnung Verdickungen auf, die der lokalisierten Verästelung entsprechen. Später teilt sich diese Verästelung von der ganzen Kette ab, und die Kerne häufen sich um diesen Abschluß. Die Ausbildung von Endplatten ist also ein komplizierter Prozeß, in dem sich der Differenzierungsgrad der terminalen Organe manifestiert. Dieselbe Beobachtung kann auch bei der Reinnervation des Muskels nach verschieden langer Denervation gemacht werden, wobei sich eine Abhängigkeit des Reinnervationsprozesses von der Denervationsdauer ergibt (GUTMANN und YOUNG, 1944). Das quantitative Studium dieser Beziehungen erfordert aber: 1. bei Bestimmung des Zeitraums vor der Reinnervation eine genaue Kenntnis der Regenerationsgeschwindigkeit und 2. bei Erwägungen über die funktionelle Bedeutung morphogenetischer Veränderungen eine genaue Korrelation mit der Muskelfunktion. Die Regenerationsgeschwindigkeit bestimmten wir in einer Reihe von Versuchen, über die später ausführlich berichtet wird.

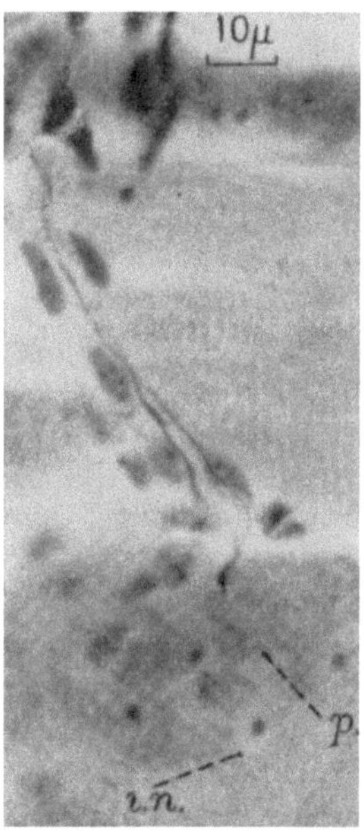

Abb. 38. Regenerierende feine Nervenfaser bei ihrem Eindringen in die Endplatte (21 Tage nach Nervenquetschung in Kniehöhe, d. h. 20 mm von der Eintrittsstelle in den Muskel entfernt). Der Muskel war indirekt reizbar. p — Endplatte, i. n. — innerer Kern der Endplatte. (GUTMANN, E., YOUNG, J. Z.: J. Anat. 78:15, 1944.)

Als Kriterium für die Funktionswiederkehr diente nicht nur die Rückkehr der mittelbaren Reizbarkeit des Muskels, sondern auch die Rückkehr einer Reflexbewegung (Zehenspreizung), die durch eine kleine, genaue definierbare Muskelgruppe zustande kommt und durch andere Muskeln nicht ausgeführt werden kann, wie dies oft in der experimentellen Arbeit mit Tieren bei der Erneuerung komplizierter Bewegungsvorgänge (Gang, Flexion der Extremitäten usw.) zu beobachten ist. Die Streuung der Daten für die Rückkehr dieses Reflexes nach Nervenquetschung ist gering (GUTMANN, 1942).

Beim Kaninchen sind in den Endplatten 16—18 Tage nach Quetschung des n. fibularis in einer Entfernung von 20 mm vom Muskel die ersten Axone anzutreffen. Aus der Berechnung von Regenerationsgeschwindigkeit, Latenzperiode und intramuskulärer Länge der regenerierenden Fasern (siehe GUTMANN und YOUNG, 1944) ergibt sich, daß sie bei einer so kurzen Denervationsdauer, fast sofort nach Berührung mit der Endplatte, eine Muskelkontraktion auslösen können (Abb. 38 und 39). Die funktionelle Restitution der Reflexbewegung tritt allerdings eine Woche später ein, da hierzu sichtlich eine größere Anzahl von Verbindungen, eine gewisse Reife der Nervenfasern und die Erneuerung anderer Vorgänge, von denen noch im weiteren gesprochen wird, erforderlich sind. Fast alle Fasern reinnervieren nach einem solchen Eingriff Endplatten, die im allgemeinen dem Normalzustand entsprechen. Im Gegensatz zu BOEKE fanden wir die Anzahl der Kerne in den Endplatten unverändert. Eine Vermehrung war nur bei den äußeren Kernen der Endplatte (Fibrozyten) und bei den SCHWANNschen Zellen festzustellen. Jede Endplatte wird von einer

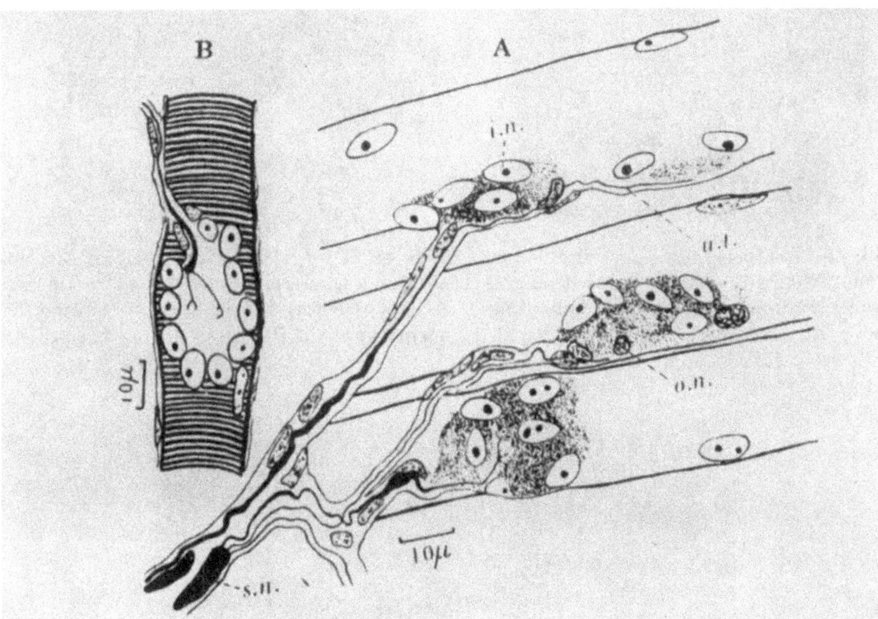

Abb. 39. In die Endplatte eindringende Nervenfaser. A — 18 Tage nach Nervenquetschung 20 mm vom Muskel entfernt; B — 21 Tage nach demselben Eingriff. Die Muskeln waren indirekt reizbar. i. n. — innerer Kern der Endplatte; u. t. — ultraterminale Faser; o. n. — äußere Kerne der Endplatte. (GUTMANN, E., YOUNG, J. Z.: J. Anat. 78:15, 1944.)

einzigen Faser innerviert (Abb. 40), die zunächst eine feine Endigung ausbildet und sich dann in der Endplatte verästelt. Die Normalzahl der Ästchen wurde in diesem Versuch 80 Tage nach der Quetschung, das fast völlig normale Bild der terminalen Innervation nach 200 Tagen angetroffen. Die meisten terminalen Axone sind jedoch dicker als in normalen Endplatten. Diese Art der Reinnervation zeigt nur eine einzige Abnormität: Ein Teil der Axone kann sich abteilen und eine dünne „ultraterminale" Faser bilden, die zwischen den Muskelfasern verläuft (siehe Abb. 39), von der alten, ursprünglichen Endplatte abzweigt und eine sarkoplasmatische Anhäufung, also die Andeutung einer weiteren „neuen“ Endplatte, verursacht.

Wie verläuft nun die Reinnervation des Muskels nach Quetschung des Nerven an einer vom Muskel entfernteren Stelle, also nach längerer Denervation? Bei Quetschung des n. fibularis 100 mm vom m. peronaeus longus entfernt wäre auf

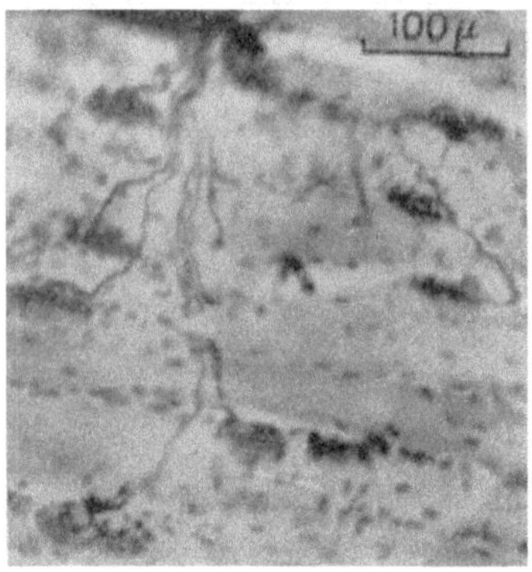

Abb. 40. Reinnervation der Endplatten in den Frühstadien nach Quetschung des Nerven 20 mm vom Muskel. Jede Endplatte ist reinnerviert. (Gutmann, E., Young, J. Z.: J. Anat. 78:15, 1944.)

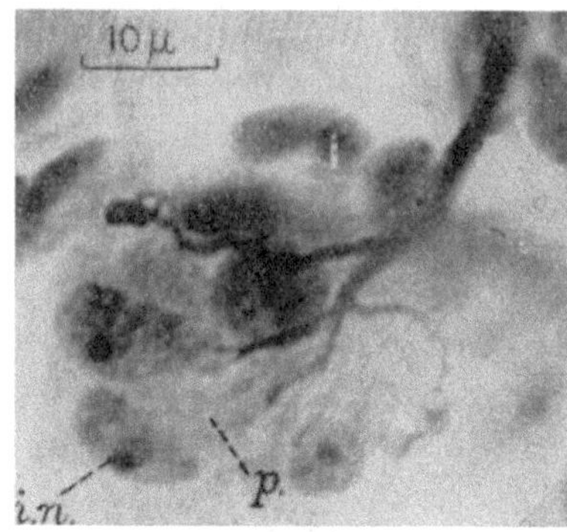

Abb. 41. Reinnervation der Endplatte 6 Monate nach Quetschung des Nerven 20 mm vom Muskel. Die terminalen Endigungen sind abnormal verdickt. (Gutmann, E., Young, J. Z.: J. Anat. 78:15, 1944.)

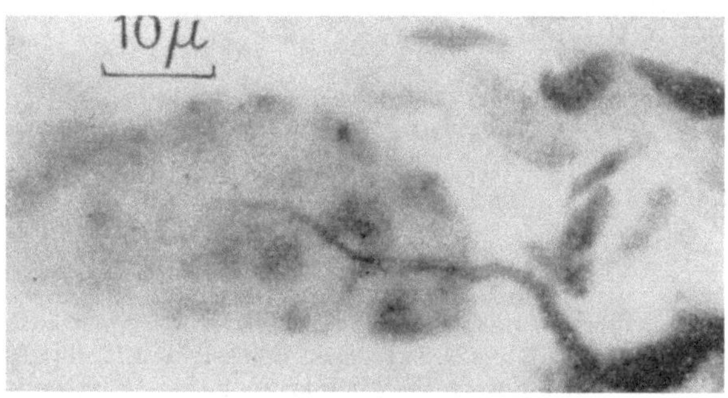

Abb. 42. Nichtdifferenzierte Endplatte ohne Verästelung der Endigungen. 3 Monate nach Quetschung des n. fibularis 100 mm vom Muskel. (Gutmann, E., Young, J. Z.: J. Anat. 78:15, 1944.)

Grund von Berechnungen anzunehmen, daß die Fasern nach 31 Tagen in die Endplatte eindringen. Die Reizbarkeit des Muskels wurde aber erstmals 43 Tage nach der Quetschung beobachtet, war also im Verhältnis zum Versuch mit nahe liegender Läsionsstelle um ungefähr 12 Tage verspätet. Die Reflexfunktion stellte sich nach 53 Tagen, d. h. mit einer Verspätung von 22 Tagen, ein. Die Anzahl der „verlorenen“ Nervenfasern, die wahrscheinlich durch kollagenes

Gewebe an der Reinnervation der motorischen Endplatte gehindert wurden, war wesentlich vergrößert. Das Reinnervationsbild ist also bereits als anomal anzusprechen, doch können auch solche Fasern neue Endplatten ausbilden. Oft sind auch bulböse Schwellungen der Axonspitzen beobachtbar, wahrscheinlich infolge des größeren Widerstands, den das kollagene Bindegewebe und das durch Muskelatrophie komprimierte Protoplasma den regenerierenden Fasern entgegensetzen. Meist wird jedoch die Verbindung mit den alten Endplatten

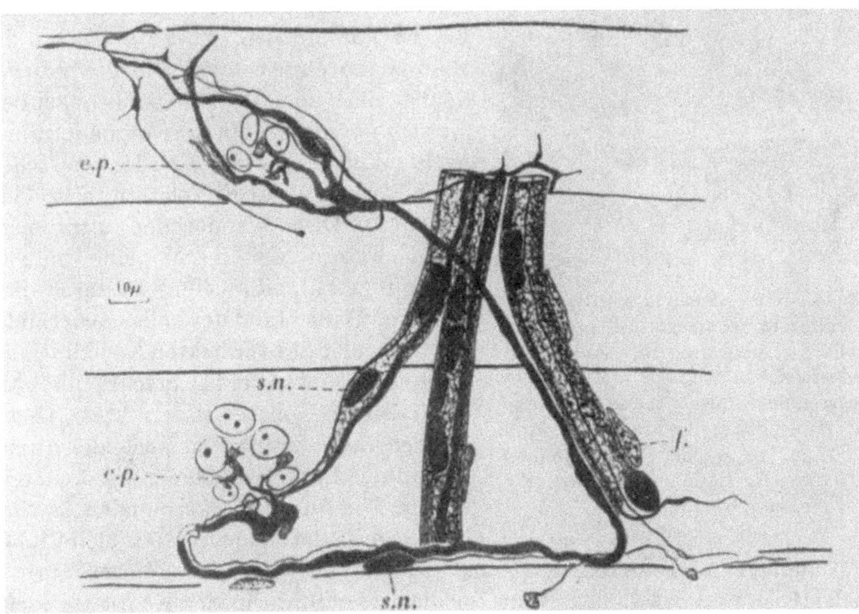

Abb. 43. Nervenfasern, 30 Tage nach Reinnervation des Muskels durch Nervennaht. Die Abbildung zeigt 3 SCHWANNsche Scheiden. Die Scheide links enthält eine starke und eine dünne (sensible) Faser, die außerhalb der Endplatte beobachtet werden kann. Die motorische Faser verästelt sich in der Endplatte, dringt dann als ultraminale Faser entlang oder über die Muskelfaser vor und endet mit einer komplizierten Verästelung an einer anderen Muskelfaser. s. n. — Kern der SCHWANNschen Zelle; f. — Fibrozyte; e. p. — Endplatte. (GUTMANN, E., YOUNG, J. Z.: J. Anat. 78: 15, 1944.)

hergestellt. Der Normalisierungsprozeß verläuft bei den Endplatten langsam, und die terminalen Endigungen können auch noch lange nach der Reinnervation des Muskels undifferenziert bleiben (Abb. 42). Die Elimination der „verlorenen“ Fasern erfolgt dann allmählich.

Eine weitere Verlängerung der Denervationsdauer wurde in Versuchen mit wiederholter Nervenquetschung erzielt (GUTMANN, 1948), über die später berichtet werden soll. Sie deuten an, daß die anomale Morphogenese bei längerer Denervation nach Nervenquetschung nicht so sehr die Dauer der Funktionswiederkehr als vielmehr die Qualität der erzielten Funktion beeinflußt.

Bei Reinnervation nach primärer Nervennaht, die ungefähr 48 mm vom Muskel entfernt angelegt war, kann das Eintreffen der Fasern in den Endplatten nach 25 Tagen erwartet werden. Die Rückkehr der Reizbarkeit ist wieder mindestens um 17 Tage, die Restitution der Reflexfunktion um 25 Tage verspätet.

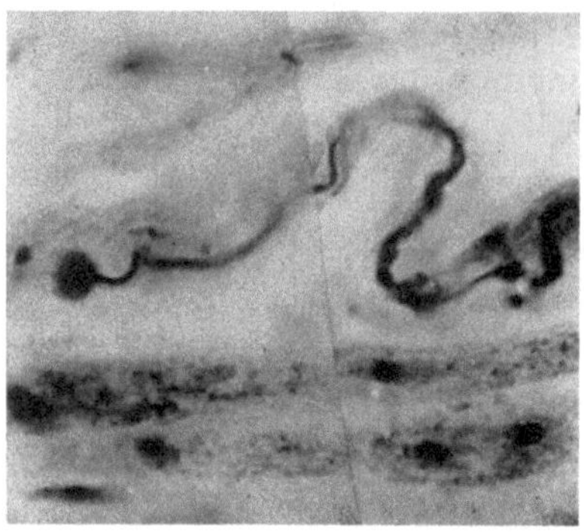

Abb. 44. Nervenfaser, die entlang der Muskelfasern vordringt und mit einer bulbösen Endigung im kollagenen Bindegewebe abschließt. (Muskelbiopsie in einem klinischen Fall, 608 Tage nach der Nervenschädigung und 408 Tage nach der Nervennaht.) (BOWDEN, R. E. M., GUTMANN, E.: Brain 67:273, 1944.)

„Verlorene" Fasern sind in größerer Anzahl anzutreffen, ebenso längliche Plexusbildungen, die wahrscheinlich der heterogenen Reinnervation durch sensible Fasern entsprechen. Fasern, welche die Endplatten reinnervieren, sind oft verdickt; häufig sind auch Fasern zu beobachten, die sich von der Hauptfaser absondern und nach Wanderung über oder zwischen Muskelfasern neue Endplatten ausbilden (Abb. 43). Diese wandernden, ultraterminalen Fasern weisen oft eine bulböse Endigung auf, die offenbar durch den größeren Widerstand des kollagenen Bindegewebes oder des verdickten Endomysiums verursacht sind (Abb. 44). Solche bulbös abschließenden Kollateralfasern (Abb. 45, 46) können neue Endplatten ausbilden, wenn sie auf das Sarkoplasma der Muskelfasern stoßen. Die Anzahl der terminalen Ästchen in diesen Kollateralendplatten bleibt lange Zeit anomal und kehrt manchmal überhaupt nicht zur Norm zurück. Auch 10 Monate nach der Naht ist die Faseranzahl in der Endplatte klein, die Ästchen sind kurz und verdickt. Ist die Atrophie der Muskelfasern vorgeschritten und ein großer Teil der Muskelfasern durch kollagenes Binde-

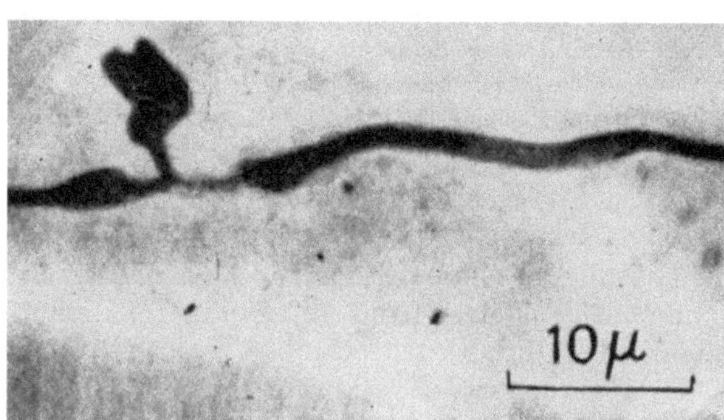

Abb. 45. Kollaterale Schwellung einer ultraterminalen Nervenfaser, die bei Berührung mit dem Sarkoplasma der Muskelfasern neue Endplatten ausbildet. (GUTMANN, E., YOUNG, J. Z.: J. Anat. 78:15, 1944.)

gewebe ersetzt, wie dies bei später Nervennaht der Fall zu sein pflegt, so bilden die regenerierenden Nervenfasern nur selten terminale Endigungen aus. Axone sind in den verdickten SCHWANNschen Scheiden anzutreffen, die im kollagenen Bindegewebe umherirren (Abb. 47). Bei vorgeschrittener Muskelatrophie sind häufig Axone zu beobachten, die extrem atrophische Muskelfasern auf eine bedeutende Entfernung begleiten. Es kann sich hier um Fasern handeln, die, wie Abb. 48 zeigt, keine funktionelle Verbindung mit der sarkoplasmatischen Membran herstellen konnten.

Nach später (sekundärer) Nervennaht wird die Anzahl der von regenerierenden Fasern versorgten alten Endplatten allmählich reduziert, doch können Nervenfasern auch mit dem Sarkoplasma stark atrophischer Muskelfasern einen neuen Kontakt herstellen. Die Verästelung der regenerierenden Fasern in der Endplatte ist meist gering; manchmal ist nur ein einziger Ast vorhanden. Die Anzahl der Kerne ist in der Regel klein (Abb. 49). Wahrscheinlich handelt es sich hier um modifizierte Kerne der Muskelfasern, die meist ein kleineres Sarkoplasmagebiet umgeben, das dann eine neue Endplatte ausbildet. Die Anzahl der Kerne nimmt allmählich mit der Differenzierung der Endplatten zu (Abb. 50).

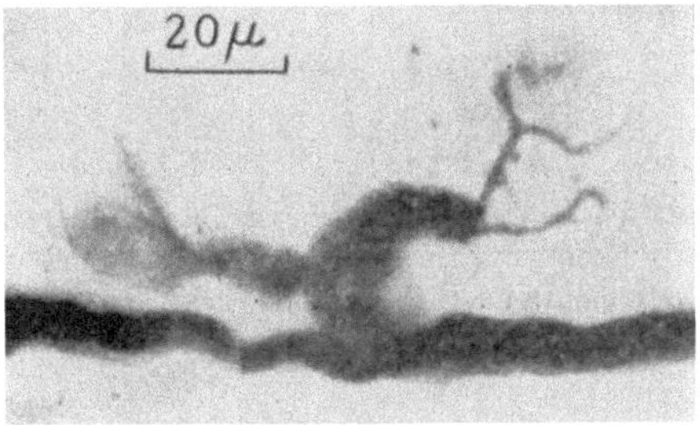

Abb. 46. Große ultraterminale Nervenfaser, die eine kollaterale Endplatte ausbildet. 5 Monate nach Nervennaht. (GUTMANN, E., YOUNG, J. Z.: J. Anatom. 78:15, 1944.)

Die Möglichkeit einer strukturellen Erneuerung von Muskelfasern ist auch nach längerer Denervation groß (siehe Abb. 32 und 33). Abb. 33 stellt Muskelfasern 20 Monate nach der Denervation dar (die Reinnervation kam hier nur durch sensible Fasern zustande und blieb daher funktionell bedeutungslos). Die zweite Abbildung zeigt einen Muskel nach 20monatiger Denervation und 6 Monate nach Reinnervation durch motorische Nervenfasern. Obwohl die Muskelfasern hier meist nur sarkolemmale Taschen mit Kernketten bildeten, kam es, zumindest bei einigen Muskelfasern, zur Strukturerneuerung. Die Nervenfasern können also auch nach später Nervennaht in stark atrophischen Muskelfasern eine Differenzierung des Sarkoplasmas hervorrufen und auf diese Weise zur Erneuerung ihrer trophischen Verhältnisse beitragen. Allerdings ist nach so langer Denervation ein Teil des Muskels vollkommen durch kollagenes Bindegewebe ersetzt, so daß jede Reinnervation in diesem Muskelabschnitt vom Standpunkt der Funktionserneuerung illusorisch bleiben muß. Diese Verhältnisse sind aus Abb. 51 ersichtlich, die einen Teil desselben Muskels wie in Abb. 50 zeigt. Die Nervenfasern enden hier im kollagenen Bindegewebe oder dringen längs der Muskelfaserreste vor, ohne neue Endplatten zu bilden.

Der Reinnervationsprozeß verläuft also in allen Stadien der Muskelatrophie keinesfalls gleichmäßig. Erreichen die Nervenfasern nach einer Kontinuitäts-

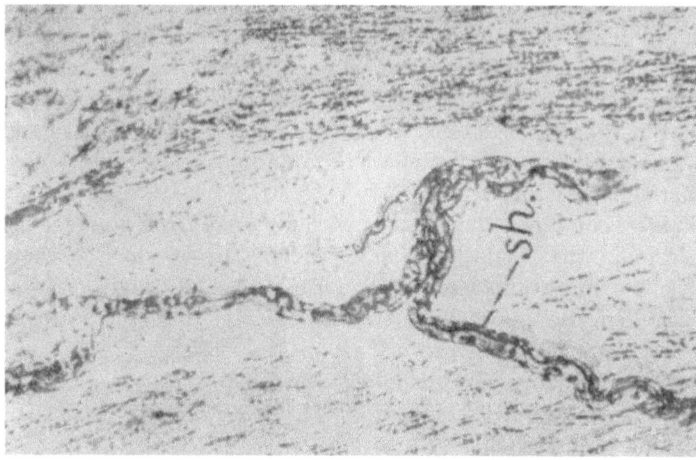

Abb. 47. Extreme Atrophie von Muskelfasern nach 17monatiger Denervation und 3 Monate nach Reinnervation. Die Axone rücken in verdickten SCHWANNschen Scheiden vor und bilden selten neue Endplatten aus. sh — SCHWANNsche Scheide. (GUTMANN, E., YOUNG, J. Z.: J. Anat. 78:15, 1944.)

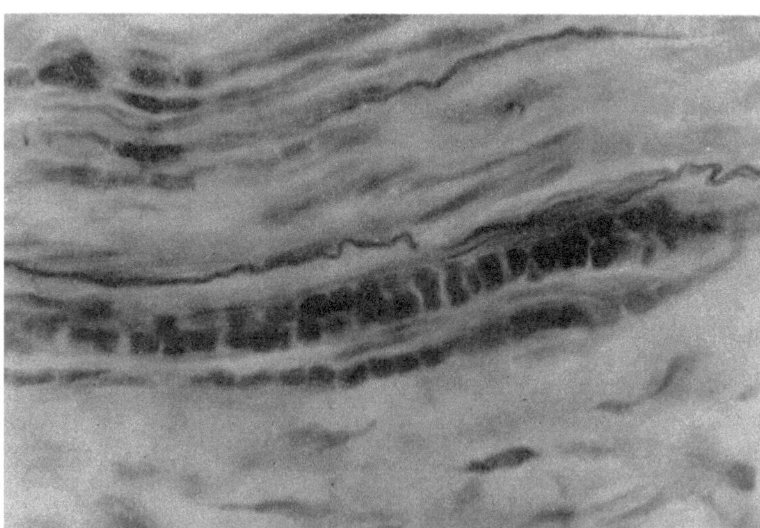

Abb. 48. Sensible Fasern, die zwischen und entlang extrem atrophischen Muskelfasern vordringen. 18monatige Denervation und 8 Monate nach kreuzweiser Verbindung von n. suralis und n. fibularis. (GUTMANN, E.: J. Anat. 79:1, 1945.)

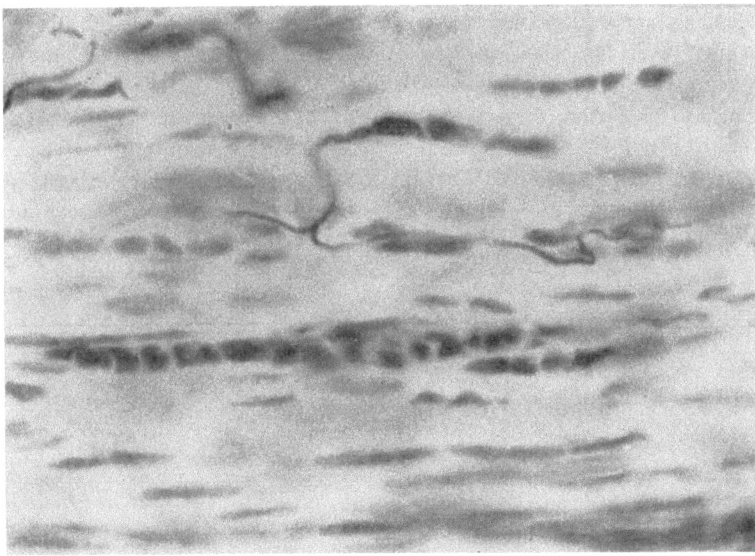

Abb. 49. Motorische Nervenfasern, die einen atrophischen Muskel reinnervieren. Ein Teil der Axone bildet eine wenig differenzierte Endplatte aus (ein Ast und wenig Kerne), der zweite zweigt ab und rückt im kollagenen Bindegewebe vor. 20monatige Denervation und 8 Monate nach kreuzweiser Verbindung von n. fibularis und n. tibialis. (GUTMANN, E.: J. Anat. 79:1, 1945.)

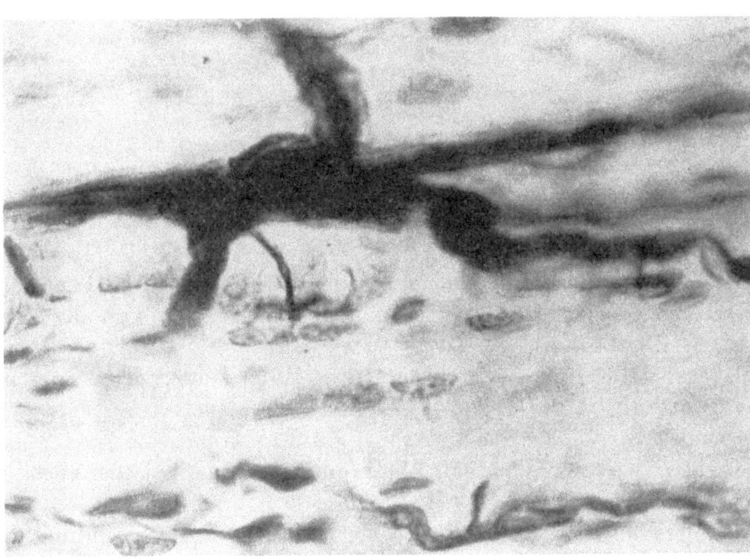

Abb. 50. Motorische Nervenfasern, die einen atrophischen Muskel innervieren und neue Endplatten ausbilden. In der Endplatte wenig Nervenästchen, aber zahlreiche Muskelkerne. 20monatige Denervation und 8 Monate nach kreuzweiser Verbindung von n. fibularis und n. tibialis. (GUTMANN, E.: J. Anat. 79:1, 1945.)

unterbrechung den Muskel schnell, so dringen sie in die alten Endplatten ein und bewirken eine Innervation, die dem Normalbild ähnelt. Bei verspätetem Eintritt regenerierender Nervenfasern in den Muskel verlassen die Fasern als ultraterminale Fasern in immer größerer Anzahl die ursprüngliche Bahn, können schließlich den Anschluß an ihre korrespondierenden terminalen Organe nicht mehr finden, kommen mit der sarkoplasmatischen Membran an anderen Punkten in Berührung und bilden an der Kontaktstelle eine neue motorische Endplatte. Diese Beziehungen sind in Abb. 52 dargestellt.

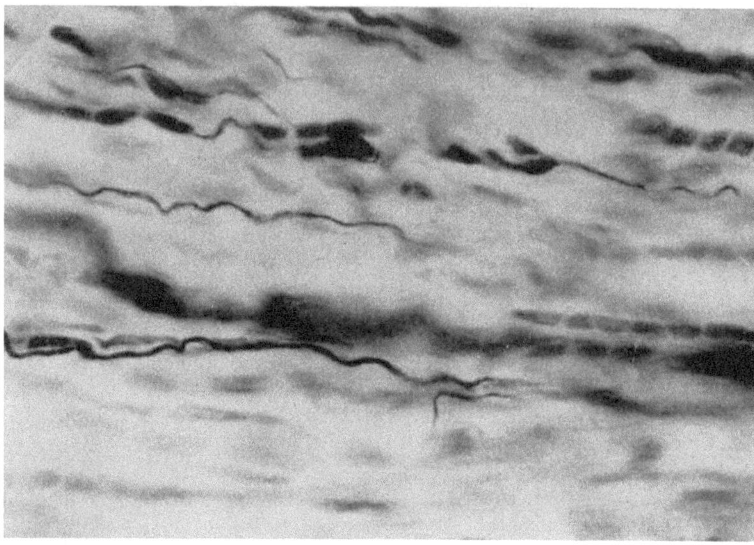

Abb. 51. Motorische Nervenfasern, die denselben Muskel wie auf Abb. 50 innervieren und im kollagenen Bindegewebe entlang der Reste von Muskelfasern vorrücken, ohne jedoch Endplatten auszubilden. 20monatige Denervation und 8 Monate nach kreuzweiser Verbindung von n. fibularis und n. tibialis. (GUTMANN, E.: J. Anat. 79:1, 1945.)

Wir können also abschließend feststellen, daß die Funktionstüchtigkeit regenerierender Nervenfasern nach längerer Denervation von drei Faktoren ungünstig beeinflußt wird:

1. Größere Schwierigkeiten bei der Herstellung einer Verbindung mit den alten Endplatten.

2. Anomales Reinnervationsbild, z. B. gestörte Architektur der SCHWANNschen Scheiden, wodurch die Möglichkeit funktionell inadäquater Verbindungen vergrößert wird.

3. Die Tatsache, daß ein Teil der Nervenfasern die Verbindung mit den Muskelfasern überhaupt nicht mehr herzustellen vermag (GUTMANN und YOUNG, 1944).

Der Reversibilitätsgrad atrophischer Muskelveränderungen läßt sich nicht ausschließlich auf Grund der quantitativ nur schwer vergleichbaren Morphogenese der Endplatten bestimmen. Es muß auch die Frage beantwortet werden, ob die Abnormitäten in der Morphogenese der Endplatten besonders den Zeitpunkt der Funktionserneuerung und die Qualität der wiedergewonnenen Funktion beeinflussen, und wie diese Vorgänge mit der Erneuerung der strukturellen Eigenschaften der denervierten Muskelfasern zusammenhängen.

Nach Möglichkeit müssen die Veränderungen im Muskel während der Denervation und Reinnervation quantitativ ausgedrückt werden. Es ist also vor

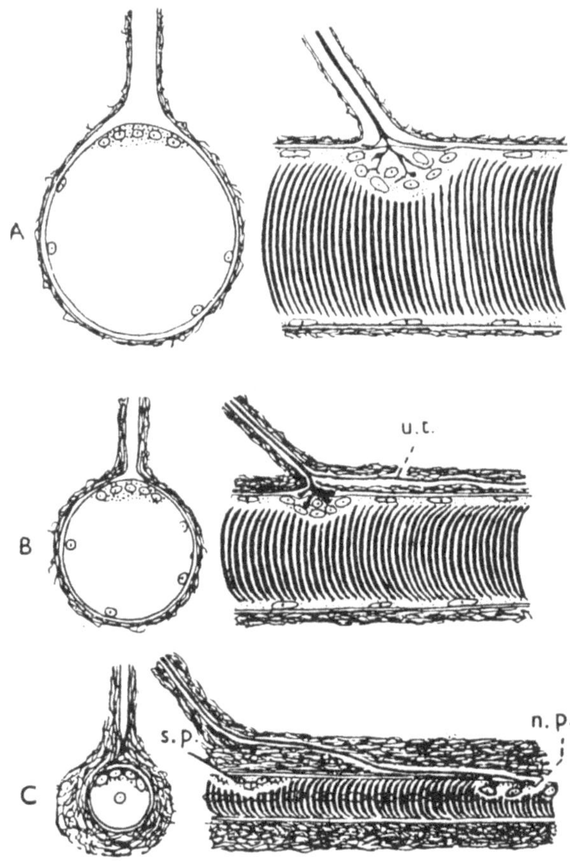

Abb. 52. Darstellung der veränderten Beziehungen zwischen SCHWANNschen Scheiden und Muskelfasern infolge fortschreitender Atrophie und Kollagenisierung des Muskels. Links werden die Veränderungen vor der Reinnervation im Querschnitt, rechts während der Reinnervation im Längsschnitt gezeigt. A — sehr geringer Atrophiegrad. Der Raum oberhalb der Endplatte hinreichend groß. Das reinnervierende Axon dringt unmittelbar in die alte Endplatte ein. B — infolge Fibrose eingeschränkter Raum. Ein Teil des regenerierenden Axons zweigt als ultraterminale Faser (u. t.) von der alten Endplatte ab; C — das Ende der Scheide ist durch Fibrose verschlossen und die Verbindung mit der alten Endplatte (s. p.) gestört. Ausbildung einer neuen Endplatte (n. p.). (GUTMANN, E., YOUNG, J. Z.: J. Anat. 78:15, 1944.)

allem ihr Reversibilitätsgrad zu bewerten, wobei ein Kriterium benötigt wird, das den Einfluß der Denervation und Reinnervation quantitativ ausdrückt. Gewicht und histologisches Bild gewähren hier keine hinreichenden Angaben. Das Gewicht ist zwar ein wertvoller Anhaltspunkt, erfaßt aber den gleichzeitigen

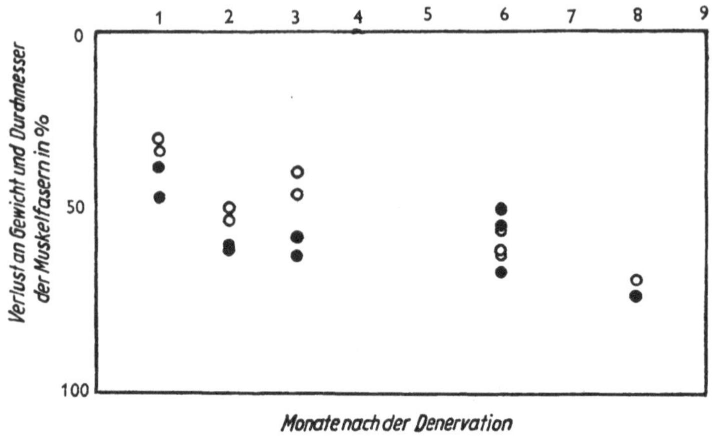

Abb. 53. Prozentualer Verlust an Gewicht (●) und durchschnittlichem Faserdurchmesser (○) beim m. tib. ant. nach 8monatiger Denervation im Vergleich zur Kontrollseite. (Gutmann, E.: J. Neurophysiol. 11, 279, 1948.)

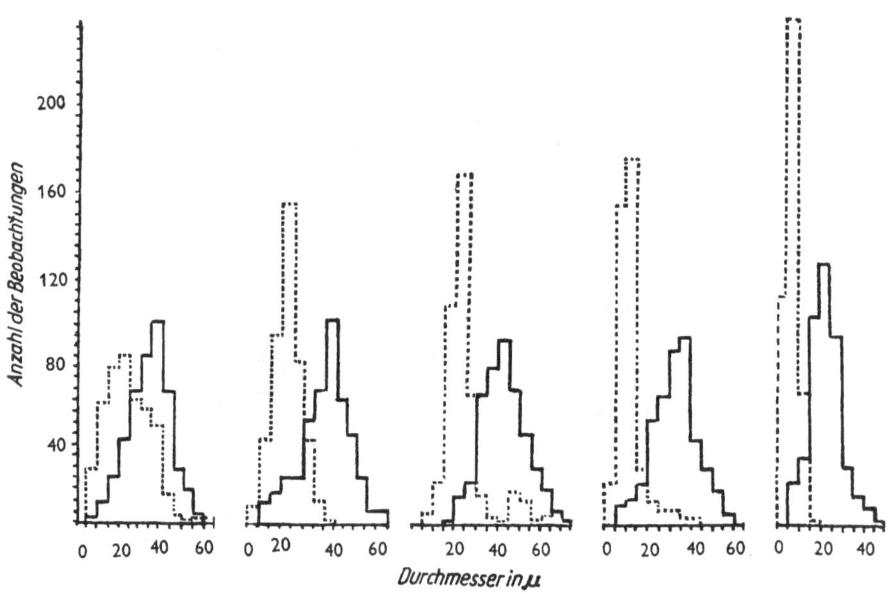

Abb. 54. Änderungen in der Größenverteilung der Muskelfasern des m. tib. ant. nach 1-, 2-, 3-, 6- und 8monatiger Denervation. Im Histogramm sind die denervierten Muskelfasern gestrichelt, die Fasern des Kontrollmuskels mit ausgezogener Linie dargestellt. (Gutmann, E.: J. Neurophysiol. 11, 279, 1948.)

Einfluß der Denervation auf das ganze Gewebe, also auf die Muskelfasern, das kollagene Gewebe und die Flüssigkeitsmenge. Als geeigneter erachteten wir den Durchmesser der Muskelfasern; wir untersuchten ihn daher zu diesem Zwecke am Kaninchen während der Denervation und Reinnervation. Der Durchmesser der Muskelfasern (m. tibialis ant.) schwankte bei 15 Tieren zwischen 5 und 80 μ bei einem arithmetischen Durchschnitt von 33 μ. Im Denervationsverlauf (8 Monate) verringerte sich der Durchmesser, und zwar in den zwei ersten Monaten schnell, später langsamer (Abb. 53). Die Veränderungen in der Faserverteilung während achtmonatiger Denervation sind im Vergleich zur Kontrollseite in Abb. 54 dargestellt. Die Anzahl der Muskelfasern mit kleinerem Durchmesser steigt allmählich, so daß die Basis des Diagramms mit zunehmender Denervationsdauer schmäler wird. Da uns jedoch Daten über

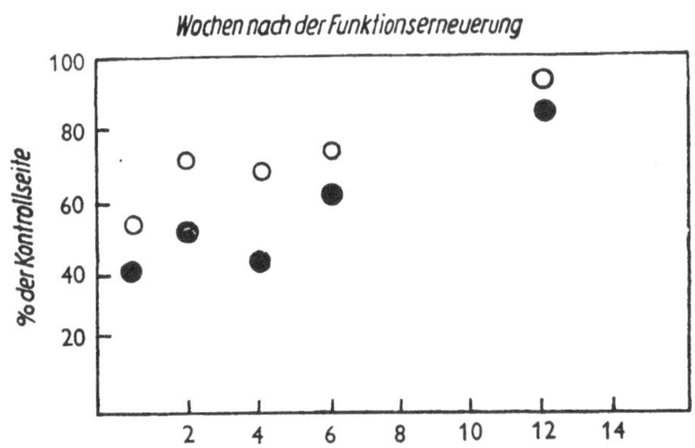

Abb. 55. Gewicht (●) und durchschnittlicher Faserdurchmesser (○) des reinnervierten m. tib. ant. während 12 Wochen nach Funktionsrückkehr nach Quetschung des n. fibularis hoch an der Wade. Ausgedrückt in Prozenten, bezogen auf den normalen Muskeln der Kontrollseite. (GUTMANN, E.: J. Neurophysiol. 11, 279, 1948.)

solche Veränderungen nach längerer Denervation nicht zugänglich sind, wissen wir bisher nichts Genaues über den Zeitpunkt, zu dem es zu einer völligen Umwandlung der Muskelfasern in kollagenes Bindegewebe und Fett und damit zu irreversiblen Muskelveränderungen kommt. Bei spontaner Reinnervation, also nach Nervenquetschung, ist die Reversibilität der Veränderungen total. Bei einer Gruppe von Versuchstieren durchschnitten wir an hoher Stelle einseitig den n. fibularis und exzidierten die Muskeln während und in verschiedenen Intervallen nach der Funktionsrestitution (GUTMANN, 1942). Zum Zeitpunkt der Funktionswiederkehr war die Muskelatrophie noch stark ausgeprägt, später aber nahmen die Muskeln an Gewicht rasch zu und erreichten ihr ursprüngliches Gewicht (Gewicht der Kontrollseite) 12 Wochen nach der Funktionswiederkehr (20 Wochen nach der Nervenquetschung). Der ursprüngliche Durchmesser der Muskelfasern wurde ungefähr zur gleichen Zeit erzielt (Abb. 55). Die Veränderungen während der Reinnervation lassen sich am besten an demselben

Tier demonstrieren, wenn der n. fibularis beidseitig gequetscht wird. Einerseits wurde der Muskel zum Zeitpunkt der funktionellen Restitution (52 und 55 Tage nach der Nervenquetschung), andererseits 12 Wochen später entnommen, also zu einer Zeit, in der eine vollkommene Wiederherstellung des Gewichts und

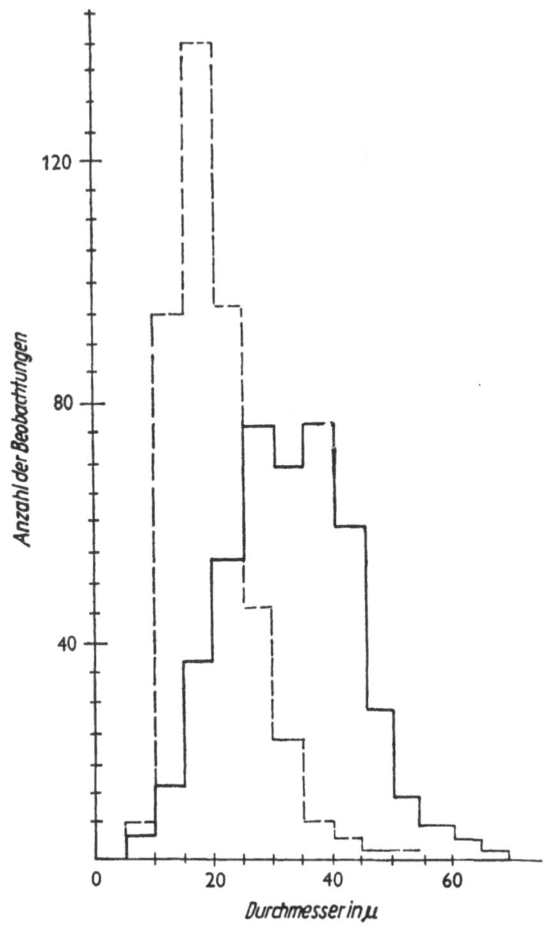

Abb. 56. Größenverteilung der Muskelfasern des m. tib. ant. im Zeitpunkt der Funktionsrückkehr (gestrichelt) und 12 Wochen später (ausgezogen) bei einem Tier mit beidseitig hoch an der Wade gequetschtem n. fibularis. (GUTMANN, E.: J. Neurophysiol. 11, 279, 1948.)

Durchmessers der Muskelfasern zu erwarten war. Der Faserdurchmesser betrug im ersten Falle 15 und 18 μ, im zweiten 29 und 30 μ. Eine Darstellung der Veränderungen in der Faserverteilung enthält Abb. 56. Das Muskelgewicht betrug bei restituierter Funktion 40—45% des ursprünglichen Gewichts. Die histologischen Veränderungen (Abb. 57a und 57b) lassen den Reversibilitätsgrad der durch Denervation bedingten Veränderungen erkennen, wobei interessanter-

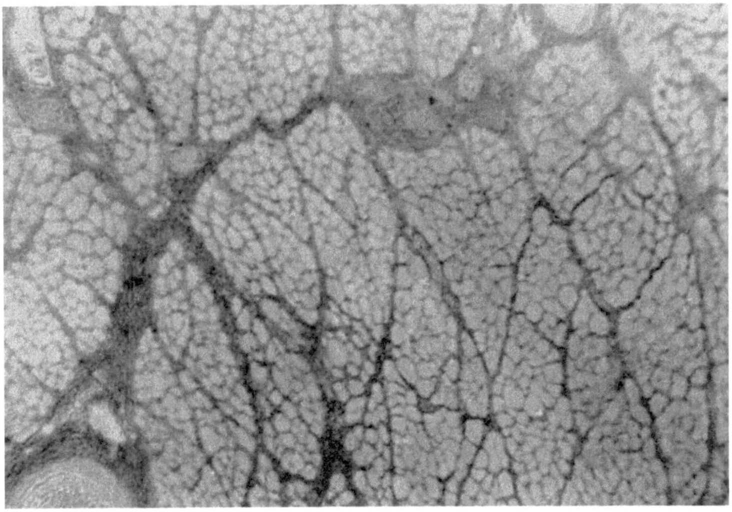

a

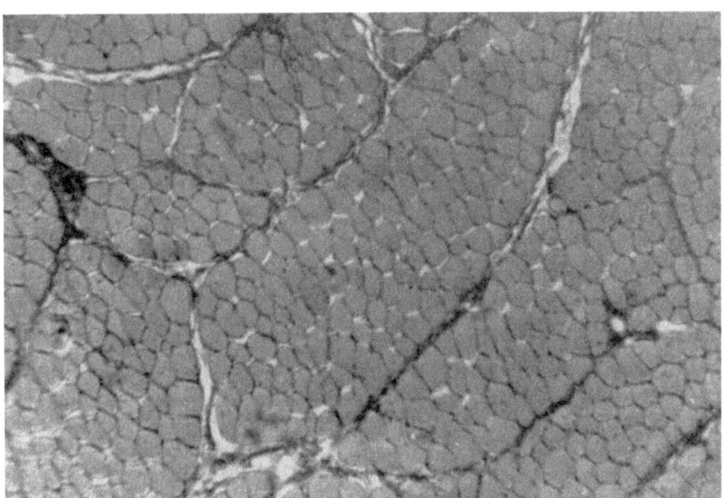

b

Abb. 57. a) Querschnitt durch den m. tib. ant., entnommen zum Zeitpunkt der motorischen Funktionsrückkehr nach Quetschung des n. fibularis hoch an der Wade; b) Querschnitt durch den n. tib. ant., entnommen 12 Wochen nach der motorischen Funktionsrückkehr nach Quetschung des n. fibularis hoch an der Wade.

weise die Menge kollagenen Bindegewebes, unter dem Einfluß der größer werdenden Muskelfasern, sichtlich abnimmt. Die sich so manifestierende Reversibilität bedarf noch einer Bestätigung auf Grund genauer Untersuchungen.

20 Wochen nach der Nervenquetschung gleicht also der Muskel im wesentlichen dem normalen Muskel. Die ursprüngliche Funktion (normale Amplitude der durch Lageveränderung bedingten reflektorischen Zehenspreizung — GUTMANN, 1943) stellt sich aber bereits 2 Wochen nach dem ersten Anzeichen der Funktionswiederkehr ein. Der Begriff „Wiederherstellung der normalen Funktion" ist also relativ und sichtlich von der Methode abhängig, mit der diese „Norm" gemessen wird. Nach Quetschung des n. fibularis, ungefähr 100 mm vom Muskel entfernt, stellt sich die normale Funktion, die ursprüngliche Stärke der Zehenspreizung) nach 50 Tagen wieder ein (GUTMANN, 1943). Der normale Durchmesser der Muskelfasern wird aber nach 190 Tagen, der normale Durchmesser und die normale Verteilung der Nervenfasern nach 300 Tagen erreicht (GUTMANN und SANDERS, 1943). Ungefähr zur gleichen Zeit wird auch die Geschwindigkeit der nervalen Erregungsleitung normal (SANDERS und WHITTERIDGE, 1945). Zu einem Zeitpunkt, zu dem also durch Untersuchung der motorischen Funktion die Wiederkehr der normalen Muskelfunktion festgestellt war, verharren Myelinisierung und Leitungsgeschwindigkeit der Nervenfasern sowie der Durchmesser der Muskelfasern noch in den Anfängen des Restitutionsprozesses. Es ist allerdings zu bemerken, daß auf die geschilderte Weise die Rückkehr einer relativ einfachen Bewegung beobachtet wurde, die wahrscheinlich keine so genaue Synchronisation und Geschwindigkeit erfordert wie die komplizierten koordinierten Bewegungen des Menschen, wo nach Kontinuitätstrennung des Nerven kompliziertere Zusammenhänge vermutet werden können.

Nach Nervenquetschung ist die Denervationsdauer verhältnismäßig kurz. Die Nervennaht ermöglicht zwar eine längere Denervation, ist aber keine geeignete Methode zur quantitativen Auswertung reversibler Veränderungen im Muskel, da die Erneuerungsprozesse im peripheren Neuron wahrscheinlich niemals den ursprünglichen Zustand und damit die normale Funktion wieder herbeiführen können (GUTMANN, 1942), GUTMANN und GUTTMANN, 1942). Die Geschwindigkeit der nervalen Erregungsleitung ist auch noch 466 Tage nach der Naht um 20% geringer als im normalen Nerven (BERRY, GRUNDFEST und CAMPBELL, 1944). Ein wichtiger Faktor ist hier der im Narbengebiet eintretende Verlust von Nervenfasern und ihre Abirrung in inadäquate Bahnen. Diese Umstände sind in der experimentellen Arbeit oft unkontrollierbar, weshalb die Methode der Nervenquetschung im Hinblick auf die Beibehaltung der Kontinuität der endoneuralen Scheiden als ideal anzusehen ist. Wir untersuchten daher die Reversibilität von Veränderungen im Muskel nach verspäteter Reinnervation durch wiederholte Nervenquetschung. Bei einer Serie Kaninchen wurde der n. fibularis an hoher Stelle gequetscht. In monatlichen Intervallen wurde dann der Nerv von neuem gequetscht, und zwar direkt unterhalb der letzten Stelle. Damit wurde eine totale Denervation des Muskels erzielt, da die

Nervenfasern infolge der neuerlichen Quetschung nicht in den Muskel gelangten; die Kontinuität des Nerven blieb aber trotzdem erhalten. Nach einer bestimmten Anzahl Quetschungen wurde bei der letzten Operation der Nerv beidseitig in derselben Höhe in einer Entfernung von ungefähr 90 mm vom Muskel gequetscht. Im Verlauf von 2—8 Monaten konnte so die Reversibilität der Ver-

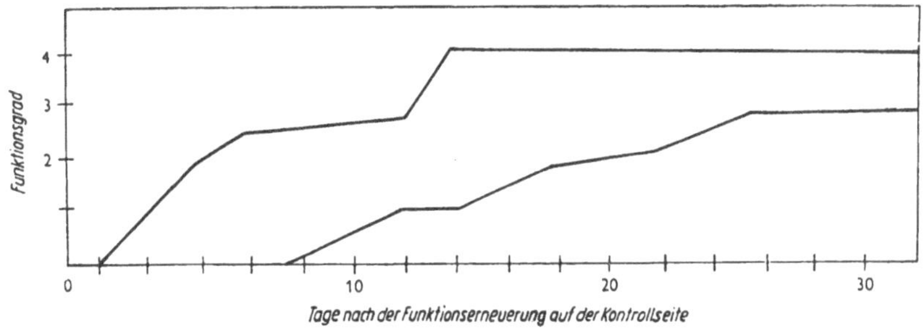

Abb. 58. Stufenweise dargestellter Verlauf der Erneuerung des „Zehenspreizreflexes" bei spontaner (erster Linie) und verspäteter Reinnervation (zweite Linie) nach 8monatiger Denervation. (GUTMANN, E.: J. Neurophysiol. 11, 279, 1948.)

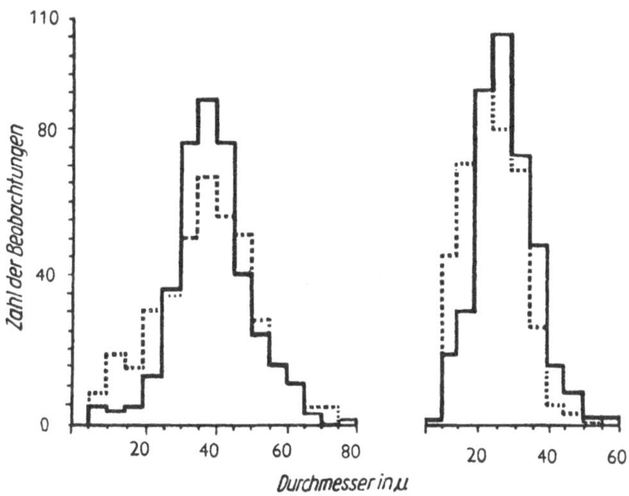

Abb. 59. Histographische Darstellung der Muskelfasern des m. tib. ant. bei spontaner (ausgezogene Linie) und verspäteter Reinnervation (gestrichelte Linie) des Muskels. Die Denervationsdauer betrug im ersten Falle 6 Monate, im zweiten 8 Monate. (GUTMANN, E.: J. Neurophysiol. 11, 279, 1948.)

änderungen nach verspäteter und spontaner Reinnervation verglichen werden. Die Nekropsie wurde 12 Wochen nach der Funktionserneuerung durchgeführt. Die Funktionsrückkehr ist bei einer bis zu 4 Monaten verspäteten Reinnervation nicht wesentlich verlangsamt, und auch bei weiterer Verspätung ist sie nur um 9 Tage hinausgeschoben. Ist aber die Reinnervation um mehr als 4 Monate verspätet, so bessert sich die Funktion (Amplitude der Zehenspreizung) langsamer als nach spontaner Reinnervation und erreicht nach längerer Reinnervationsdauer (6—8 Monate) bereits nicht mehr ihre ursprüngliche Qualität (Abb. 58).

Die von uns beobachtete morphogenetische Abnormität der Endplatten beeinträchtigt anscheinend nach Quetschung und Verlängerung der Denervation vor allem die Qualität der Funktion, wahrscheinlich infolge einer funktionell unvollkommenen Verbindung mit den Muskelfasern. Da die Durchmesserunterschiede nach verspäteter und spontaner Reinnervation nur geringfügig sind (Abb. 59), ist nicht anzunehmen, daß die Atrophie der Muskelfasern nach der Nervenquetschung den Hauptfaktor darstellt. Der spontan innervierte Muskel war nur um 6% schwerer als bei der um sechs Monate verspäteten Reinnervation, nur um 7% schwerer als bei achtmonatiger Verspätung. Die

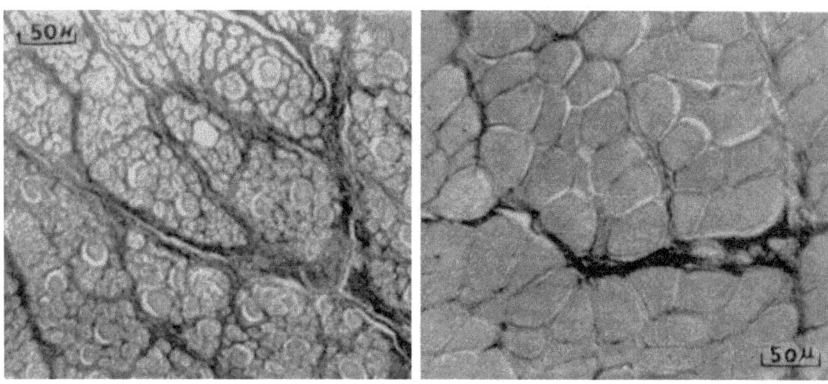

a b

Abb. 60. a) Querschnitt durch einen 6 Monate denervierten m. tib. ant.; b) Querschnitt durch einen 6 Monate denervierten m. tib. ant. nach Reinnervation, die durch wiederholte Quetschung des n. fibularis erzielt wurde. Der Muskel wurde 5 Monate nach der letzten Quetschung entnommen, nach der es zur Reinnervation des Muskels kam. (Gutmann, E.: J. Neurophysiol. 11, 279, 1948.)

Reversibilität von Muskelveränderungen ist also nach Nervenquetschung sehr hoch, auch wenn der Muskel 6—8 Monate lang denerviert war. Abb. 60 zeigt einen 6 Monate lang denervierten Muskel und seine Reinnervation 5 Monate nach der letzten Nervenquetschung. Im Verlauf der Reinnervation vergrößerte sich der Durchmesser der Muskelfasern um 100—150%; gleichzeitig war eine bedeutende Reversibilität der intramuskulären Fibrose zu beobachten.

Die Methode der wiederholten Nervenquetschung in monatlichen Intervallen ermöglicht eine Verlängerung der Denervationsperiode bis zu 8 Monaten. Eine noch längere Denervation wäre sehr schwer zu erzielen, da die Versuchstiere so häufige operative Eingriffe nicht vertragen. Um wenigstens eine länger andauernde relative Denervation bei aufrechterhaltener Nervenkontinuität herbeizuführen, beobachteten wir die Veränderungen nach wiederholter

Funktionsrestitution. Der n. fibularis wurde auf der einen Seite in Muskelnähe gequetscht und in dreimonatlichen Intervallen unmittelbar oberhalb der letzten Läsionsstelle von neuem gequetscht. Bei der letzten Operation wurde dann der n. fibularis beidseitig in gleicher Höhe, ungefähr 110 mm vom Muskel entfernt, gequetscht. Die Nekropsie erfolgte 3 Monate nach der Funktionsrückkehr auf der Kontrollseite. In dem dreimonatlichen Intervall zwischen den einzelnen Nervenunterbrechungen verläuft aber auch die Reinnervation, also die Erneuerung der Muskelfunktion, für die allerdings immer weniger Zeit zur Verfügung steht (nach der 7. Quetschung nur 27 Tage vor der nächsten, 8. Quetschung). Es handelt sich also in diesen Versuchen um einen langen Zeitraum mit fast totaler Denervation, deren Ergebnis eine vorgeschrittene Atrophie ist. Läßt man die Reinnervationsdauer, die für die Funktionserneuerung unzureichend ist und durch Nervenquetschung wiederholt unterbrochen wurde, unberücksichtigt, so beträgt die hypothetische Denervationsdauer vor der definitiven Reinnervation bei achtmal aufeinanderfolgender Nervenunterbrechung 22 Monate. Die Ergebnisse dieser Untersuchungen über die Regenerationsgeschwindigkeit sind auf Seite 31 angeführt. Der Zeitpunkt der Funktionsrückkehr bei verspäteter Reinnervation ist wie Abb. 2 zeigt, nur unwesentlich hinausgeschoben und tritt nur um 7 und 15 Tage später ein als bei der Kontrollseite. Dagegen sind die Unterschiede in der Funktionsqualität bedeutend. Nach spontaner Reinnervation kommt es zu totaler Funktionserneuerung 9 und 13 Tage nach der Funktionsrückkehr. Bei Tieren mit sechsmal hintereinander gequetschtem n. fibularis blieb diese Funktionserneuerung nach der 5. und 6. Quetschung aus, bei Tieren mit achtmal

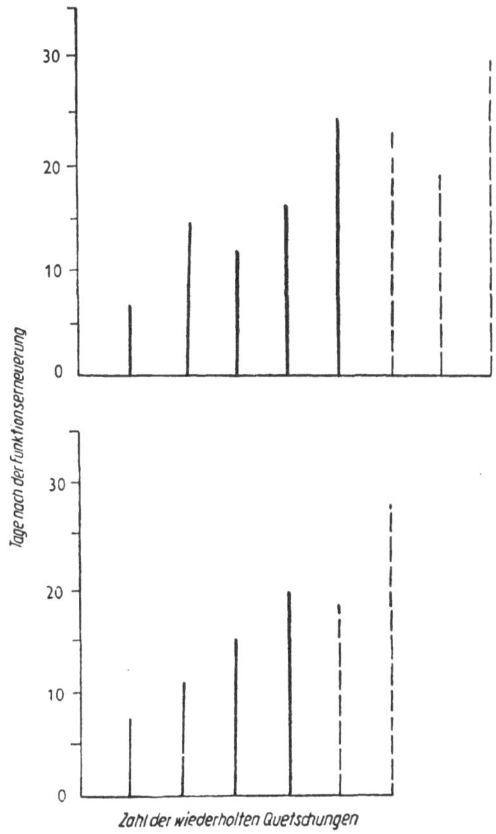

Abb. 61. Zeit vom Beginn bis zur vollständigen Funktionserneuerung bei 6 und 8 aufeinanderfolgenden Funktionsrestitutionen, die durch wiederholte Quetschung des n. fibularis bei zunehmender Entfernung vom m. peronaeus longus erzielt wurden. Die gestrichelte Linie zeigt die nicht vollkommene Funktionserneuerung, ferner die Zeit, in der der höchste Funktionsgrad erreicht wurde. (GUTMANN, E.: J. Neurophysiol. 11, 279, 1948.)

gequetschtem n. fibularis nach der 6., 7. und 8. Quetschung. Die zur totalen Funktionserneuerung (im klinischen Sinne) erforderliche Zeitspanne verlängert sich also ständig (siehe Abb. 61). Die Abnahme des Muskelgewichts nach dieser wiederholten Funktionserneuerung ist sehr ausgeprägt. Bei Tieren mit achtmal nacheinander gequetschtem n. fibularis war die Gewichtsabnahme nach der Reinnervation um 39% größer als bei der Kontrollseite. Da anzunehmen ist, daß der Muskel auf der Kontrollseite sein ursprüngliches Gewicht 3 Monate nach der Funktionswiederkehr erreicht, kann behauptet werden, daß der Muskel nach einer so langen (relativen) Denervation im Reinnervationsverlauf nur 61% seines ursprünglichen Gewichts zurückgewinnt. Der länger als 8 Monate denervierte Muskel erreicht also nach Nervenquetschung bereits nicht mehr sein ursprüngliches Gewicht und den ursprünglichen Durchmesser seiner Fasern. Ein Teil der Veränderungen im Muskel wird somit irreversibel. Die funktionelle Erneuerung nach Nervenquetschung ist bei Atrophie bis zu 8 Monaten vor der Reinnervation nicht allzu sehr verzögert, und es kommt zu einer relativ erfolgreichen Wiederherstellung des Gewichts und Durchmessers der Muskelfasern. Dauert die Denervationsperiode länger als 8 Monate, dann gewinnt der Muskel seine ursprünglichen Gewichts- und Durchmesserwerte nicht mehr zurück, und die Qualität der restituierten Funktion wird fortschreitend schlechter.

Obwohl die Methode der Nervenquetschung quantitative Untersuchungen zuläßt, muß auch die Frage der Reversibilität nach Nervendurchschneidung erörtert werden, da solche Fälle eher der klinischen Praxis entsprechen. Dieses Problem ist experimentell nur sehr schwer zu meistern, da eine lange Denervationsdauer im peripheren Stumpf ohne spontane Reinnervation vor der Naht erzielt werden muß. Nach der Nervendurchschneidung kommt es zur Retraktion des Stumpfes, die eine richtige Anlegung der Naht verhindert. Mit der kreuzweisen Verbindung kann man diesen Schwierigkeiten begegnen. Wir benützten daher diese Methode in den hier geschilderten Versuchen.

Bei 4 Tieren wurde der n. fibularis an niedrig gelegener Stelle durchschnitten und auf der einen Seite reseziert. Nach 2, 4, 6 und 8 Monaten wurde die zweite Operation ausgeführt, der n. tibialis durchschnitten und mit dem peripheren Stumpf des n. fibularis vernäht. Gleichzeitig wurde auf der Kontrollseite der zentrale Stumpf des n. tibialis mit dem peripheren Stumpf des n. fibularis vereinigt. Die Nekropsie erfolgte 3 Monate nach der Operation. Obwohl die Reinnervationsdauer einen Monat kürzer war als bei gequetschtem n. fibularis, können die Ergebnisse annähernd verglichen werden. Nach verspäteter Nervennaht ist bereits der Unterschied zwischen spontaner und verspäteter Reinnervation erkennbar. Zwar weist weder der spontan noch der verspätet innervierte Muskel die normale Faserverteilung auf, aber nach der Naht sind die Muskelfasern wesentlich kleiner. Die Durchmesserunterschiede der Muskelfasern sind in Abb. 62, die Abweichungen im histologischen Bild in Abb. 63 und 64 dargestellt. Wie ein Vergleich der beiden Muskelbilder mit Reinnervation nach viermonatiger (Abb. 63) und achtmonatiger Denervation (Abb. 64) ergibt, ist der Reversibilitätsgrad von Veränderungen in den Muskelfasern fortlaufend herabgesetzt, und zwar bei weitem mehr als nach der Nervenquetschung, wahrscheinlich infolge des Verlusts an Nervenfasern in der Narbenstrecke oder ihrer Abirrung in funktionell inadäquate Scheiden. Mit zunehmender Reinnervationsdauer ist eine progrediente Erneuerung von Muskelfasern anzunehmen. In unserem Versuch dauerte die Reinnervation nur 3 Monate, doch ist auch in Fällen, bei denen mit einer länger dauernden Reinnervation gerechnet werden kann, die Erneuerung der Muskelfasern unzureichend. So war bei einem Fall, in dem die Naht nach 17 Monate dauernder Denervation vorgenommen wurde, die Gewichtsabnahme des Muskels um 31% größer als auf der Kontrollseite mit

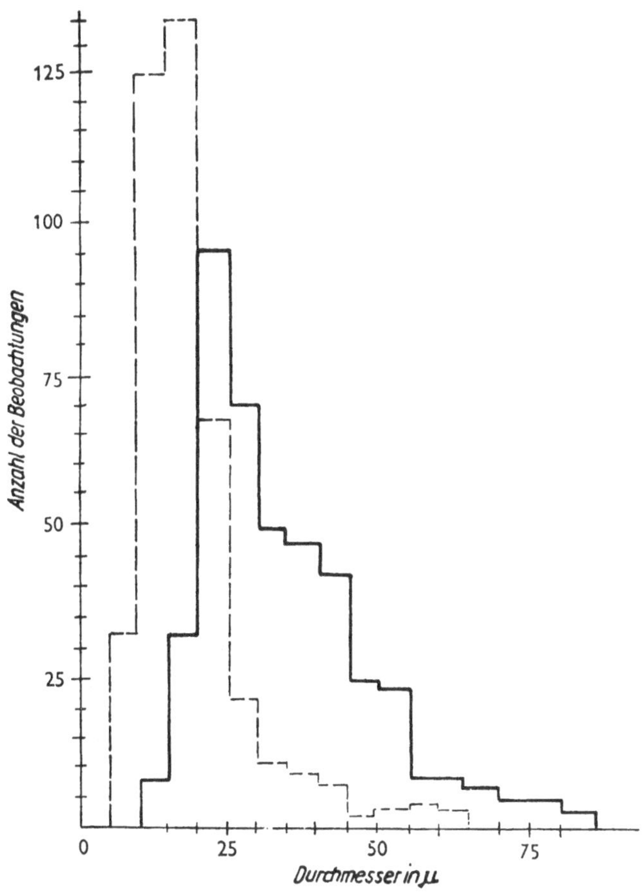

Abb. 62. Histogramm der Muskelfasern des m. tib. ant., 3 Monate nach spontaner (ausgezogene Linie) und verspäteter Reinnervation (gestrichelte Linie) nach kreuzweiser Verbindung von n. tibialis und n. fibularis. Die verspätete Reinnervation wurde durch Durchschneidung des n. fibularis bei der ersten Operation und durch Vereinigung des n. tibialis mit dem n. fibularis 8 Monate später erreicht. (GUTMANN, E.: J. Neurophysiol. 11, 279, 1948.)

spontaner Reinnervation (GUTMANN und YOUNG, 1944). Bei gleicher Denervationsdauer ist also die Restitution der Muskelfasern nach Nervennaht weitaus weniger erfolgreich als nach Nervenquetschung.

Unsere Befunde über die Erneuerung der Muskelfasern nach Nervennaht und Nervenquetschung gestatten es, die Gültigkeit der Beobachtungen über

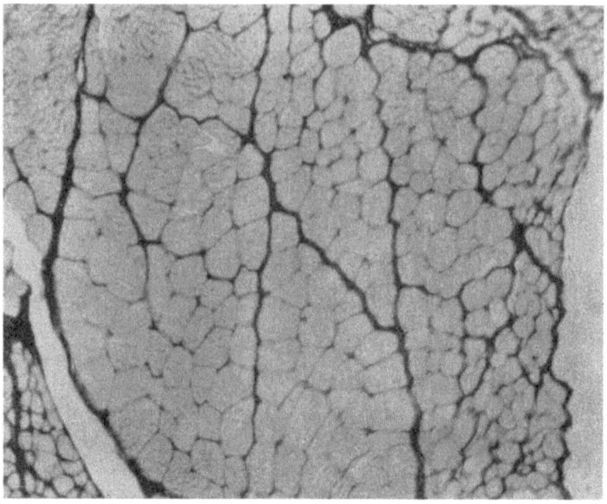

a

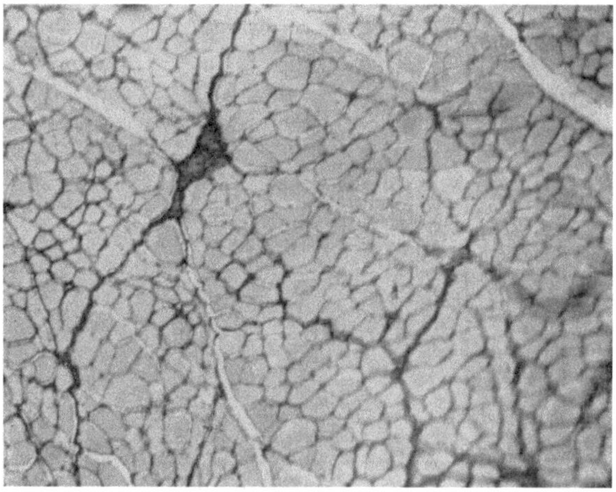

b

Abb. 63. a) Querschnitt durch den m. tib. ant., 3 Monate nach der Vereinigung von n. tibialis und n. fibularis; b) Querschnitt durch den m. tib. ant., 3 Monate nach verspäteter Reinnervation, die durch Durchschneidung des n. fibularis bei der ersten Operation und Vereinigung des n. tibialis mit dem n. fibularis 4 Monate später erzielt wurde. (GUTMANN, E.: The recovery of function after denervation in mammals, 1943.)

die Morphogenese der Endplatten nach verschieden langer Denervation zu erweitern. Wir sehen uns hier vor folgende Fragen gestellt:

1. Welche Vorgänge führen zur unzureichenden und unvollkommenen Qualitätserneuerung der motorischen Funktion in Fällen mit einer Denervationsdauer bis zu 8 Monaten nach Nervenquetschung, wenn die Reversibilität der Veränderungen in den Muskelfasern total oder beinahe total ist?

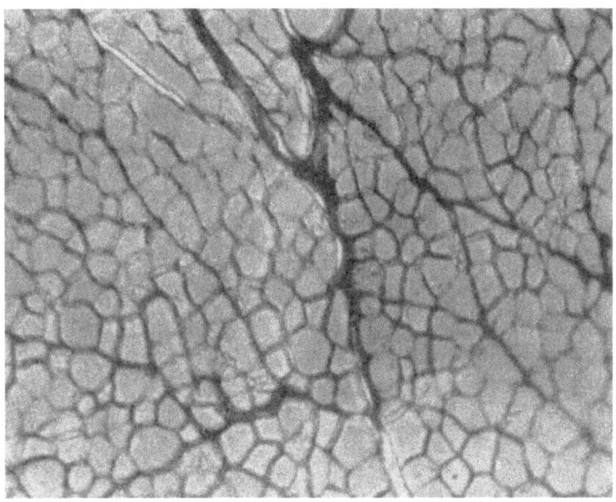

a

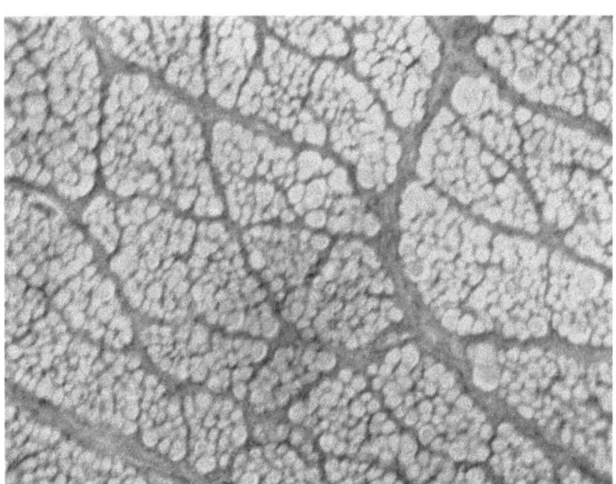

b

Abb. 64. a) Querschnitt durch den m. tib. ant., 3 Monate nach Vereinigung des n. tibialis mit dem n. fibularis; b) Querschnitt durch den m. tib. ant., 3 Monate nach verspäteter Reinnervation, die durch Durchschneidung des n. fibularis bei der ersten Operation und durch Vereinigung des n. tibialis mit dem n. fibularis 8 Monate später erzielt wurde. (GUTMANN, E.: The recovery of function after denervation in mammals, 1943.)

2. Welche Vorgänge führen zur Irreversibilität von Muskelveränderungen, wenn die Denervation nach der Nervenquetschung mehr als 8 Monate andauert?

3. Welche Vorgänge führen zu einer frühzeitigen Irreversibilität der Muskelveränderungen nach Nervennaht?

Die qualitativ verschlechterte Funktion eines bis 8 Monate denervierten Muskels nach Nervenquetschung kann bedingt sein:

a) durch chronische Veränderungen in den Zellen und im zentralen Nervenstück;

b) durch eine funktionell unbefriedigende Verbindung von Axon und motorischer Endplatte.

Die verspätete Reinnervation führt bekanntlich zur Regeneration abnorm kleiner und ungenügend myelinisierter Fasern (SANDERS und YOUNG, 1944). Es wurde auch beobachtet, daß ungenügend reife Nervenfasern die normale Geschwindigkeit der nervalen Erregungsleitung nicht erreichen. SANDERS und WHITTERIDGE (1946) haben aber gezeigt, daß auch bei niedriger Leitungsgeschwindigkeit die erneuerte Funktion normal sein kann. Als Test für die Funktionserneuerung benützten sie den Zehenspreizreflex, als Test für die Funktionsqualität die Amplitude der Zehenspreizung (siehe GUTMANN, 1942). Zur Zehenspreizung kommt es aber durch die koordinierte Kontraktion einer kleinen Muskelgruppe, die vom Rückenmark entfernt annähernd gleich weit ist. Trotz der niedrigen Leitungsgeschwindigkeit können also nervale Impulse in den motorischen Endplatten der einzelnen Muskeln synchron eintreffen. Bei einer genaueren Bewertung der Bewegungskoordination und Bewegungsstärke sowie der Funktionen von Muskeln mit verschiedener Entfernung von den Rückenmarkszellen kann die langsamere nervale Erregungsleitung eine wichtige Rolle spielen. In unserem Versuch mit der Ausarbeitung eines relativ einfachen Reflexes vermag aber die verminderte Erregungsleitung das schlechte Ergebnis der funktionellen Erneuerung nicht zu erklären.

Die durch chronische Veränderungen in den Nervenzellen bewirkte unvollständige Myelinisierung der Fasern scheint also nicht jener Faktor zu sein, der für den niedrigen Grad der nach Nervenquetschung restituierten Funktion allein verantwortlich ist. Ebensowenig kann die unvollständige Wiederherstellung des Muskelfaserdurchmessers bestimmend sein, da hier die Unterschiede im Verhältnis zur frühen Reinnervation nach Nervenquetschung nur geringfügig sind. Es verbleiben somit die Veränderungen in den Nervenzellen, die zur ungenügenden Reversibilität neuronaler Veränderungen führen könnten. Die Zeitspanne von 8 Monaten dürfte jedoch für eine derartige Entwicklung nicht ausreichen, da Veränderungen in der Nervenzelle nach Vereinigung der regenerierenden Fasern noch weitgehend reversibel sind. Auch klinische Erfahrungen zeigen, daß in den ersten Monaten nach einer Nervenschädigung der Zustand des zentralen Nervenstücks nicht von entscheidender Bedeutung ist (AXENOWA, IGNATOW und EPSCHTEIN, 1951). Als wichtiger Faktor wird daher die funktionell ungenügende Vereinigung der Nerven- und Muskelfasern anzusprechen sein. Wie wir bereits gesehen haben, finden die Nervenfasern infolge Kollagenisierung der Muskelfasern oft nicht den Weg zu ihren ursprünglichen Endplatten, verlassen die SCHWANNschen Scheiden und bilden neue neuromuskuläre Verbindungen. Bei verlängerter Denervationsdauer nimmt die Anzahl der reinnervierten alten Endplatten ab, so daß die neu gebildeten mengenmäßig ein Übergewicht erreichen. Es ist anzunehmen, daß die nervale Erregungsleitung in solchen neu entstandenen Endplatten funktionell unzureichend ist und die Hauptursache der verschlechterten Funktion verspätet (8 Monate) reinnervierter Muskelfasern darstellt. Eine physiologische Analyse der nervalen Erregungsleitung in diesen neu ausgebildeten Endplatten wäre nicht ohne Interesse. Die relativ unzureichende Funktionserneuerung bei gequetschten Nervenfasern nach 6—8monatiger Denervationsperiode wird also vor allem durch Veränderungen der Muskelfaserhüllen und durch den damit zusammenhängenden erschwerten Kontakt der Axone und motorischen Endplatten verursacht. Ein weiterer, nicht minder wichtiger Faktor können Veränderungen in den Nervenzellen sein, die zum Ausfall oder zur unvollkommenen Reifung der Nervenfasern führen. Die Untersuchung dieser Frage ist weniger schwierig. Dauert die Denervation länger als 8 Monate, so kommt es nach Nervenquetschung in einem Teil des Muskels infolge Ersatz der Muskelfasern durch kollagenes Bindegewebe und Fett zu irreversiblen Veränderungen, die eine erfolgreiche Reinnervation des Muskels unmöglich machen. Zu dieser Zeit sind auch bereits mit Sicherheit irreversible Veränderungen in den Nervenzellen anzunehmen, die natürlich eine erfolgreiche Reinnervation unmöglich machen (TURNER, 1943). Die Angaben TURNERS beziehen sich aber auf Veränderungen in den Vorderhornzellen der Ratte. Es ist also anzunehmen, daß beim Kaninchen und beim Menschen die Zeitspanne, nach der irreversible Veränderungen in der Nervenzelle eintreten, länger ist.

Die zu erörternde dritte Frage betrifft die frühen irreversiblen Veränderungen nach Nervennaht. Der Grund für die hier relativ schlechtere Restitution der Muskelfasern bei gleicher Denervationsdauer wie nach Nervenquetschung ist vor allem in der Aberration von Nervenfasern in der Narbenstrecke zu suchen, die einem Faserverlust gleichkommt und die Heteroinnervation (z. B. Reinnervation des Muskels durch sensible Fasern) begünstigt. Daher sind auch in einem solchen Muskel nach Nervennaht oft plexiforme Gebilde und abzweigende Fasern, die neue Endplatten ausbilden, in größerer Zahl anzutreffen. Bei verlängerter Denervation machen sich, ebenso wie nach verspäteter Nervenquetschung, irreversible Muskelveränderungen und atrophische Erscheinungen im Neuron bemerkbar, welche die Funktionswiederherstellung vereiteln.

Wir haben bereits hervorgehoben, daß Veränderungen in der Nervenzelle auch nach langanhaltender Denervation rückgängig gemacht werden können. Wir sind daher der Ansicht, daß als wichtigster Faktor der Funktionserneuerung doch der Eintritt irreversibler Veränderungen in den terminalen Organen anzusehen ist, die eine funktionelle Eingliederung des Neurons unmöglich machen und schließlich zu seiner Ausschaltung aus dem Reflexgeschehen im Organismus führen.

In der Qualität der restituierten Funktion macht sich auch der Grad der reflektorischen Einschaltung der regenerierenden Neurone bemerkbar. Nach Nervenquetschung wird diese Einschaltung bei einer mehr als 8 Monate dauernden Denervation durch ungenügende Verbindung von Axon und motorischer Endplatte infolge Kollagenisierung der Muskelfasern erschwert, was auch eine ungenügende Reifung der Nervenfasern nach sich zieht. Ebenso ist auch die Restitution der Muskelfasern infolge bereits irreversibler Veränderungen im Muskel unzureichend. Nach Nervennaht wird die normale funktionelle Eingliederung des Neurons nicht nur durch den sich allmählich verschlechternden Zustand des Muskels, sondern auch durch den Verlust abirrender Nervenfasern im Narbengebiet behindert.

Wir sind uns dessen bewußt, daß eine isolierte Betrachtung der oben erwähnten „Faktoren" und eine völlig getrennte Beurteilung ihrer Bedeutung für den Grad der Erneuerungsprozesse unmöglich ist. Trotzdem erweist sich eine darauf abzielende Analyse als notwendig, denn sie gibt Hinweise für die Richtung, in der therapeutische Eingriffe vorzunehmen sind.

Unsere experimentellen Arbeiten betonen vor allem die Bedeutung der Denervationsdauer des Muskels, die progredient zur Verschlechterung der leitungsfähigen Verbindung zwischen Axon und Endplatte führt und in einer unvollkommenen Reifung der Nervenfasern zum Ausdruck kommt, ferner die Bedeutung der Narbe, in der es nach Nervennaht oft zur Aberration von Fasern in funktionell inadäquate Scheiden kommt. Bei Nervenschäden des menschlichen Organismus sind die Bedingungen komplizierter und die Ursachen der schlechten Muskelfunktion daher sehr schwer analysierbar. SUNDERLAND (1950) erblickt sie hauptsächlich in der

a) retrograden neuronalen Degeneration,
b) Denervationsatrophie im distalen Stumpf,
c) Aberration von Nervenfasern.

Als akzessorische Faktoren bezeichnet er Veränderungen im Muskel und im distalen Nervenstück, doch nimmt er an, daß diese beim Menschen in den ersten 12 Monaten bedeutungslos sind.

SUNDERLAND unterzog unsere Ergebnisse vor allem deshalb einer Kritik, weil wir die retrograden Effekte unberücksichtigt ließen und in unseren Versuchen nicht mit einer ausreichenden Reinnervationsperiode arbeiteten. Die Frage der retrograden Degeneration wird begreiflicherweise bei Nervenschäden des Menschen, wo der Nerv in einem langen Abschnitt geschädigt ist und die Nervenzellen unmittelbar durch Zug oder Druck in Mitleidenschaft gezogen sein können, eine ernstere Rolle spielen. Intraneurale Fibrosen sind in der klinischen Praxis häufig, und es ist natürlich, daß die Frage der Atrophie (Kollagenisierung) des peripheren Nervenstumpfes ein bedeutend wichtigeres Problem darstellt als in der experimentellen Arbeit. Aufgabe des Experiments ist jedoch die Elimination unkontrollierter Faktoren, die eine Nervenschädigung beim Menschen begleiten. Die Kritik, daß in einigen Versuchen eine ungenügend lange Reinnervationsdauer beobachtet wurde, ist zwar berechtigt, doch sollte die Geschwindigkeit aufgezeigt werden, mit der sich die normalen trophischen Verhältnisse wieder einstellen und die Muskelfunktion erneuert, auch wenn die Frage nach dem Zeitpunkt der totalen Irreversibilität der Veränderungen unbeantwortet blieb.

Die Geschwindigkeit der Denervationsatrophie ist beim Menschen geringer als beim Tier, aber die Tendenz der hervorgerufenen Veränderungen ist die gleiche. Erfahrungen mit der Muskelbiopsie beim Menschen (BOWDEN und GUTMANN, 1945) zeigen, daß die Fürsorge für das Endgebiet eine ernste therapeutische Aufgabe ist. Vor der Reinnervation muß also der Muskel in möglichst gutem Zustand erhalten werden. Bioptische Studien am Muskel (BOWDEN und GUTMANN, 1945) haben gezeigt, daß der Atrophiegrad in Muskeln mit gleich langer Denervationsdauer verschieden ist. Unsere Arbeit konnte allerdings nur andeuten, daß verschiedene Faktoren, wie z. B. Alter, Streckung der Muskeln, Infektion und Galvanotherapie (diese allerdings in positivem Sinne) die Geschwindigkeit der Atrophie beeinflussen. Erfahrungen mit anderen Faktoren wurden bisher experimentell noch nicht verarbeitet.

Wichtig ist die Frage der Immobilisierung des Muskels. EISENHAUER und KEY (1945) behaupteten, daß bei der Immobilisierung von Extremitäten die Muskelfunktion nicht beeinträchtigt werden muß, sofern der Muskel nicht in Extension belassen wird. So wurde z. B. nachgewiesen, daß die bei Nervenschädigungen oft erforderliche Schienung der Extremitäten und die damit verbundene Extension paralytischer Muskeln schädlich sind. Der von der Schiene auf die anästhetische Haut ausgeübte Druck wirkt auch ungünstig auf die Erneuerung der Empfindungsqualität (HIGHET, 1942), die schon durch die Extension allein beeinträchtigt wird, da es zu kleinen Hämorrhagien und sekundär zu intramuskulären Fibrosen kommen kann. Der Einfluß von Immobilisierungsmaßnahmen auf die Muskelfunktion ist aber weitreichender. Auf ihre Bedeutung weisen LIPČIK und NETTI (1953) hin und betonen, daß die Fixierung paretischer Teile mit Immobilisierungs- oder Extensionsverbänden jeglicher Art die Atrophie der Gewebe, Knochen und Haut beschleunigt, Ankylose verursacht und infolge schneller fibröser Veränderungen zur Entstehung von Deformitäten Anlaß gibt. Die Immobilisierung kann aber auch die Erneuerung der Bewegungsreflexe ungünstig beeinflussen. In diesem Zusammenhang verweisen LIPČIK und NETTI (1953) auf die Poliomyelitis-Behandlung nach KENNY, welche die Erscheinung einer sog. „Alienation" der Muskeln beobachtete. Sie besteht darin, daß sich infolge schmerzhafter Spasmen in den Antagonisten und Immobilisierung der Muskeln vorübergehend eine funktionelle Blockade bildet, die durch das Erlöschen oder durch die Desorganisation normaler Bewegungsschemen verursacht ist und den Funktionsverlust auch in einem ursprünglich nicht geschädigten Gebiet herbeiführt. Der therapeutische Erfolg KENNYS läßt sich im Hinblick auf die physiologischen Grundsätze der Propriozeption erklären (GUTMANN, 1952). Ihre Methode besteht in einer

Stimulation (Vibrationsbewegung, die auf die propriorezeptive Signaltätigkeit aktivierend wirkt) und einer anschließenden Reedukation, die den Patienten zunächst mit passiven Bewegungen an die Existenz des Muskels „erinnern“ soll und dann allmählich die durch die veränderte Propriozeption gestörten normalen Bewegungsstereotypen einschaltet. Die experimentelle Interpretation der KENNYschen Therapie erfordert noch eingehendere Untersuchungen, doch zeigt diese Methode schon heute die Bedeutung der Immobilisierung auch für Erneuerungsprozesse nach Nervenschädigungen. Leicht abnehmbare Schienen und Streckverbände sollen wenigstens einmal täglich passive Bewegungen und gegebenenfalls eine „Stimulation“ in allen fixierten Gelenken, nach Möglichkeit in ihrem ganzen Umfange, zulassen (LIPČIK und NETTI, 1953). Die Bedeutung von Veränderungen im Zentralnervensystem dürfen daher nicht unterschätzt werden.

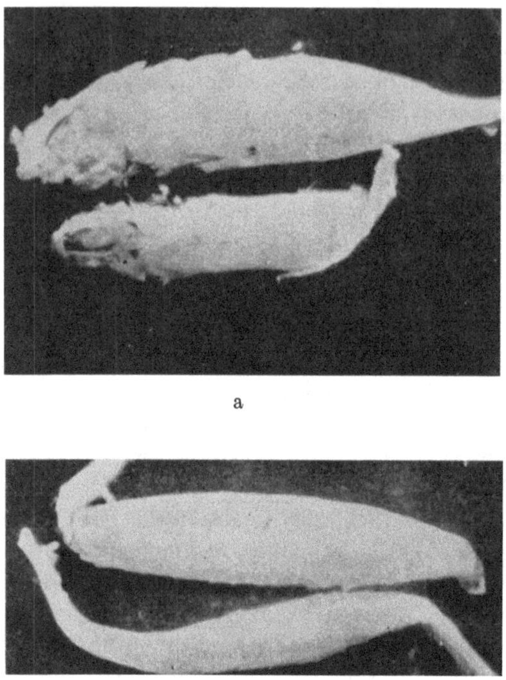

a

b

Abb. 65. Nach der Denervation gereizter und nicht gereizter m. tib. ant. (a) und m. ext. digit. long. (b). Die Galvanotherapie begann am 7. Tage nach der Denervation und wurde 60 Tage lang fortgesetzt. (GUTMANN, E., GUTTMANN, L.: J. Neurol. Neurosurg. Psychiat. 7:7, 1944.)

Wie kann man den Denervationsveränderungen im terminalen Organ entgegentreten? Die Denervation des Muskels veranlaßt seine Inaktivität — ein Faktor, der unserer Meinung nach für Verlauf und Intensität der Muskelatrophie und somit auch für den Reversibilitätsgrad der Muskelveränderungen von entscheidender Bedeutung ist (GUTMANN und GUTTMANN, 1944). Eine Verhinderung irreversibler Veränderungen — also des Ersatzes von Muskelfasern durch kollagenes Bindegewebe und Fett — ist vor allem durch Muskelaktivität möglich. Wir konnten mit intensiver Elektrotheraphie der Muskelatrophie unerwartet stark entgegenwirken (GUTMANN und GUTTMANN, 1942, 1944), wobei der Erfolg sichtlich von Intensität, Dauer und dem rechtzeitigen Beginne der Applikation abhängig war.

Im einzelnen Tierversuch setzten wir mit der Galvanisierung sofort nach der Denervation ein, und zwar zwei Monate lang jeweils zweimal täglich 30 Minuten lang. Bei dieser intensiven Therapie betrug die Gewichtsabnahme im denervierten und gereizten Muskel nur 17%, im nur denervierten Muskel 59% und 58%. Die Versuchsergebnisse sind in den Abb. 65 und 66 dargestellt. Die Wirkung dieser Therapie ist in den zentralen Teilen des Muskels weniger ausgeprägt, sicher infolge der hier schwächeren Intensität der elektrischen Reize. Die gereizten Muskeln wiesen nicht nur größere Fasern, sondern auch in geringerer Menge kollagenes Bindegewebe auf, ein Erfolg, der auch 4 Monate nach Behandlungsunterbrechung noch erkennbar war.

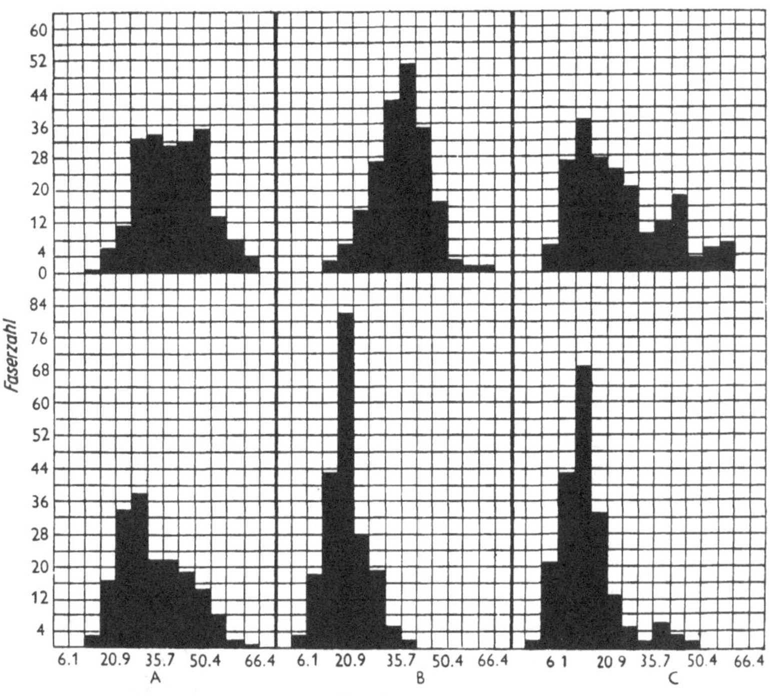

Abb. 66. A. Histographische Darstellung der Faserverteilung im normalen, denervierten gereizten und denervierten nicht gereizten Muskel. A) 1. Tier — normaler (oberes Diagramm) und gereizter Muskel (unteres Diagramm); B) 2. Tier — normaler (oberes Diagramm) und nicht gereizter denervierter Muskel (unteres Diagramm); C) 3. Tier — gereizter denervierter (oberes Diagramm) und nicht gereizter denervierter Muskel (unteres Diagramm). (GUTMANN, E., GUTTMANN, L.: J. Neurol., Neurosurg., Psychiat. 7:7, 1944.)

Das Beweismaterial für den Erfolg einer Elektrotherapie des denervierten Muskels ist ziemlich groß. Günstige Wirkungen sind besonders in der chemischen Zusammensetzung des denervierten Muskels zu beobachten (HINES, 1950). Die Konzentration von Kreatin (WEHRMACHER, THOMSON und HINES, 1945), Glykogen (LAZERE, THOMSON und HINES, 1943), Myosin (FISCHER und RAMSEY, 1946) und Kalium (FISCHER, 1949) ist im elektrotherapeutisch behandelten denervierten Muskel größer. Alle diese Befunde bestätigen die entscheidende Bedeutung der Muskelaktivität für die Erhaltung eines günstigen „trophischen Zustands", der wahrscheinlich allein irreversible Veränderungen während der Denervation verhindern kann.

Die Beziehung zwischen spezifischer (phasischer Muskelkontraktion) und trophischer Funktion ist nicht nur für den Erfolg elektrotherapeutischer Maß-

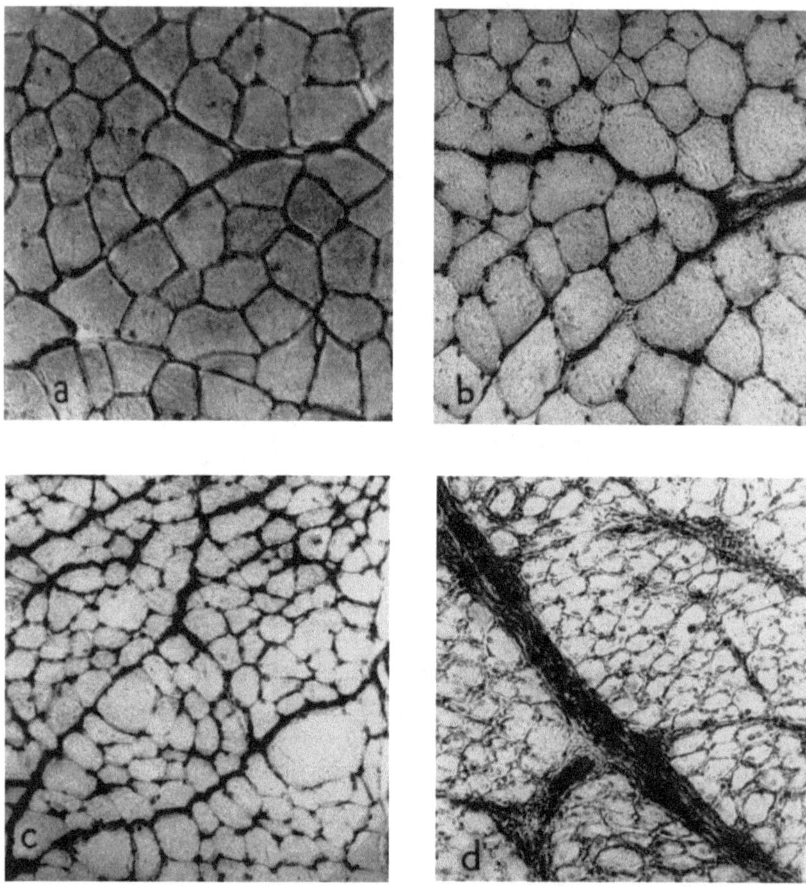

Abb. 66. B. Querschnitt durch den m. tib. ant.: a) Normale Kontrollseite; b) peripherer Teil des maximal denervierten, gereizten Muskels; c) zentraler Teil des maximal denervierten, gereizten Muskels; d) nicht gereizter denervierter Muskel (Denervationsdauer 2 Monate). (GUTMANN, E., GUTTMANN, L.: J. Neurol. Neurosurg. Psychiat. 7:7, 1944.)

nahmen, sondern auch für eine Charakterisierung des gestörten Stoffwechsels im denervierten Muskel wichtig. Nach Reizung des Muskels kommt es in ihm zu einer gesteigerten Glykogensynthese, die weit über die Normalwerte hinausgeht (JAMPOLSKAJA, 1950, GUTMANN, VODIČKA und VRBOVÁ, 1954). Ähnlich ist nach der Muskelreizung auch die Eiweißsynthese im Muskel weit über den

Normalwert gesteigert (ŽÁK, GUTMANN und VRBOVÁ, 1957). Im denervierten Muskel fehlt diese Akzentuierung der synthetischen Vorgänge (GUTMANN, VODIČKA und VRBOVÁ, 1954), ebenso ist hier eine Störung der Kaliumerneuerung nach vorübergehendem Kaliumverlust anzutreffen (DRAHOTA, GUTMANN und VRBOVÁ, 1956). Allerdings laufen auch im denervierten Muskel synthetische Prozesse ab, denen aber offensichtlich jene Akzentuierung bei Funktionsbelastung fehlt, die für den Muskel mit normaler nervaler Versorgung charakteristisch ist. Hormonale Einflüsse können die anabolischen Vorgänge auch im denervierten Muskel intensivieren. Wir fanden z. B. nach Insulinzufuhr eine verstärkte Glykogensynthese und nach Applikation von Wachstumshormon eine verlangsamte Gewichtsabnahme des denervierten Muskels (GUTMANN und VRBOVÀ, 1958). Hormonale Einflüsse auf den denervierten Muskel konnten wir auch in Adaptationsversuchen nachweisen (GUTMANN und VRBOVÁ, 1958). Nach wechselnden Hungerperioden zeigte der Muskel die Fähigkeit zu einer wesentlich erhöhten Eiweiß- und Glykogensynthese. Diese adaptive Reaktion erhielt sich aber nach Denervation nur für eine beschränkte Zeit. Humorale Faktoren sind also nicht ohne Bedeutung, aber die für die Ausbildung adaptiver Reaktionen entscheidenden Mechanismen sind nervaler Natur. Der für die akzentuierte Synthese entscheidende Reiz ist offensichtlich die Muskelkontraktion, und in diesem Sinne ist auch der Erfolg der Elektrotherapie zu werten. Wir müssen aber bemerken, daß die gesteigerte Synthese auch nach Myelotomie ausbleibt, was für die Bedeutung der höheren Nervenzentren bei der normalen Regulation der trophischen Funktion spricht. Die durch unmittelbare Reizung hervorgerufene Muskelkontraktion ist also nicht imstande, alle jene metabolische Effekte auszulösen, die auf eine Muskelreizung durch Impulse aus höheren Nervenzentren folgen. Trotzdem sind nach unseren Befunden die metabolischen Auswirkungen der Elektrotherapie sehr wesentlich. Die Aufrechterhaltung der Muskeltätigkeit bleibt also eine therapeutische Aufgabe von entscheidender Bedeutung.

Wir beobachteten ferner im Verlauf der Elektrotherapie Vasodilatation und Vergrößerung des Muskelvolumens. Da bekanntlich die Muskeltätigkeit den Kreislauf steigert (MANN, 1936), führt Untätigkeit zu ungenügender Zirkulation, was sich in einer reflektorisch bedingten Verminderung des Blutzustroms zu den entsprechenden Nervenzellen auswirken muß. Dieser Faktor scheint eine wichtige, zusätzliche Aufgabe bei jenen Prozessen zu versehen, die wir unter den Begriff der „Inaktivitätsatrophie" zusammenfassen. Die Irreversibilität von Veränderungen im peripheren Neuron kann also auch durch unzureichende Blutzirkulation und verlangsamte Blutzufuhr zum untätigen Organ in der Denervationsperiode verursacht werden.

Die Galvanotherapie beeinflußt auch den Ablauf latenter Infektionen und entzündlicher Prozesse, schmerzhafte Syndrome und atrophische Störungen, sowie die Knochenkonsolidierung günstig (WILTSCHUR, 1952). Ob die Elektrotherapie in allen Stadien eines Nervenschadens indiziert ist, bleibt problematisch. LIPČIK und NETTI (1953) trafen Muskelkontrakturen besonders in akuten Fällen mit schmerzhaften Spasmen an und empfehlen die von KENNY bei Poliomyelitis angewandten heißen Packungen.

Der Einfluß elektrotherapeutischer Maßnahmen auf den Zustand des denervierten Muskels wurde an Hand eines umfangreichen klinischen Materials überzeugend demonstriert (JACKSON und SEDDON, 1945). Das Problem der vorteilhaftesten Reizungsmethode, z. B. der optimalen Reizdauer (KOSMAN, OSBORNE und IVY, 1947) oder des optimalen Reizmittels (CLEMMENSEN, GRAVENHORST und HANSEN, 1947) bedarf noch einer eingehenderen Untersuchung, die sich besonders mit der Frage zu befassen hat, wie eine maximale Reizintensität mit minimaler Schmerzhaftigkeit kombiniert werden kann. Die genannten Autoren nehmen an, daß die bisher applizierten Rechteckimpulse am geeignetsten sind. In letzter Zeit wird die Anwendung von Dreieckimpulsen (Exponentialströmen) empfohlen (siehe THOM, 1953). Jedenfalls hat die Verwendung exakt definierter Reizstromimpulse die Therapie der Muskellähmungen bereichert.

Es ist aber klar, daß jeder Form der Elektrotherapie nur beschränkte Bedeutung zukommen kann. Der künstliche Ersatz normaler Reize ist nicht imstande, jene Bedingungen zu schaffen, die nur durch normale Reize ausgelöst werden. Wie bereits aufgezeigt wurde, spielen bei der normalen Reaktibilität des Muskels die höheren Nervenzentren eine entscheidende Rolle. Nach Denervation und Myelotomie verlieren die Muskeln ihre Fähigkeit, mit einer „Superkompensation" (erhöhte Glykogensynthese nach Funktionsbelastung) zu reagieren. Diese Reaktion wird im denervierten Muskel oder nach Myelotomie auch dann nicht erzielt, wenn die Muskeln nach dem Eingriff (Myelotomie) ausgiebig gereizt werden (GUTMANN, VRBOVÁ, VODIČKA, 1954). Bleibt schließlich die Reinnervation peripherer Strukturen aus, so müssen selbstverständlich auch alle Methoden des „Ersatzes" nervaler Reize erfolglos bleiben. Daher ist es für die Reversibilität von Veränderungen in den terminalen Organen äußerst wichtig, so schnell wie möglich eine Reinnervation herbeizuführen, damit die adäquaten Reize den normalen Stoffwechsel im Muskel von neuem in Gang setzen und aufrechterhalten können.

Wir können also folgern, daß eine Verlängerung der Denervationsdauer der Hauptfaktor ist, der eine erfolgreiche Reinnervation des Muskels beeinträchtigt. Daraus ergibt sich vor allem die Forderung nach einer beschleunigten Nervennaht und einer intensiven Fürsorge für den Muskel.

B. Die Reinnervation der Haut

Die Reinnervation der Haut wurde weitaus weniger als beim Muskel studiert. Die Nervenendigungen, welche die verschiedenen Empfindungsmodalitäten vermitteln, sind äußerst kompliziert. Neben plexiformen, den Schmerzempfindungen dienenden Endigungen, sind in großer Anzahl sensible Endkörperchen mit komplizierten Beziehungen zwischen Axon und Epithelstruktur anzutreffen, die als Rezeptoren die verschiedenen Empfindungsqualitäten der Haut aufnehmen und weiterleiten. Das Studium der in der Haut ablaufenden Regeneration stößt dabei auf die Schwierigkeit, die „subjektiven" sensorischen Erscheinungen nicht nur mit einem bestimmten Stadium des Regenerationsprozesses, sondern auch mit einem bestimmten Typ der terminalen Nervenendigung in Verbindung bringen zu müssen. Deshalb gibt es nur sehr wenige tierexperimentelle Arbeiten, die eine Korrelation von Sensibilitätsrestitution und morphologischem Bild zum Gegenstand haben.

Der Grund dieses Mangels ist wahrscheinlich in der Skepsis zu suchen, daß die Reflexreaktionen bei Tieren unverläßlich sind und keine exakte Abgrenzung denervierter oder reinnervierter Hautflächen zulassen. Bei Untersuchung der Erneuerung nozizeptiver Reaktionen nach Nervendurchschneidung ist dies jedoch nicht der Fall. Am Kaninchen haben wir gezeigt, daß nach Unterbrechung der Nervenkontinuität die Analgesiegrenze mit der neurohistologischen Grenze völlig übereinstimmt (WEDDELL, GUTTMANN und GUTMANN, 1941). Die Reflexbewegungen auf nozizeptive Reize (Nadelstiche) sind konstant; sie ermöglichten eine topographische Deskription verschiedener Nerven und damit die Beobachtung des Regenerationsprozesses (GUTMANN und GUTTMANN, 1942).

Als Rezeptoren der Schmerzempfindung hatte bereits v. FREY (1896) die freien Endigungen der Axone angesehen (siehe LEWIS, 1942). WOOLARD, WEDDELL und HARPMAN (1940) fanden in einem exzidierten Hautstück, dessen vorangegangene Reizung nur Schmerzempfindung ergab, ausschließlich freie Nervenendigungen, während in Hautstücken, deren Reizung zu Schmerz- und Druckempfindungen führten, auch andere Rezeptoren anzutreffen waren. Nach WEDDELL (1941) wird jedes sensible Hautareal von mehreren unmyelinisierten oder schwach myelinisierten Nervenfasern versorgt, die, aus verschiedenen Richtungen kommend, in einem Punkt zusammentreffen, wodurch die Schmerzempfindlichkeit nur punktförmiger Hautstellen erklärt wird. In den plexiformen Strukturen sind die Axone von SCHWANNschen Scheiden umgeben, deren Architektur auch nach der Denervation erhalten bleibt, so daß sie eine Leitbahn für regenerierende Nervenfasern abgeben (GLEES, 1943).

Bei Untersuchung der Wiederherstellung von Schmerzempfindungen darf nicht das Überschneiden von Nachbarnerven außer acht gelassen werden, zu dem es an der Grenze ihrer Ausbreitungsgebiete kommt. SHERRINGTON (1893) hat diese Erscheinung in seiner Arbeit über die Verteilung der dorsalen Spinalwurzeln demonstriert. Die gleiche Überlagerung von Nachbarnerven ist auch in der vom peripheren Nerven innervierten Hautfläche zu finden (FOERSTER, 1917). An der Grenze zweier Hautbezirke besteht ein „intermediäres Gebiet", das von Fasern zweier verschiedener Nerven versorgt wird. Wird also einer dieser Nerven durchschnitten und kommt es zur Degeneration seiner Fasern im entsprechenden Hautbezirk, so verbleiben noch an der Analgesiegrenze die Fasern des Nachbarnerven. Nach POLLOCK (1919) ist das analgetische Gebiet nach Nervendurchschneidung oft kleiner, als nach der Verteilung der durchschnittenen Nervenfasern zu erwarten wäre. Nach seinen Befunden beginnt die Sensibilitätserneuerung (Verkleinerung des analgetischen Bereichs), noch bevor mit einer Regeneration des Nerven zu rechnen ist, woraus er folgert, daß

„diese schnelle Erneuerung der Schmerzempfindung nicht als Regenerationsmerkmal interpretiert werden kann, sondern daß sie wahrscheinlich das Ergebnis der Nervenüberlagerung ist“ (POLLOCK, 1919). Der Begriff einer „Funktionserneuerung auf Grund der Nervenüberlagerung“ wurde in der klinischen Praxis häufig verwendet, obwohl das Wesen dieser Erscheinung und der Zeitraum, in dem sie eintritt, unbekannt waren. Zeitpunkt und Form einer Sensibilitätserneuerung, die auch durch die Funktion von Nachbarnerven bewirkt werden kann, müssen selbstverständlich genau bekannt sein.

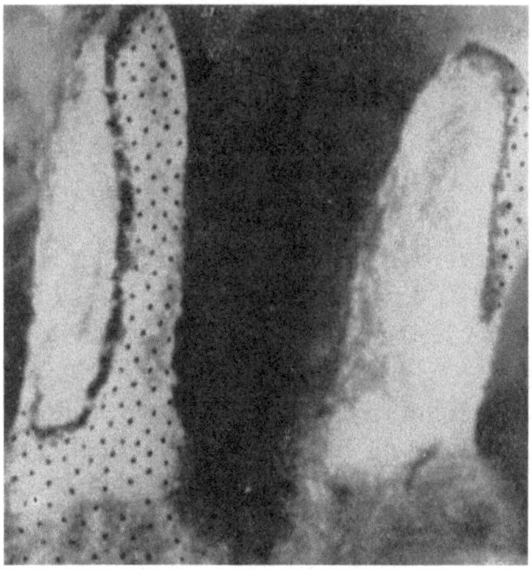

Abb. 67. Die gepunkteten Hautflächen sind analgetisch. Die Analgesiegrenzen wurden sofort nach Durchschneidung des n. tibialis und n. fibularis auf der linken Seite und des n. suralis auf der rechten Seite abgegrenzt. Links die große residuale Zone (Maximalgebiet) nach Durchschneidung der Nachbarnerven, rechts die kleine analgetische Zone (autonomes Gebiet) nach isolierter Durchschneidung des n. suralis. (WEDELL, G., GUTTMANN, L., GUTMANN, E.: J. Neurol. Psychiat. 4:206, 1941.)

Mit einer Funktionserneuerung, die durch Regeneration hervorgerufen wird, kann nur dann gerechnet werden, wenn sie in einem autonomen Nervengebiet verläuft, also in einem Innervationsfeld, das ausschließlich durch den unterbrochenen und regenerierenden Nerven versorgt wird. Daher muß der Umfang der autonomen Zone des Ausfallgebiets und der intermediären Zone, in der sich Nachbarnerven überlagern, auf das genaueste bestimmt werden – eine Aufgabe, die wir in unseren Versuchen durch den Vergleich der autonomen Zone nach isolierter Durchschneidung des Nerven mit dem „Maximalgebiet“ der residualen Sensibilität nach Unterbrechung der Nachbarnerven lösten. So konnte die intermediäre Zone einiger Nerven bestimmt werden (WEDDELL, GUTTMANN und GUTMANN, 1941, GUTMANN und GUTTMANN, 1942). Die autonome Zone ließ sich dann durch Subtraktion der intermediären Zone vom analgetischen Totalbereich bestimmen, das nach Unterbrechung des Nerven festgestellt worden war. Die Beziehungen zwischen autonomer Zone, intermediärer Zone und Maximalgebiet sind am n. suralis in den Abb. 67 und 68 dargestellt, welche die großen Unterschiede zwischen der maximalen und intermediären Zone veranschaulichen. In Abb. 69 wurde die antonome und maximale Zone auf eine Extremität projiziert, um den Umfang der intermediären Zone kenntlich zu machen. Die intermediäre Zone zeigt gewisse physiologische Besonderheiten; die Anzahl der Schmerzpunkte, von denen eine nozizeptive Reaktion ausgelöst werden kann, ist vermindert, die reflektorische Antwort ist weniger intensiv und verspätet (WEDDELL, GUTTMANN und GUTMANN, 1941).

Die Hypalgesie in der intermediären Zone kann entweder durch eine Reduktion der Nervenfasern oder eine Erhöhung ihrer Reizschwelle erklärt werden. Nach der Unterbrechung des Nerven ist zwar auch in der intermediären Zone eine Analgesie anzutreffen, doch kann es hier sehr rasch zu einer Sensibilitätserneuerung kommen. Die Nachbarfasern erfüllen im Überlagerungsgebiet sichtlich ihre Funktion nicht, so daß von einer vorübergehenden Funktionsblockade gesprochen werden kann, die allmählich zurückweicht, bis die Funktion

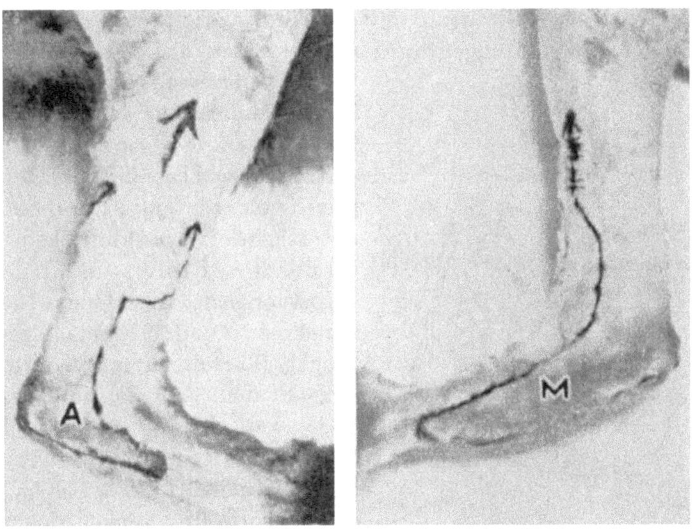

Abb. 68. Die Grenzen der Hautflächen wurden sofort nach Durchschneidung des n. suralis (links) und des n. tibialis mit dem n. fibularis (rechts) bestimmt. A — Zentrum der autonomen Zone; M — Zentrum der maximalen Zone des n. suralis. (WEDDELL, G., GUTTMANN, L., GUTMANN, E.: J. Neurol. Psychiat. 4:206, 1941.)

wiederhergestellt ist, wobei verschiedene Faktoren, wie Infektion, Alter, Art des Traumas u. dgl. die Geschwindigkeit dieses Vorgangs beeinflussen können (GUTMANN und GUTTMANN, 1942).

Die Sensibilitätserneuerung in der intermediären Zone ist aber noch durch einen weiteren Prozeß kompliziert, der mit der Regeneration des unterbrochenen Nerven nichts gemein hat. Wir haben in Versuchen (WEDDELL, GUTTMANN und GUTMANN, 1941) gezeigt, daß auch durch Einwachsen von Nachbarnerven in das denervierte Gebiet eine räumliche Einschränkung des analgetischen Areals verursacht wird. Diese „Ausbreitung" der Nachbarnerven betrifft meist nur die intermediäre Zone, in der sich überkreuzende Nervenfasern gemeinsam in der leeren SCHWANNschen Scheide liegen können, so daß dann im denervierten Gebiet ein Wachstum von Axonen mit bulbösem Ende zu beobachten ist. Bei jungen Tieren ist aber im Bereich des n. suralis die vollkommene Sensibilitätserneuerung ohne Regeneration des unterbrochenen Nerven möglich, deshalb kann eine solche „lokale Ausbreitung“ von Nervenfasern in denervierten Hautflächen einen wichtigen Faktor darstellen. Bei ausgedehnteren denervierten Hautflächen ist jedoch diese Erscheinung fast bedeutunglos. So bleibt z. B. nach Durchschneidung und Resektion des n. fibularis auch bei relativ rascher Sensibilitätserneuerung in der intermediären Zone (2—4 Wochen) das analgetische Areal unterhalb der Malleoli (autonome Zone des n. fibularis) auch noch nach 6 Monaten konstant. Zur Funktionserneuerung in der analgetischen (autonomen) Zone kann es dann nur nach Regeneration des unterbrochenen Nerven kommen.

Die morphologischen Stadien der Hautreinnervation im Verlauf der Erneuerung der Schmerzempfindungen wurden anscheinend nicht eingehender studiert. Großes Interesse erweckten diese Fragen im Zusammenhang mit der HEADschen Theorie von der protopathischen und epikritischen Sensibilität. Die Schwierigkeiten einer systematischen Sensibilitätsuntersuchung bei klinischen Patienten veranlaßten RIVERS und HEAD (1908), Selbstversuche an eigenen Nerven vorzunehmen. Die dabei gemachten Beobachtungen führten zu der Konzeption von zwei Stufen der Sensibilitätsrückkehr, und zwar der „protopathischen“ und der „epikritischen“ Sensibilität. HEAD, RIVERS und SHERREN (1905) arbeiteten eine Theorie drei verschiedener Systeme sensibler Nerven und terminaler Endorgane aus, wobei sie dreierlei Sensibilitätsarten unterschieden: a) Tiefensensibilität, b) protopathische Sensibilität und c) epikritische Sensibilität.

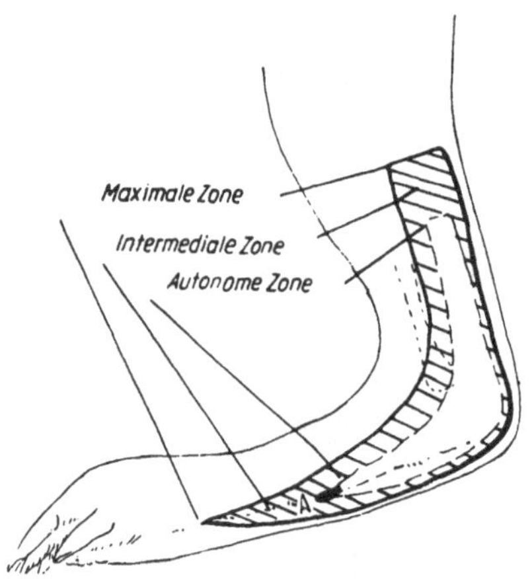

Abb. 69. Grenzen der autonomen und maximalen Zone des n. suralis, projiziert auf eine Extremität, um die Größe der intermediären Zone aufzuzeigen. A — Basis des 5. Metatarsalknochens. (WEDDELL, G., GUTTMANN, L., GUTMANN, E.: J. Neurol. Psychiat. 4:206, 1941.) In der Zeichnung von oben nach unten: Maximale Zone, Intermediäre Zone, Autonome Zone.

Die Fasern der ersten Art verlaufen mit den motorischen Nerven gemeinsam und werden daher von Störungen des Hautnerven nicht berührt. Die protopathische Sensibilität weist eine intermediäre Zone auf, also ein Gebiet, in dem sich zwei Nachbarnerven überlagern, und das während der Regeneration als erstes restituiert wird. Sie umfaßt ausschließlich Schmerz- und Temperaturreize, hat hohe Schwellenwerte und erzeugt maximale, diffuse und unangenehme Empfindungen. Die epikritische Sensibilität stellt sich im Regenerationsablauf später ein und betrifft leichte Berührungs- und Temperaturreize sowie das räumliche Unterscheidungsvermögen und die Diskriminierung zweier Punkte; die Reizschwelle ist niedrig.

HEAD, RIVERS und SHERREN vermuteten eine unterschiedliche Topographie der protopathischen und epikritischen Fasern, die sie ihrer Meinung nach in der intermediären Zone nachgewiesen hatten, wo sich zwei Nachbarnerven überlagern. Nach Unterbrechung des peripheren Nerven zeigte sich nämlich, daß das Gebiet mit verlorengegangener epikritischer Sensibilität größer ist als das Gebiet mit protopathischem Sensibilitätsverlust. Sie beobachteten zunächst das Wiederauftreten der durch Diffusität und unangenehmes Gefühl charakterisierten Schmerzempfindung und erst später die erneute epikritische Sensibilität mit der Fähigkeit zu räumlicher Unterscheidung. Sie nahmen auch eine Hemmung der protopathischen Sensibilität durch die epikritische an, wodurch eine zeitliche und räumliche Dissoziation der Schmerz- und Berührungsempfindungen hervorgerufen wird. Diese Gliederung entwickelten sie später auch in evolutionärer Hinsicht konsequent und unterschieden eine ältere, primitive, protopathische Sensibilität von einer jüngeren, komplizierteren, epikritischen. Schließlich führte diese Theorie zu der Ansicht, daß das Perzeptionsorgan der Schmerzempfindung nicht die Hirnrinde, sondern der Thalamus ist, wobei die epikritische, kortikal repräsentierte Sensibilität die durch den Thalamus bedingte protopathische Sensibilität hemmt.

Diese Betrachtungsweise widerspricht der führenden korrelativen Funktion der Hirnrinde, die vor allem in den Arbeiten der PAWLOWschen Schule nachgewiesen wurde. Daher wurde auch die HEADsche Theorie durch RASBOLSKI (1952) einer Kritik unterzogen, der beispielsweise darauf hinwies, daß der bedingte Reflex nicht nur die unterschwelligen Schmerzempfindungen in schmerzhafte umzuändern vermag, sondern auch den Schmerz hemmen, annullieren und die Schmerzempfindungen in unterschwellige abändern kann. Dies wird nur durch die Funktion der Hirnrinde ermöglicht. Deshalb sei die Ansicht HEADS über die zentrale Aufgabe des Thalamus bei der Schmerzempfindung abzulehnen.

Auch andere Autoren übten an der physiologischen Bedeutung der HEADschen Konzeption Kritik. Spätere experimentelle Arbeiten über die Sensibilitätserneuerung beim Menschen (z. B. TROTTER und DAVIES, 1909) führen an, daß sich Schmerz- und Berührungsempfindung nach Unterbrechung des Nerven gleichzeitig wiedereinstellen. Ein Verlauf des Regenerationsprozesses in zwei Stadien stellten diese Autoren nicht fest. Auf die Frage der biphasischen Regeneration sensibler Fasern kommen wir im Kapitel über die Funktionserneuerung zurück. Hier interessiert uns vor allem das morphologische Bild der Hautreinnervation in solchen Stadien.

Eine eindeutige histologische Basis für die Unterscheidung der Empfindungsqualität während des Regenerationsprozesses, wie dies die HEADsche Theorie erforderte, konnte nicht gefunden werden. BOEKE und HERINGA (1924) untersuchten ein exzidiertes Hautstück in einem Stadium, in dem nach Unterbrechung und Regeneration des Nerven klinisch einwandfrei und ausschließlich die protopathische Sensibilität festgestellt wurde. Die Regeneration wurde nicht nur in den tiefer gelegenen plexiformen Strukturen, sondern auch in den Körperchen von RUFFINI, GOLGI-MAZZONI und MEISSNER festgestellt; auch die Innervation der Haare war bereits weit vorgeschritten. Eine Regeneration „protopathischer" Elemente war nicht feststellbar. Deshalb hatten die Autoren den Eindruck, daß die klinischen Symptome der „protopathischen“ Sensibilität durch eine nicht ganz vollkommene Regeneration der sensiblen Körperchen hervorgerufen wurden. Die stufenweise Erneuerung der Schmerzsensibilität erklärt WEDDELL (1941) damit, daß die Nervenfasern, die von allen Seiten her in Richtung auf die Schmerzpunkte der Hautfläche regenerieren, allmählich an Zahl zunehmen. Der explosive, unangenehme Empfindungscharakter in den frühen Regenerationsstadien ist seiner Meinung nach dadurch bedingt, daß jeder Punkt von einer einzelnen Faser und nicht von zahlreichen Axonen innerviert wird.

Komplizierte Beziehungen zu den benachbarten Nervenelementen sind in den terminalen, verschiedenen Empfindungsfunktionen dienenden Körperchen anzutreffen. BOEKE (1935) betont hier die Abhängigkeit von den Zellelementen des Milieus. So zeigte DIJKSTRA (1933), daß nach Entfernung der Wachshaut des Entenschnabels nicht nur die Haut regenerierte, sondern sich auch die komplizierten GRANDRYschen Körperchen mit normaler Nervenversorgung wieder ausbildeten. Es handelt sich bei diesen um komplizierte Endkörperchen mit meist zwei großen Tastzellen, die ein zur Tastscheibe differenziertes Netz von Nervenfasern umgeben, wobei das ganze Gebilde noch von einer Bindegewebshülle eingeschlossen ist. Diese instruktiven Versuche lassen erkennen, wie wichtig unter normalen Regenerationsbedingungen die Funktion der terminalen Organe für die Differenzierung der Nervenendigungen ist. Es wäre interessant zu erfahren, wie eine solche Differenzierung bei heterogener Reinnervation verliefe. Jedenfalls zeigen die Versuche eine enge Zusammenarbeit der nervalen und der innervierten Gewebe. Bei Beschreibung dieser Endkörperchen führt BOEKE (1935) in den Tastzellen ein feines intrazytoplasmatisches Netz an, das mit dem Neurofibrillengerüst der Tastscheibe verbunden ist und an das gleichfalls von BOEKE beschriebene periterminale Netz in den motorischen Endplatten erinnert. Den engen Zusammenhang von Tastscheibe und Tastzelle zeigte auch LAWRENTJEW bei den Plastosomen, die von der Tastscheibe auf die Tastzelle übergehen können.

Die Degeneration und Regeneration der Endkörperchen ähneln Erscheinungen, wie sie auch für die Endplatten beschrieben wurden. BOEKE (1935) und LAWRENTJEW (1926) beobachteten diese Veränderungen während der Denervation und stellten fest, daß die Endkörperchen zwar nicht degenerieren, aber Atrophie, Reduktion der Plastosomensubstanz und vermehrte Kapselzellen aufweisen. BOEKE beschrieb ferner die Neubildung des periterminalen Netzes während der Regeneration und die fortschreitende Normalisierung des Neurofibrillengerüsts der Tastscheibe.

JALOWY (1935) untersuchte die Reinnervation an der Zehenhaut von Affen und fand hier den Totalverlust einer großen Anzahl MERKELscher Körperchen, so daß sie nur zum Teil durch regenerierende Fasern reinnerviert werden konnten. Während der Regeneration differenzierten sich einige Epithelzellen zu MERKELschen Körperchen, aber nicht alle Nervenfasern bildeten sensible Körperchen aus, so daß überschüssige intraepitheliale Zellen anzutreffen waren.

In den späteren Regenerationsstadien kam es zur Reduktion dieser freien, atypischen Nervenendigungen. Die Restitution der normalen sensiblen Körperchen ist also ein langwieriger Prozeß. Die Mängel in der Differenzierung von Epithelelementen erklären die beim Menschen meist nur unvollkommene Funktionserneuerung der Tastempfindungen nach Nervenschädigung. Der Überschuß an intraepithelialen Nervenendigungen in den frühen Regenerationsstadien kann wahrscheinlich mit Sensibilitätsanomalien zusammenhängen, so z. B. mit der protopathischen Sensibilität in den ersten Stadien der Funktionserneuerung (Young, 1942).

Die Korrelation der morphologischen Reinnervationsbilder mit den komplizierten Stadien der subjektiven Perzeption während des Regenerationsprozesses stellen die funktionelle Morphologie verständlicherweise vor außerordentlich schwere Aufgaben. Die Aufdeckung dieser Beziehungen macht weitere vergleichende Studien erforderlich, ohne die eine richtige Wertung der Restitutionsprozesse der Hautsensibilität nach Nervenunterbrechung unrealisierbar bleiben muß.

III. DIE WIEDERHERSTELLUNG DER FUNKTION UND IHRE FAKTOREN

Wiederherstellung der Funktion bedeutet, daß das regenerierende oder regenerierte Neuron wieder in das Reflexgeschehen des Organismus eingeschaltet und imstande ist, von neuem reflektorische Vorgänge zu vermitteln und an der koordinierten Funktion des Organismus teilzunehmen. Für die Klinik bedeutet Wiederherstellung der Funktion — mag sie in einer Rückkehr der Willkürbewegung oder der Sensibilität bestehen — den Regenerationserfolg, sie ist eine scheinbar einfache Erscheinung. In Wirklichkeit handelt es sich aber, wie wir gesehen haben, um das Ergebnis eines komplizierten Prozesses. Die Funktionserneuerung darf also keinesfalls als isoliertes Geschehen in den peripheren Strukturen angesehen werden, denn die neuerliche und erfolgreiche Eingliederung des Neurons in den Gesamtplan des Organismus hängt auch von der regulierenden und koordinierenden Funktion des Zentralnervensystems ab.

Nachdem Setschenow (1863) eindeutig den reflektorischen Gehalt der Willkürbewegungen aufgezeigt hatte, konnte auf dieser Grundlage das Studium des motorischen Analysators und der kinästhetischen Analyse aufgebaut werden, die für die Realisierung komplizierter Willkürbewegungen unentbehrlich sind. Analyse und Synthese der kinästhetischen Signale erfolgen in der Hirnrinde und sind während der Denervation für einen bestimmten Teil des Organismus verloren oder verändert, werden aber im Regenerationsablauf wieder restituiert. Ebensowenig können auch bei der Sensibilitätserneuerung die Funktionsrückkehr in den peripheren Rezeptoren, die Reinnervation der Rezeptoren und peripheren Nervenfasern, von der Funktion des zentralen Endes im Hautanalysator getrennt werden, der nach vorübergehender Unterbrechung seine analytische und synthetische Funktion zurückgewinnt. Beim Studium der Funktionserneuerung darf man also nicht die Bedeutung der höheren Nervenzentren vergessen. Gerade in dieser Hinsicht wurde aber den Erneuerungsprozessen nach Nervendurchschneidung verhältnismäßig geringe Aufmerksamkeit gewidmet.

Wir haben den ganzen Prozeß, der sich nach der Kontinuitätsunterbrechung des Nerven bis zur vollkommenen Erneuerung seiner Funktion vollzieht, als funktionelle Regeneration bezeichnet (Gutmann, 1943, 1947). Die Funktionsrückkehr wird durch fortschreitende Prozesse in all jenen Strukturen erzielt, die normalerweise bei der Bewegung oder bei der Perzeption peripherer Reize mitwirken. Diese Prozesse, deren Endprodukt die funktionelle Regeneration ist, durchlaufen verschiedene Stufen, die anzeigen, bis zu welchem Grade das Neuron bereits in die reflektorischen Vorgänge eingegliedert ist. Solche Stufen der funktionellen Regeneration sind z. B. neuerliche Reizbarkeit des Nerven, die ersten Anzeichen der Funktionswiederkehr und schließlich die erneuerte normale Funktion selbst. Sie besitzen bestimmte quantitative Eigenschaften, die, wenn auch nur teilweise, ein Bild von der funktionellen Einschaltung des Neurons geben. So setzen z. B. die ersten Anzeichen für die Rückkehr der motorischen Funktion voraus, daß eine bestimmte Anzahl von Muskelfasern durch eine bestimmte Anzahl von Nervenfasern versorgt wird, die bereits einen gewissen Reifegrad erreicht haben. Ist diese quantitative Voraussetzung nicht gegeben, so kommt es bei der Reinnervation des Muskels nur zur Reizbarkeit des Nerven, nicht aber zur Erneuerung der Willkürbewegung, ein Fall, der manchmal bei spontaner Reinnervation nach Nervendurchschneidung eintritt (GUTMANN und SANDERS, 1943). Nach Nervennaht kann öfters beobachtet werden, daß die Sensibilitätserneuerung ausbleibt, obwohl histologische Untersuchungen die Existenz von Nervenfasern in der Haut bestätigen. Da diese Fasern jedoch dünn und gering an Zahl sind, wurde offenbar nicht die hinreichende Faseranzahl und wahrscheinlich auch nicht jener Reifegrad der Nervenfasern erzielt, der notwendig ist, um den adäquaten Vorgang in der Hirnrinde in Gang zu setzen, der die Perzeption der Hautsignale ermöglichen würde.

Mit der Funktionsrückkehr ist aber der Prozeß der funktionellen Regeneration noch nicht abgeschlossen. Er nimmt z. B. im Prozeß der „Nervenrestitution“, der in einer Vermehrung und zunehmenden Reife der Nervenfasern besteht und somit einen geeigneten Maßstab für den Grad der funktionellen Einschaltung des Neurons abgibt, seinen Fortgang. Die Muskelfasern werden fortlaufend reinnerviert, was z. B. durch die Beobachtung nachgewiesen ist, daß die Fibrillation der Muskelfasern auch eine bestimmte Zeit nach der Funktionsrückkehr fortgesetzt werden kann. Ebenso ist auch die Regeneration der Endplatten und ihre strukturale „Normalisierung“ ein progressiver Prozeß. Die vollkommene Funktionserneuerung bedeutet also, daß nach erfolgreicher Regeneration das Neuron wieder in die Funktion des Organismus eingeschaltet ist, und zwar unter Bedingungen, die dem Zustand vor der Nervenunterbrechung entsprechen. Man sollte daher annehmen, daß die gestörten Strukturen völlig in den ursprünglichen Zustand versetzt wurden. Ein solcher Grad der funktionellen Regeneration müßte also gleichbedeutend sein mit einer völligen Restitution des Nerven und mit einer völligen Restitution der Muskelfasern von normalem Durchmesser. Dem ist jedoch nicht so. Noch relativ lange nach der Nervenquetschung wird ein solcher Zustand nicht erreicht, und auch die Reifung der Nervenfaser entspricht, wie wir gesehen haben, nicht einmal ein Jahr nach der Nervennaht dem Normalzustand, den sie wahrscheinlich überhaupt nicht wieder erreicht. Dagegen ist die Wiederherstellung einer verhältnismäßig einfachen Funktion bei Lageveränderung (z. B. reflektorische Zehenspreizung) bereits kurze Zeit nach der Nervenquetschung zu beobachten. Nervenfasern, deren Reifungsgrad noch gering ist, sind also fähig, die nervale Erregung mit hinreichender Geschwindigkeit und Frequenz zu leiten und eine genügend starke Kontraktion noch ziemlich atrophischer Muskelfasern auszulösen.

Die Wiederherstellung komplizierterer Funktionen erfordert wahrscheinlich einen höheren Perfektionsgrad der Restitutionsprozesse, z. B. der Reifung der Nervenfasern. Wir betonten bereits den progressiven Charakter der funktionellen Regeneration. Auch wenn für die Ausführung einfacher Funktionen ein relativ geringer Grad an funktioneller Regeneration hinreichend zu sein scheint, benötigen Funktionen, die den Eindruck erwecken, den Normalzustand wiederherzustellen, eine weitere Vervollkommnung. Der Nachweis einer vollständigen Funktionserneuerung hängt daher von der Beobachtungsmethode ab. In klinischen Fällen wird z. B. manchmal von einer vollkommenen Erneuerung der Tastempfindungen gesprochen, obwohl die Untersuchung der Unterscheidungsschwelle zweier Punkte eine mangelhafte Restitution aufdeckt.

Gerade in diesen Prozessen der Funktionsvervollkommnung machen sich die kompensatorischen Adaptationsmechanismen der Hirnrinde geltend, die das regenerierte Neuron erfolgreicher in die Gesamtfunktion des Organismus eingliedern. Wenn auch die Bedeutung quantitativer Veränderungen in den peripheren Strukturen und die Notwendigkeit ihrer Beobachtung unbestritten ist, dürfen die Mechanismen dieser Rindenfunktionen nicht unbeachtet bleiben. Beim Studium der Funktionserneuerung sind daher notwendig:

1. Die sorgfältige Beobachtung der funktionellen Regeneration in all ihren Stadien und der Versuch einer quantitativen Darstellung.
2. Die genaue Bestimmung jeder Funktion, deren Erneuerung im Verlauf der funktionellen Regeneration beobachtet werden soll.
3. Die Würdigung der Bedeutung höherer Nervenzentren für die Erneuerungsprozesse.

Wir behandeln im folgenden zunächst die Erneuerung der motorischen Funktionen und die Sensibilitätserneuerung nach Nervendurchschneidung.

1. Wiederherstellung der motorischen Funktion nach Nervendurchschneidung

Die meisten experimentellen Arbeiten, die sich mit der motorischen Funktionserneuerung nach Nervendurchschneidung befaßt haben, beschränkten sich nur auf Untersuchungen über die mittelbare Reizbarkeit (Muskelkontraktion nach Nervenreizung). In Versuchen mit dieser Zielsetzung wurde entweder die Reizbarkeit nach einer bestimmten Zeit (z. B. KILVINGTON, 1908) oder die neuerliche Reizbarkeit in verschiedenen Intervallen nach der Nervenunterbrechung (z. B. HOLOBUT und JALOWY, 1936; HOWELL und HUBER, 1892 oder BENTLEY und HILL, 1936) beobachtet.

Die zweite Versuchsanordnung ist gewiß wertvoller, da sie ermöglicht, die Daten über die Funktionserneuerung zu vergleichen. Demgegenüber liegt die Bedeutung der ersten Methode darin, daß sie die Regeneration der Nervenfasern und die Nervenendigungen in einem Zustand zeigt, der bei Reizung die Kontraktion der Muskelfasern herbeiführt. Dieser Vorgang ist allerdings noch nicht gleichbedeutend mit der Erneuerung von Willkürbewegungen. Wie bereits erwähnt, ist die Rückkehr der mittelbaren Reizbarkeit nur eine Stufe der funktionellen Regeneration und auch ohne Erneuerung der Bewegungsfunktion möglich. Vom klinischen Standpunkt ist aber die restituierte Willkürbewegung wichtig. Deshalb kommt den Beobachtungen einer „Funktionserneuerung" im Tierexperiment, die sich nur auf die erneute mittelbare Reizbarkeit des Muskels stützen, eine beschränkte Bedeutung zu. Die experimentellen Beobachtungen restituierter Bewegungsfunktionen betreffen vorwiegend den Gang oder manchmal auch nur den Widerstand der Extremität gegen passive Bewegungen. Solche globalen und unbestimmten Feststellungen werden in der Literatur nach Verwendung von Transplantaten (z. B. NAGEOTTE, 1922) oder nach Nervenkreuzung (OSBORNE und KILVINGTON, 1911, KENNEDY 1913) angeführt. Ihr Mangel besteht darin, daß der Zeitpunkt für die Funktionsrückkehr bei einwandfrei definierten Muskeln nicht genau bestimmt werden kann. Die Zeitangaben beziehen sich nur auf die Rückkehr koordinierter Bewegungen, die anfänglich auch eine durch Heteroinnervation des Muskels bewirkte Inkoordination der Willkürbewegungen zeigen können. Eine solche Inkoordination, die übrigens nicht nur nach gekreuzter Verbindung von Nerven (BARRON—1934, SPERRY—1941), sondern auch nach normaler Nervennaht (WATROUS und OLMSTED, 1941) möglich ist, tritt aber erst nach den ersten Anzeichen der Funktionsrückkehr in Erscheinung und wird, vor allem bei höheren Säugern, durch die kompensatorische Funktion der Hirnrinde überwunden. Die Beobachtungen über „koordinierte Bewegungsfunktionen" betreffen also ein späteres Stadium. Eine weitere Schwierigkeit ist durch die Tatsache bedingt, daß synergistische Muskelgruppen bei komplizierten koordinierten Bewegungen, z. B. beim Laufen, mitwirken und eine Funktionserneuerung simulieren können, die in Wirklichkeit gar nicht stattgefunden hat. So werden in der Literatur für Funktionserneuerungen Zeitpunkte angegeben, in denen der Muskel, nach der berechneten Regenerationsgeschwindigkeit zu schließen, noch nicht reinnerviert sein konnte (z. B. FRIEDLÄNDER, 1896 u. a.).

Wir wählten daher in unseren Versuchen über die Funktionserneuerung kleine Muskelgruppen, die von Nerven versorgt werden, deren Regeneration gut zu verfolgen ist, und die funktionell durch keine andere Muskelgruppe ersetzt werden können. Am geeignetsten erschien uns die Funktion der kleinen Peronäusmuskeln, die vom n. fibularis innerviert werden und den Zehenspreizreflex ausführen. Dieser Reflex kann als Stellreflex leicht durch Heben oder Fallenlassen des Tieres ausgelöst werden. Soll der Einfluß verschiedener Faktoren auf den Verlauf der motorischen Funktionserneuerung untersucht werden, so ist bei Unterbrechung des Nerven die Anwendung einer Standardmethode unerläßlich. Es ist einleuchtend, daß verschiedene Methoden, z. B. die Durchschneidung des Nerven ohne Naht (HOLOBUT und JALOWY, 1936), Alkoholinjektion in den Nerven oder die Nervennaht" auf Distanz" (VANLAIR, 1894) auch eine bedeutende Variationsbreite der Ergebnisse bewirken müssen. Aber auch nach normaler Naht sind wesentliche Streuungen der Daten anzutreffen. So beobachteten CHOR, DAVENPORT, DOLKART, CLEVELAND und BEARD (1939) nach Durchschneidung des n. ischiaticus nach 55 bis 158 Tagen eine

Funktionserneuerung. Dagegen sind nach Nervenquetschung an einer einzigen Stelle die Unterschiede sehr geringfügig. Wir bevorzugten daher in unseren Versuchen diese Standardmethode, die folgende Resultate gab.

Nach Unterbrechung des n. fibularis am Kaninchen in Kniegelenkhöhe (also 20 mm vom m. peron. long. entfernt) kommt es zur Paralyse, der Zehenspreizreflex bleibt aus, und der Lauf hängt schlaff nach unten (Abb. 70). Die Wiederkehr der Zehenspreizung konnte zwischen dem 23. und 27. Tage nach der Nervenquetschung beobachtet werden, wobei sich auch der Grad der Funktionserneuerung quantitativ bestimmen ließ. Das erste Anzeichen der erneuerten motorischen Funktion ist die Spreizung der 4. Zehe (1. Restitutionsgrad), 2—3 Tage später stellt sich zusätzlich die Spreizung der 2. und 3. Zehe ein (2. Restitutionsgrad), worauf in den folgenden Tagen die Reflexamplitude der Zehenspreizung zunimmt (3. Restitutionsgrad), bis sich schließlich, ungefähr 8 Tage nach dem ersten Anzeichen, die Funktion wieder normalisiert (4. Restitutionsstufe). Der Ablauf dieses Prozesses ist in Abb. 71 dargestellt. Die Rückkehr der Dorsalflexion erfolgt ungefähr 1—2 Wochen später, da die Entfernung zu den entsprechenden Muskeln größer ist.

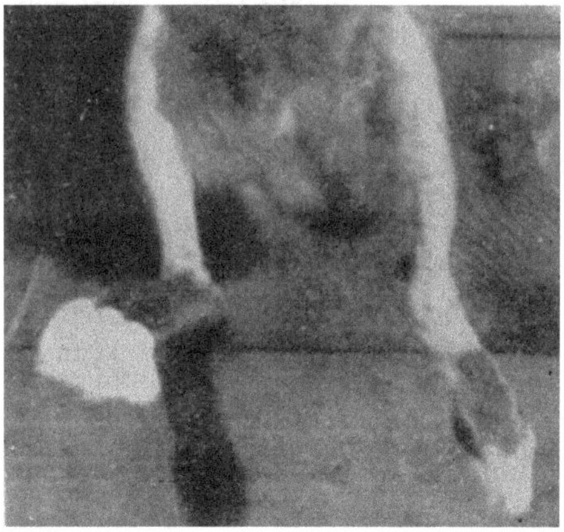

Abb. 70. Paralyse des n. fibularis, charakterisiert durch den Ausfall des Zehenspreizreflexes. (GUTMANN, E.: J. Neurol. Psychiat. 5:81, 1942.)

Vor der Wiederkehr der motorischen Funktion konnte eine Erneuerung der mittelbaren Reizbarkeit des Muskels beobachtet werden, die sich in den verschiedenen Muskeln in unterschiedlicher zeitlicher Reihenfolge, je nach der Entfernung von der Läsionsstelle, einstellt (Abb. 72). Die Reizschwellen ober- und unterhalb der gequetschten Stelle sind anfänglich sehr hoch, sinken dann aber allmählich ab, wobei die ersteren bereits nach 27 Tagen, die letzteren erst nach ungefähr 100 Tagen zum Normalwert zurückkehren. Die langsamere Erneuerung der mittelbaren Reizbarkeit ist hier sichtlich durch den Reifungsgrad der Nervenfasern nach der Nervenunterbrechung bedingt. Deshalb ergibt der Differenzausgleich zwischen den Reizschwellen im zentralen und peripheren Stumpf nur einen ungenauen Maßstab für den Fortschritt des Reifungsprozesses (GUTMANN, 1943).

Die mittelbare Reizbarkeit durch perkutan gesetzte Reize stellt sich ungefähr eine Woche nach der erneuerten reflektorischen Bewegungsaktivität ein. Beim Menschen wird nach Faradisation dieser Effekt erst längere Zeit nach der Funktionsrückkehr beobachtet (WEXBERG, 1935), wahrscheinlich weil die starke subkutane Bindegewebsschicht die zur Reizung der ersten regenerierenden

Axone erforderliche Stromintensität herabsetzt. HOLOBUT und JALOWY (1936) stellten bei Ratten die Erneuerung der Erregbarkeit 28 Tage nach Nervennaht, HOWELL und HUBER (1892) beim Hunde 21 Tage nach Naht des n. ulnaris fest. Da Angaben über die Entfernung zwischen Läsionsstelle und Muskel fehlen, können diese Befunde nicht miteinander verglichen werden. Die Rückkehr der Reizbarkeit wird selbstverständlich von der Muskelnähe der Läsionsstelle und von der bei der Nervenunterbrechung angewandten Methode beeinflußt. Bei spontaner Nervenverbindung nach Resektion (2 cm) in der Mitte des Kaninchenoberschenkels beobachteten wir des öfteren nur eine erneute Reizbarkeit ohne motorische Funktionserneuerung (GUTMANN und SANDERS,

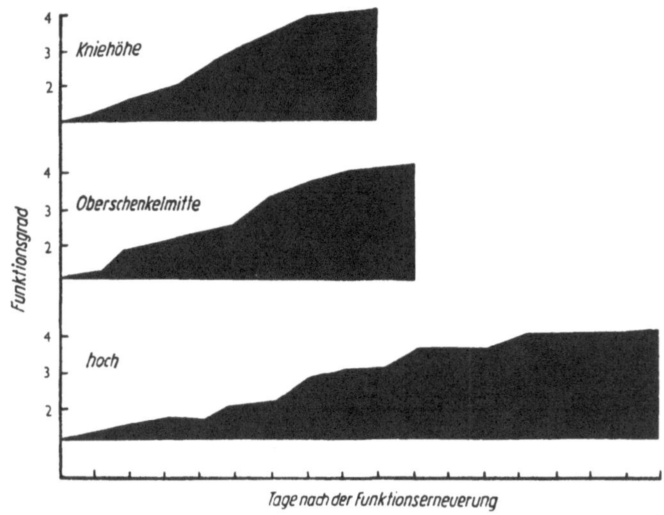

Abb. 71. Geschwindigkeit, mit der sich die Funktionsqualität verbessert, ausgedrückt durch den Grad (die Amplitude) der Zehenspreizung nach Quetschung des n. fibularis in verschiedenen Entfernungen vom Muskel. Der durchschnittliche Grad der Zehenspreizung wurde für jeden Tag nach der Funktionsrückkehr durch Teilung sämtlicher Grade der Zehenspreizung an einem bestimmten Tag durch die Anzahl der Tiere bestimmt. (GUTMANN, E.: J. Neurol. Psychiat. 5:81, 1942.)

1942). Die Nervenfasern waren zu einem großen Teil in der Narbe verlorengegangen, weshalb die erforderliche adäquate Faserzahl nicht erreicht wurde.

Bevor es zur motorischen Funktionserneuerung oder zur Rückkehr der mittelbaren Reizbarkeit kommt, sind interessanterweise gewisse trophische Veränderungen zu bemerken. Bei der Untersuchung von Veränderungen des Muskelvolumens, das während der Denervation abnimmt, stellten wir fest, daß der neuerliche Anstieg des Muskelvolumens der Extremität lange vor der Funktionsrückkehr beginnt (Abb. 73). Die Reizschwellen waren vor Rückkehr der motorischen Funktion gleichfalls herabgesetzt. Eine Erhöhung des „Tonus" paralytischer Muskeln vor Wiedereinstellung der motorischen Funktion wurde auch in klinischen Fällen beobachtet (STOOKEY, 1922; TINEL, 1917). Diese und andere Beobachtungen veranlaßten HUNT (1918) zu der Annahme, daß — ähnlich wie HEAD, RIVERS und SHERREN bei den sensiblen Fasern vermuteten — zwei Arten motorischer Fasern bestehen, die zu einem neokinetischen und einem paläokinetischen System gehören und mit verschiedener Geschwindigkeit regenerieren. Die Erklärung ist jedoch darin zu suchen, daß der Prozeß der funktionellen Regeneration erst einen gewissen Grad erreichen muß (z. B. eine gewisse Anzahl von Nervenfasern mit bestimmter Reifung), bevor die regenerierenden Fasern fähig sind, gleichwertige Erregungen zu übermitteln, die

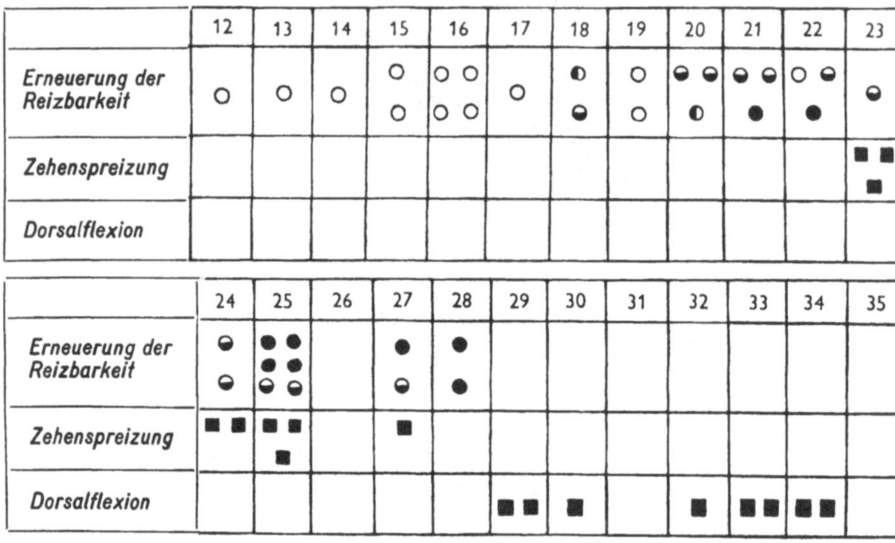

Abb. 72. Rückkehr der indirekten Reizbarkeit des Muskels und der Funktion nach Quetschung des n. fibularis ungefähr 20 mm vom n. peron. longus. Jeder Kreis bedeutet einen Versuch, in dem der Nerv eine bestimmte Zeit nach der Quetschung gereizt wurde. ○ — indirekte Reizbarkeit des Muskels fehlt; ◐ — m. peron. long. reizbar; ◒ — m. peron. long und m. peron. sec. reizbar; ● alle vom n. fibularis versorgten Muskeln reizbar. Jedes schwarze Viereck bedeutet den Tag, an dem sich der Zehenspreizreflex (zweite Reihe) oder die Dorsalreflexion (dritte Reihe) bei einem Tier erneuerte. Zur Erneuerung des Zehenspreizreflexes kam es zwischen dem 23. und 27. Tag nach Nervenquetschung. (GUTMANN, E.: J. Neurol. Psychiat. 5:81, 1948.)

In der Tabelle von oben nach unten: Erneuerung der Reizbarkeit, Zehenspreizung, Dorsalreflexion.

Kontraktion genügend vieler Muskelfasern herbeizuführen und so die Bewegungsrückkehr zu ermöglichen. Die ersten regenerierenden Fasern vermögen bereits trophische Veränderungen auszulösen und so die trophische Funktion des Nervensystems zu vermitteln; sie sind aber noch nicht genügend reif oder zahlreich und haben noch nicht die adäquaten neuromuskulären Verbindungen ausgebildet, um eine Funktionserneuerung herbeizuführen. Nach der Denervation des Muskels kommt es zur Fibrillation der Muskelfasern, deren Bedeutung bishe noch nicht völlig geklärt ist. Eine Übersicht über die verschiedenen Erklärungen für diese Erscheinung würde den Rahmen dieser Arbeit sprengen, die in erster Linie dem Studium der Regenerationsprozesse gewidmet ist, doch sei hervorgehoben, daß die Stoffwechselstörung im denervierten Muskel nicht ausschließlich mit Fibrillationsprozessen zu erklären ist, wie einige Autoren angeben (z. B. LEVINE, HECHTER und SOSKIN, 1941). Die Störung des Kohlenhydratstoffwechsels beginnt bald nach der Muskeldenervation (GUTMANN, VODIČKA und VRBOVÁ, 1954), und zwar lange, bevor es zur Fibrillation kommt. Ebensowenig besteht ein unmittelbarer Zusammenhang während der Reinnervationsperiode. Der Fibrillationsprozeß ist zwar nach Reinnervation des Muskels abgeschlossen, keinesfalls aber sofort nach Rückkehr der Nervenfasern in den Muskel; an Peronäusmuskeln war er noch zwei Wochen nach der motorischen Funktionserneuerung zu beobachten (GUTMANN, 1942).

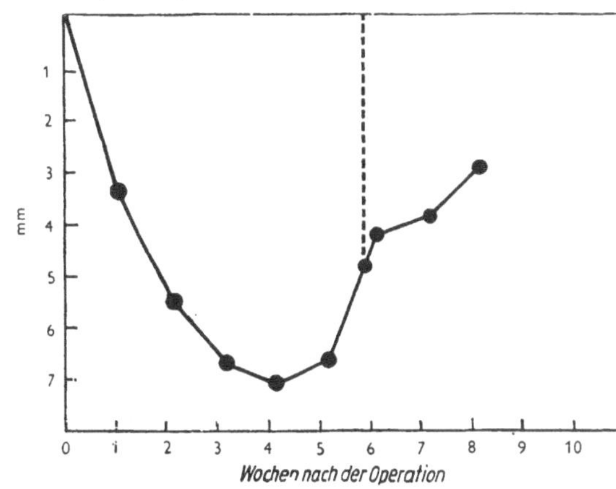

Abb. 73. Durchschnittliche Veränderungen im Volumen der Extremität nach Quetschung des n. fibularis in 12 Fällen. Die gestrichelte Linie gibt den Zeitpunkt der Funktionsrückkehr an (erste Anzeichen der Zehenspreizung). (GUTMANN, E.: J. Neurol. Psychiat. 5:81, 1942.)

Die Gewichtsabnahme beim Kaninchenmuskel ist auch nach der funktionellen Restitution bedeutend. Das Normalgewicht wird erst allmählich erreicht, und zwar ungefähr 12 Wochen nach der Nervenquetschung (GUTMANN, 1943). Die Geschwindigkeit der Rückkehr zum Normalgewicht ist allerdings bei den verschiedenen Muskeln nicht gleich und hängt selbstverständlich auch vom Modus der Nervenunterbrechung ab. In klinischen Fällen dauert die Muskelatrophie oft noch sehr lange nach der Funktionsrückkehr an, was offenbar durch den Verlust von Nervenfasern im Narbengebiet, wahrscheinlich auch durch eine retrograde Degeneration nach umfangreichem Nerventrauma, bewirkt ist. Muskeln, die nach der Schädigung einer größeren Streckung ausgesetzt sind, atrophieren schneller, ihr Gewicht kehrt nur langsam zum Normalwert zurück. Immobilisierung der Extremität und Schmerzen sind also weitere Faktoren, die den Verlauf der Atrophie ungünstig beeinflussen (WEXBERG, 1935). Die physiologischen Besonderheiten früh reinnervierter Muskeln wurden besonders von THOMSON, MORGAN und HINES (1950) untersucht. Sie fanden bei Nervenreizung vor allem eine verlängerte Relaxationsphase, bei wiederholter Reizung ein kürzeres Intervall zwischen initialer und maximaler Muskelverkürzung und ferner eine schneller eintretende Ermüdung der Reizübertragung als im normalen Muskel.

Während den funktionellen und morphologischen Muskelveränderungen eine ganze Reihe von Arbeiten gewidmet ist, wurde bisher den biochemischen Vorgängen im reinnervierten Muskel wenig Aufmerksamkeit geschenkt. Die metabolische Abhängigkeit des Muskels von seiner Verbindung mit dem Nervensystem entsteht bereits während der Embryonalentwicklung und wird im postnatalen Leben durch Denervation aufgehoben, durch Reinnervation wiederhergestellt. Diese Beziehungen lassen sich auch in den Veränderungen der Eiweißkörper des Muskels erkennen. Während der Embryonalentwicklung steigt z. B. die Karnosin- und Anserinbildung in einem bestimmten Verhältnis an (SEWERIN und JUDAJEW, 1951). Im denervierten Muskel nehmen beide Elemente ab, nach Reinnervation aber wieder zu, wobei ihr gegenseitiges Verhältnis für eine gewisse Zeit dem der Embryonalentwicklung gleicht (JUDAJEW, SMIRNOW, RAZINA und DOBBERT, 1953). Die Erneuerung der Stoffwechselbeziehungen zwischen Nerv und Muskel hat auch qualitative Veränderungen im Muskelstoffwechsel zur Folge. So erscheint z. B. im denervierten Muskel β-Alanin, das während des Reinnervationsprozesses (JUDAJEW, SMIRNOW, RAZINA und DOBBERT, 1953) wieder verschwindet. Wichtig sind ferner die Befunde von KOSCHTOJANZ und JANSON (1950), daß die chromatographischen Veränderungen in der Glykogenstruktur des denervierten Muskels reversibel sind und sich während der Reinnervation wieder normalisieren. Beim Reinnervationsprozeß werden also zunächst die Energiereserven mobilisiert, während es erst viel später zur Erneuerung der normalen Eiweißkörper im Muskel kommt. Relativ spät erreichen auch der im denervierten Muskel gesunkene Kaliumgehalt und die ursprüngliche Ionenverteilung normale Werte (DRAHOTA, 1957 — nichtpublizierte Befunde).

In Rattenversuchen (BERÁNEK, GUTMANN und VRBOVÁ, 1954) untersuchten wir die Fähigkeit des reinnervierten Muskels zur Glykogensynthese und stellten fest, daß sie im ersten Reinnervationsstadium ebenso wie in der Denervationsperiode herabgesetzt ist (10 Tage nach Nervenquetschung), später die Norm überschreitet (20—30 Tage nach Nervenquetschung) und dann allmählich wieder ihr normales Ausmaß erreicht. Diese Synthesesteigerung ist nicht nur für Erneuerungsvorgänge nach vorangegangener Denervation spezifisch. Eine ähnliche metabolische Reaktion stellten wir auch bei der funktionellen Restitution nach Tenotomie zu dem Zeitpunkt fest, an dem das durchschnittene Sehnengewebe wieder zusammenwuchs (Abb. 74). Auch hier folgte auf eine Verminderung der Glykogensynthese eine Steigerung und schließlich die Rückkehr zu normalen Bedingungen. Die gesteigerte Glykogensynthese während der funktionellen Restitution ist also von allgemeiner biologischer Bedeutung und stellt sichtlich eine Pendelreaktion des Muskels auf die vorangegangene Immobilisierung dar.

Wir konnten daher in der Reinnervationsperiode drei Stadien des Kohlenhydratstoffwechsels unterscheiden:

a) Im Initialstadium der Reinnervation ist die Fähigkeit zur Glykogensynthese vermindert.

b) Im vorgeschrittenen Stadium ist die Glykogensynthese gegenüber der Norm gesteigert.

c) Im Endstadium kehrt sie zur Norm zurück.

Wichtig scheinen hierbei Veränderungen in der Permeabilität der Kapillaren und Zellmembranen zu sein. GILBERT, JANNEY und HINES (1950) stellten eine verminderte Durchlässigkeit für radioaktiven Phosphor (P^{32}) im denervierten Muskel, eine erhöhte dagegen im reinnervierten Muskel fest. Diese Befunde wurden auch durch unsere Versuche bestätigt. Der verminderten Durchlässigkeit in der Denervationsperiode entspricht eine verminderte Glykogensynthese, der erhöhten Durchlässigkeit eine erhöhte Glykogensynthese. Eine erhöhte Durchlässigkeit des reinnervierten Muskels besteht auch für radioaktives

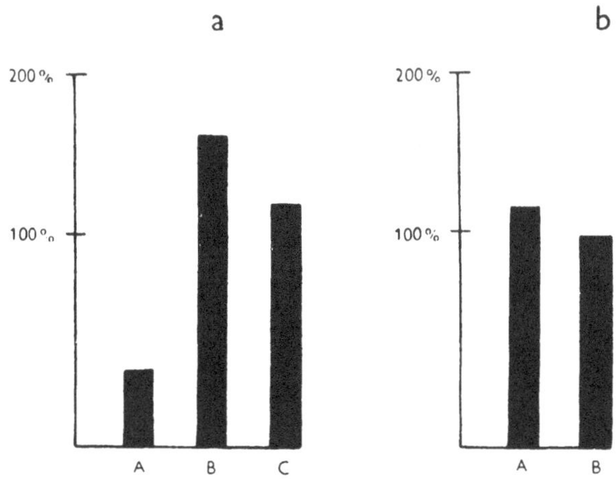

Abb. 74. a) Glykogengehalt im m. extensor digit. von Ratten, 4 Stunden nach Glukoseverabreichung in der Reinnervationsperiode. A) 10 Tage nach Quetschung des n. fibularis; B) 20 Tage nach Quetschung des n. fibularis; C) 30 Tage nach Quetschung des n. fibularis. b) Glykogengehalt im m. extensor digit. von Ratten, 4 Stunden nach Glukoseverabreichung im Zeitraum nach dem Zusammenwachsen tenotomierter Sehnen. A) 15 Tage nach der Tenotomie; B) 20 Tage nach der Tenotomie. (BERÁNEK, R., GUTMANN, E., VRBOVÁ G.: Physiol. bohemoslov. 3: 47, 1954.)

Kalium (K^{42}) (HUDLICKÁ, DRAHOTA, GUTMANN und VRBOVÁ, 1957 — nicht publizierte Versuche). Der reinnervierte Muskel reagiert offenbar sehr empfindlich auf Verschiebungen im Ionenstoffwechsel. In akuten Dialyseversuchen entfernten wir Kalium durch intraperitoneale Injektionen kaliumfreier Tyrodelösung aus dem Muskel und beobachteten dann nach Kaliumchloridinjektion die Kaliumaufnahme des Muskels. Der reinnervierte Muskel verliert bei Dialyse mehr Kalium als der denervierte und der normale Muskel, erneuert aber den ursprünglichen Kaliumgehalt nach KCl-Injektion schneller als der normale Muskel, während beim denervierten Muskel die Erneuerung des Kaliumgehalts wesentlich gestört ist (DRAHOTA, GUTMANN und VRBOVÁ, 1957). Es ist anzunehmen, daß auch hier die erhöhte Durchlässigkeit der Zellmembranen des reinnervierten Muskels für die gesteigerte Reaktibilität verantwortlich ist. Wenig Angaben liegen über die Reaktion des reinnervierten Muskels auf hormonale Einflüsse vor. Wir fanden, daß der Glykogengehalt im reinnervierten Muskel nach Adrenalininjektion stärker absinkt als im normalen Muskel (um 61% gegenüber 41%). Der Grad des Glykogenabbaus nach Adrenalinapplikation hängt aber vom ursprünglichen Glykogengehalt des Muskels ab und ist um so ausgeprägter, je höher die Ausgangswerte des Glykogens sind. Bei gleichen Ausgangswerten konnten zwischen normalem und reinnerviertem Muskel keine Unterschiede festgestellt werden (GUTMANN und VRBOVÁ, 1958). Nach Insulin war im reinnervierten Muskel eine gegenüber dem normalen Muskel erhöhte Glykogensynthese zu beobachten (GUTMANN und VRBOVÁ, 1958).

In die Vorgänge, die während der Reinnervation zur Erneuerung des Stoffwechsels führen, greifen Reflexmechanismen nachdrücklich ein. So konnten wir z. B. beobachten, daß nach Myelotomie und Applikation von Schmerzreizen die normalerweise gesteigerte Glykogensynthese während der Reinnervation ausbleibt. Wiederholte nozizeptive Reize wirken sich im denervierten Muskel, dessen schnellere Atrophie mit einer Reizung der vasomotorischen Fasern erklärt werden kann, ungünstig aus.

Die biochemischen Veränderungen und die unterschiedliche metabolische Reaktibilität des Muskels werden auch von den höheren Nervenzentren aus beeinflußt. Wir untersuchten die „Reaktion des Trainings" beim Kohlenhydratstoffwechsel während des Frühstadiums der Reinnervation, in dem die Muskelfasern noch sehr atrophisch sind und die Nervenfasern einen niedrigen Reifungsgrad aufweisen. Als Reaktion des Trainings bezeichneten wir die nach wiederholter Arbeitsbelastung eintretende Veränderung in Abbau und Resynthese des Glykogens. Die veränderte metabolische Reaktibilität des trainierten Organismus manifestiert sich in einer Verminderung von Abbau und Synthese des Glykogens, verschwindet nach Denervation oder Myelotomie und kehrt im Verlauf des ersten Reinnervationsstadiums wieder zurück. Das Motoneuron ist bereits im Frühstadium der Reinnervation imstande, eine solche Reaktion zu vermitteln, d. h. im Muskel die Fähigkeit hervorzurufen, bei Mobilisierung und Synthese des Glykogens mit geringeren Schwankungen zu reagieren als der „nichttrainierte" Muskel (GUTMANN, SOBOLOVÁ und VRBOVÁ 1953). Die Wiederherstellung der normalen trophischen Verhältnisse im reinnervierten Muskel erfordert ein weiteres Studium, das vor allem klären muß, wie sich in dieser Hinsicht die höheren Nervenzentren verhalten.

Mit der Restitution der unbedingt-reflektorischen Bewegungsaktivität braucht sich die bedingt-reflektorische Bewegung nicht einzustellen. Wir arbeiteten bei Ratten bedingte Bewegungsreflexe aus. Als unbedingte Reaktion diente die Zehenspreizung, die durch schnelles Heben oder Fallenlassen des Tieres ausgelöst werden kann. Diese Bewegungsreaktion machten wir durch Kombination eines bedingten Reizes (Klingel oder Licht) mit dem unbedingten Reiz (Herablassen der Platte, auf der das Tier steht) zu einem bedingten Reflex. Nach ungefähr 14 Sitzungen mit je achtmal gesetzten Reizen, nachdem sich also die bedingte Reaktion bereits gefestigt hatte, wurde der n. ischiadicus gequetscht. Wir setzten dann die Anwendung des bedingten Reizes fort, obwohl die diese Bewegungsreaktion vermittelnden Muskeln denerviert waren und der bedingte Reflex nicht realisiert werden konnte. In allen Fällen stellte sich im Laufe des Regenerationsprozesses die bedingte Zehenspreizung später ein als die unbedingte, und zwar mit einer durchschnittlich dreitägigen Verspätung, deren Ursache wir uns mit einer Störung, einer Hemmung im motorischen Analysator während der Denervationsperiode erklären, welche die Verbindungen zwischen

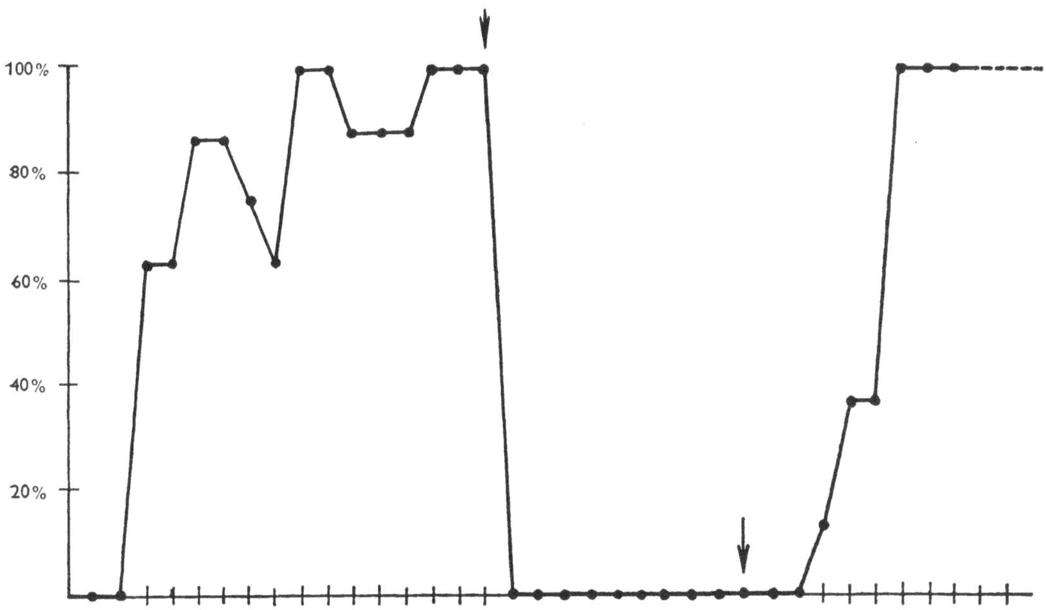

Abb. 75. Verlauf der Ausarbeitung bedingter Bewegungsreflexe bei Ratten. Auf der Ordinate: prozentualer Anteil positiver Reaktionen; auf der Abszisse: Zahl der Versuche. Nach Ausarbeitung der bedingten Reflexe wurde der n. ischiadicus beidseitig gequetscht (siehe Pfeil), die Prüfung der bedingten Reflexe aber fortgesetzt und die Wiederherstellung der bedingten Bewegungsreaktion nach der Nervenquetschung beobachtet. Der zweite Pfeil zeigt die Rückkehr der unbedingten Bewegungsreaktion an. (VRBOVÁ, G., GUTMANN, E.: Physiol. bohemoslov. 5: 1, 1956.)

den kinästhetischen und den Pyramidenzellen beeinträchtigt (VRBOVÁ und GUTMANN, 1956). Bei einigen Tieren unterbrachen wir nach Festigung der bedingten Reaktion ihre weitere Anwendung 1—2 Monate lang. Nach neuerlichem Setzen der bedingten Reize konnte dann immer eine totale, also hundertprozentige bedingte Bewegungsreaktion ausgelöst werden. Wie Abb. 75 zeigt, stellt sich nach Nervenquetschung der bedingte Reflex nur allmählich, immerhin aber schneller ein als bei seiner ersten Ausarbeitung. Der bedingte Bewegungsreflex mußte also wenigstens teilweise neu ausgearbeitet werden. Daraus ist zu schließen, daß es in diesem Falle wahrscheinlich zu einem partiellen Erlöschen des bedingten Reflexes infolge Nichtbekräftigung der Bewegungsreflexe in der Denervationsperiode gekommen war. Dies scheint uns ein weiterer Beweis dafür zu sein, daß sich während der Denervationsperiode eine zentrale Hemmung im entsprechenden Gebiet des motorischen Analysators auswirkt. Wir beobachteten ferner, daß sich nach der Denervationsperiode bedingte Reflexe schwieriger ausarbeiten lassen, auch wenn zu dieser Zeit bereits der normale unbedingte Reflex wiederhergestellt war. In diesen Versuchen wurden die bedingten Reize sofort nach der Nervenquetschung, also in der Denervationsperiode, angewandt, in der sie nicht bekräftigt werden konnten. Vor Rückkehr der motorischen Funktion wurde dann ihre Applikation unterbrochen und eine Pause eingeschaltet, in der es zur Erneuerung des unbedingten Bewegungsreflexes kam. Nach einmonatiger Pause wurde der bedingte Reiz neuerlich angewandt, wobei sich zeigte, daß der bedingte Reflex fast von neuem ausgearbeitet werden mußte, daß es also während der Denervationsperiode nicht zur erfolgreichen Ausbildung des bedingten Bewegungsreflexes gekommen war.

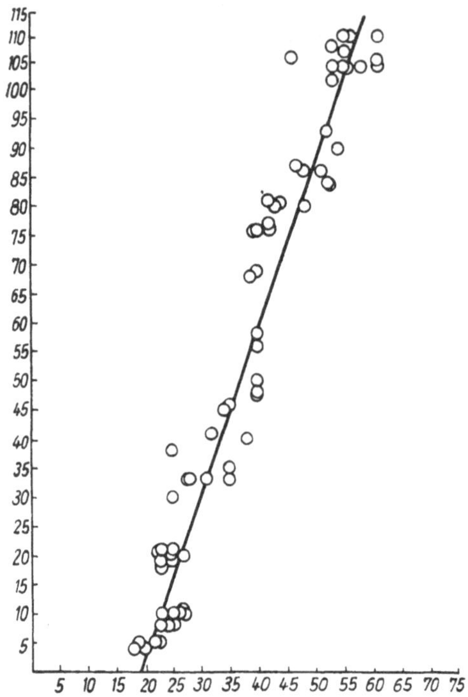

Abb. 76. Darstellung der motorischen Funktionserneuerung (Rückkehr des Zehenspreizreflexes) nach Quetschung des n. fibularis in verschiedenen Entfernungen (mm) vom m. peron. longus. Die durchgezogene Gerade ist arithmetisch berechnet. Auf der Ordinate sind die Tage nach der Operation, auf der Abszisse die Entfernung in mm aufgetragen. (Gutmann, E.: J. Neurol. Psychiat. 5: 81, 1942.) Unter dem Diagramm: Tage nach der Operation.

Unsere Versuche stehen in gewissem Widerspruch zu den Befunden Lights, Gantts (1936) und Gambarjans (1954). Light und Gantt untersuchten die Frage, ob im Falle einer nichtrealisierbaren Bewegung das „Lernen" möglich sei, ob also der efferente Teil des Reflexbogens für den Aufbau der bedingten Reflexe notwendig ist. Nach Quetschung der Vorderwurzeln wurde ein bedingter Abwehrreflex ausgearbeitet; nach erfolgter Regeneration kehrte der normale bedingte Reflex zurück. Sie schließen daraus, daß zur Ausarbeitung bedingter Reflexe die vorherige motorische Reaktion nicht erforderlich ist. Es ist jedoch zu bemerken, daß in diesen Versuchen mit Schmerzreizen gearbeitet wurde. Beim Aufbau bedingter Abwehrreflexe kommt es aber zu gefestigten Verbindungen zwischen Haut- und motorischem Analysator, die durch den Ausfall der propriozeptiven Signale von der Peripherie her nicht gestört sein müssen. Auch stellen bedingte Abwehrreflexe komplexe Reaktionen dar; die Ausschaltung eines Glieds dieser Reaktion bedeutet somit noch nicht, daß gefestigte Verbindungen nicht entstehen können, abgesehen davon, daß es sich bei Funktionsrückkehr wahrscheinlich leicht in den Komplex der bedingten Bewegungsreaktion eingliedert (siehe auch KELLOG, BROWN-SCOTT, DAVIES und WOLF, 1940). Ähnlich experimentierte auch GAMBARJAN mit Abwehrreflexen und konnte nach Durchschneidung der Hinterstränge bedingte Bewegungsreflexe feststellen. In unseren Versuchen waren afferente und efferente Bahnen unterbrochen, die Störung daher ausgedehnter als nach bloßer Unterbrechung der Vorder- oder Hinterwurzeln. Die nach Durchtrennung der Hinterwurzeln ausgearbeiteten Bewegungsreflexe waren allerdings sehr mangelhaft und erloschen mit der Zeit.

Die afferenten Signale aus den Muskeln sind also für die Auslösung bedingter Bewegungsreflexe sehr wichtig, die besonders dann sehr weitgehend gestört sind, wenn die Bewegung infolge Nichtbekräftigung in keiner Weise realisiert werden kann. Der Ausfall der Signalisation ausgeführter Bewegungen scheint uns ein sehr wichtiger Faktor zu sein, der imstande ist, Störungen bzw. Hemmungen im motorischen Analysator hervorzurufen. Dieselbe Wirkung können auch lang andauernde Schmerzreizungen haben (VRBOVÁ und GUTMANN, 1956). Wir sind also berechtigt anzunehmen, daß das Auftreten von Hemmungserscheinungen während der motorischen Funktionserneuerung nach Schädigung des Bewegungsapparats — in unserem Falle während der Denervationsperiode nach Nervenquetschung — für die Therapie der Bewegungsstörungen von Bedeutung ist. Der Nervenschaden ist somit nicht nur eine Störung der peripheren Strukturen, sondern er wirkt sich auch in der Funktion des motorischen Analysators aus. Die Therapie muß also bemüht sein, jene Hemmungserscheinungen zu beseitigen, die mit dieser zentralen Wirkung der peripheren Störungen verbunden sind.

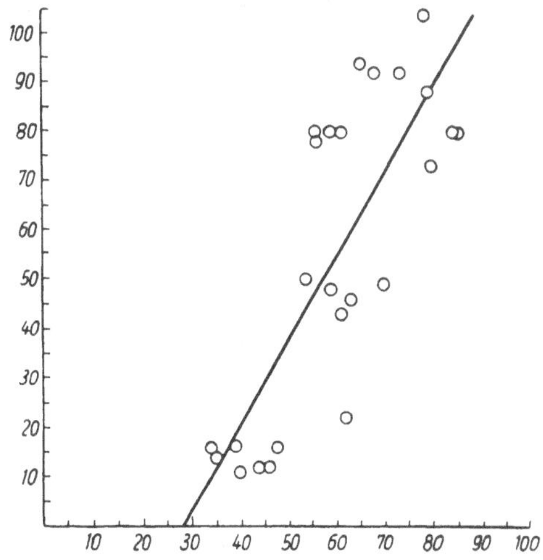

Abb. 77. Darstellung der Zeit der motorischen Funktionserneuerung (Zehenspreizreflex) nach Naht des n. fibularis in verschiedener Entfernung (mm) vom m. peron. longus. (GUTMANN, E.: J. Neurol. Psychiat. 5: 81, 1942.) Unter dem Diagramm: Tage nach der Operation.

Unsere Versuche lassen eine endgültige Beantwortung der Frage, wie die bedingten Bewegungsreflexe bei fehlender propriozeptiver Signalübermittlung ausgearbeitet werden, noch nicht zu, zeigen aber, daß an der Wiederherstellung der motorischen Funktionen nach Nervenunterbrechung Rindenmechanismen beteiligt sind. Diesen Fragen wird erhöhte Aufmerksamkeit zu widmen sein, denn von ihrer Beantwortung hängt unsere Kenntnis von der Bedeutung der höheren Nervenzentren für die Restitutionsprozesse ab.

Für die Klinik sind vor allem jene Angaben wichtig, welche die Bedeutung verschiedener Faktoren für Zeitpunkt und Grad der erzielten Funktionserneuerung betreffen. Eine quantitative Einschätzung dieser Faktoren ermöglicht das experimentelle Studium; nur auf diesem Wege kann dann die Grundlage für eine rationelle Therapie der Nervenschäden geschaffen werden. Die Rückkehr der motorischen Funktion ist selbstverständlich zeitlich vom Abstand zwischen Läsionsstelle und Muskel abhängig. Diese Zusammenhänge sind aus Abb. 76 ersichtlich, wo die entsprechenden Zeitwerte nach Quetschung des n. fibularis in verschiedenen Abständen vom Muskel bei 59 Kaninchen angegeben sind. Diese Daten bilden die Grundlage für eine Berechnung der Regenerationsgeschwindigkeit, wobei es sich keinesfalls um die Wachstumsgeschwindigkeit der Nervenfasern, sondern um jene Geschwindigkeit handelt, mit welcher der Regenerationsprozeß fortschreitet und die Rückkehr der reflektorischen Funktion ermöglicht wird. Die funktionelle Regeneration der motorischen Nervenfasern verläuft mit einer Geschwindigkeit von 2,77 $\pm$ 0,09 mm täglich und einer Latenzperiode von 18,2 Tagen. Es ist also grundsätzlich zwischen der Wachstumsgeschwindigkeit der Axone im peripheren Stumpf und der Geschwindigkeit der funktionellen Regeneration bzw. der funktionellen Reifung der Nervenfasern zu unterscheiden (GUTMANN, GUTTMANN, MEDAWAR und YOUNG, 1941).

Die in dieser Abbildung dargestellten einzelnen Zeitwerte können durch eine Gerade verbunden werden, was darauf hinweist, daß bei den Entfernungen, mit denen gearbeitet wurde, die Geschwindigkeit der funktionellen Regeneration konstant ist. Wird jedoch die Erneuerung der motorischen Funktion untersucht, so ergibt sich, daß die normale Funktion (die normale Amplitude der reflektorischen Zehenspreizung) um so später eintritt, je weiter die gequetschte Stelle des Nerven vom Muskel entfernt ist. Abb. 71 zeigt das Fortschreiten der Funktionserneuerung nach Nervenquetschung a) in der Höhe des Kniegelenks, b) in der Mitte des Oberschenkels und c) hoch am Oberschenkel. Wie bereits erwähnt, ist der Zeitraum zwischen dem Eintreffen der Nervenfasern im Muskel und der Rückkehr der indirekten Reizbarkeit bei Quetschung des Nerven an muskelnaher Stelle länger als bei muskelferner Läsion. Wir erklären diese Tatsache mit einer längeren Normalisierungsdauer der neuromuskulären Verbindungen, vor allem einer größeren Anzahl „in Verlust" geratener Nervenfasern (GUTMANN und YOUNG, 1944). Eine weitere wichtige Ursache für die langsame Rückkehr der normalen Funktion dürfte eine lange Denervationsdauer sein, die nicht nur eine stärkere Kollagenisierung der Muskelfasern nach sich zieht, sondern wahrscheinlich auch die zentrale Hemmung vertieft, die, wie bereits angeführt, in der Denervationsperiode zu vermuten ist.

Nach Durchschneidung und Naht des Nerven beträgt die Geschwindigkeit der funktionellen Regeneration 1,69 ± 0,34 mm täglich mit einer Latenzperiode von 27,7 Tagen (Abb. 77). Eine günstige Gelegenheit zur Berechnung dieser Daten bieten Versuche, in denen der Nerv auf der einen Seite hoch, auf der anderen Seite tief gequetscht oder genäht wird. So können individuelle Variationen besser ausgeschlossen werden. Versuche dieser Art ergaben eine Geschwindigkeit der funktionellen Regeneration bei motorischen Fasern von 3,1 mm täglich mit einer Latenzperiode von 21,6 Tagen nach Nervenquetschung und von 2,6 mm täglich mit einer Latenzperiode von 36,5 Tagen nach Nervennaht (GUTMANN, GUTTMANN, MEDAWAR und YOUNG, 1941).

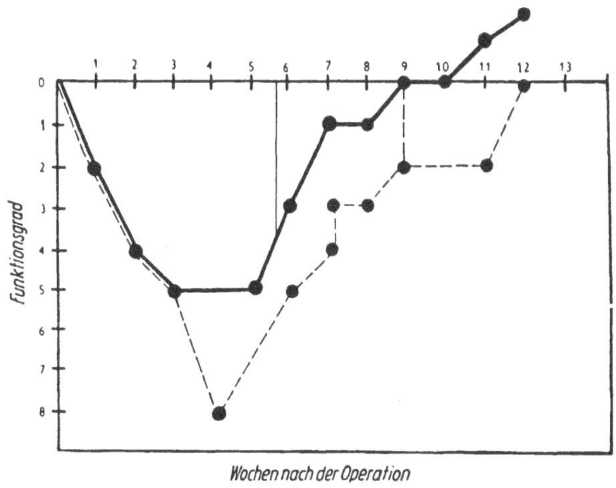

Abb. 78. Änderungen im Volumen der Extremität, gemessen 15 mm unterhalb der crista tibiae eines Kaninchens, bei dem der n. fibularis auf der einen Seite gequetscht (ausgezogene Linie), auf der anderen Seite 48 mm vom m. peron. longus durchschnitten und wieder vernäht wurde (gestrichelte Linie). Vertikale Linien: Wiederherstellung des Zehenspreizreflexes. (GUTMANN, E.: J. Neurol. Psychiat. 5:81, 1942.)

Die Geschwindigkeit der funktionellen Regeneration ist also nach Nervennaht geringer, die Latenzperiode länger als nach Nervenquetschung. Ebenso verläuft der Restitutionsprozeß der normalen Funktion (Zehenspreizung) nach Nervennaht langsamer als nach Nervenquetschung. Dasselbe gilt für das Intervall zwischen der Rückkehr der indirekten Reizbarkeit und der motorischen Funktion, für die Wiederherstellung des Normalvolumens der Extremität (Abb. 78) und des Gewichts der reinnervierten Muskeln (GUTMANN, 1942).

Die Wiederherstellungsprozesse verlaufen also nach Nervennaht durchweg langsamer als nach Nervenquetschung. Diese Unterschiede können teilweise durch das langsamere Vordringen der Nervenfasern im peripheren Stumpf bedingt sein. Im Narbengebiet werden die regenerierenden Axone nur von den SCHWANNschen Zellen unterstützt, die aus dem zentralen Stumpf auswachsen, oder von Zellen aus dem peripheren Stumpf, die den Zwischenraum zwischen den

Nervenstümpfen überbrückt haben. Auch wenn der Zustand der Nervenfasern im Narbengebiet Wachstum und Reifegrad der Fasern im peripheren Stumpf beeinflussen kann, bleiben doch der Verlust von Fasern, ihre Aberration in der Narbenstrecke und um so mehr die anomale Ausbildung neuromuskulärer Verbindungen Faktoren von entscheidender Bedeutung.

Die klinische Literatur enthält viele Angaben, die eine genaue Berechnung der funktionellen Regenerationsgeschwindigkeit ermöglichen könnten. Meist wurden aber die Entfernungen der Läsionsstelle von den Muskeln nicht genau gemessen, und oft fehlen auch klare Angaben über das Auftreten der ersten Symptome einer Funktionserneuerung sowie über die Art des Nerventraumas. Es handelt sich hier oft um komplizierte Nervenschädigungen, so daß der unterschiedliche Grad intraneuraler Fibrosen, Infektionen, zeitlich verschiedene Anlegung sekundärer Nähte und andere Faktoren die quantitative Auswertung solcher klinischen Fälle erschweren. Auch unsere Versuche zeigen, daß die Geschwindigkeit der funktionellen Regeneration nicht durch einfache Division der Entfernung zwischen der Läsionsstelle und dem Muskel durch die zur Funktionserneuerung notwendige Zeit bestimmt werden kann. Berechnungen dieser Art würden zu niedrige Werte ergeben, etwa 1 mm täglich (siehe YOUNG, 1942). Spätere, eingehende Studien geben bereits höhere Werte an, so JASPER (1946), der die Rückkehr polyphasischer motorischer Einheiten im Muskel elektromyographisch untersuchte und Resultate von 2,6 $\pm$ 0,11 mm täglich fand.

Vielfach wird auch die Frage erörtert, ob die funktionelle Regeneration bei größerer Entfernung des Muskels von der Läsionsstelle langsamer erfolgt. So nimmt z. B. STOPFORD (1920) an, daß sich die Geschwindigkeit der Funktionsrückkehr mit zunehmendem Abstand zwischen Läsionsstelle und Muskel verringert. SUNDERLAND (1947) gibt eine Geschwindigkeit der „funktionellen Reife" an, die im allgemeinen jener der funktionellen Regeneration nach Nervenquetschung mit 3 mm täglich im proximalen Nervenstück entspricht, wobei in den distalen Nervenenden die Werte bis zu 0,5 mm täglich absinken. Die Entfernung spielt besonders in klinischen Fällen eine besondere Rolle, da hier mit größeren Strecken zu rechnen ist. Bei unserer experimentellen Arbeit waren jedenfalls abnehmende Geschwindigkeiten nicht feststellbar, weshalb wir uns berechtigt glauben, eine konstante Geschwindigkeit der funktionellen Regeneration annehmen zu können, die den Einfluß verschiedener Faktoren auf die Regenerationsgeschwindigkeit aufzuzeigen vermochte.

Bei einen Monat alten Kaninchen betrug die Geschwindigkeit der funktionellen Regeneration nach Nervenquetschung 5,4 mm täglich mit einer Latenzperiode von 10 Tagen, nach Nervennaht 2,5 mm täglich mit einer Latenzperiode von 16 Tagen (GUTMANN, GUTTMANN, MEDAWAR und YOUNG, 1941). Wir stellten ferner eine schnellere Rückkehr der indirekten Reizbarkeit nach Nervenquetschung bei jungen Tieren fest, wo die Restitution der normalen Funktion früher erzielt werden konnte als bei erwachsenen Tieren. Ältere Tiere zeigten dagegen eine auffallend verspätete Funktionserneuerung. Die schnellere Funktionserneuerung bei jungen Tieren ist also nicht durch ein schnelleres axonales Wachstum, sondern vor allem durch die kürzere Latenzperiode, wahrscheinlich auch durch die schnellere Reifung der Nervenfasern bedingt.

Die Bedingungen für die Geschwindigkeit der Regeneration sind aber verschieden in früheren Stadien der Ontogenese. Nach Nervenquetschung bei 4–14 Tage alten Ratten ist die Qualität der Funktionserneuerung herabgesetzt. Die Muskelatrophie ist größer, die Zahl der regenerierten Nervenfasern kleiner und die Querschnittsfläche der Nerven ist reduziert. BUEKKER und MEYERS (1951) geben als Hauptgrund dieser Regenerationsdefekte das Zurückbleiben in der Entwicklung der endoneuralen Tuben im peripheren Nervenstumpf an. Anderseits geht besonders aus den Arbeiten von ROMANES (1946) hervor, daß es bei Nervendurchtrennung in frühen Stadien der Ontogenese zu weitgehenden Zellausfällen im Rückenmark kommt, die um so weitgehender sind je früher in der Ontogenese der Nerv unterbrochen worden war. Es ist also wahrscheinlich, daß retrograde Zellveränderungen in frühen Entwicklungsstadien intensiver verlaufen. Auf der anderen Seite kann sich in diesen Stadien das Fehlen morphogenetischer Einflüsse des Nervensystems auf die Peripherie, d. h. also auf teilweise unfertige Strukturen, besonders den Muskel, störend auswirken und mit einer schnell fortschreitenden Atrophie des Muskels verbunden sein. Die Differentation dieser Faktoren ist bisher noch nicht gelungen.

Die verspätete Reinnervation (bis zu 8 Monaten) hat, wie bereits gezeigt, keinen großen Einfluß auf die Geschwindigkeit der funktionellen Regeneration, wohl aber auf die Qualität der restituierten Funktion (GUTMANN, 1948). Die Beziehungen zwischen Denervationsdauer, Regenerationsgeschwindigkeit und Funktionsqualität sind in Abb. 61 dargestellt. Der beim Kaninchen für die Qualität der restituierten Funktion entscheidende Hauptfaktor ist bis zu 8 Monaten die Art der Nervenunterbrechung. Auch wenn der Nerv auf einer größeren Strecke (4 cm) gequetscht wird, kann nach einem solchen Eingriff der Verlauf der Funktionserneuerung erfolgreicher sein als nach Nervendurchschneidung. Die longitudinalen Nervenbahnen sind trotz der sehr umfangreichen Quetschung besser erhalten als bei durchschnittenen und genähten Nerven. Interessant ist die Beobachtung, daß sich nach wiederholter Nervenquetschung (16 oder 42 Tage nach der ersten Quetschung) die motorische Funktionserneuerung rascher einstellt, und zwar 3–5 Tage früher als nach einmaliger Nervenquetschung (GUTMANN, 1942). Wir erklärten uns diese Erscheinung damit, daß nach der Nervenquetschung im peripheren Stumpf ein Überfluß an Axonen besteht, die nach wiederholter Quetschung degenerieren und eine Vermehrung der SCHWANNschen Zellen verursachen. Andererseits ist es aber auch möglich, daß wiederholte Eingriffe dieser Art im zentralen Stumpf bzw. in den Nervenzellen bessere metabolische Bedingungen schaffen (GUTMANN und HOLUBÁŘ, 1950). In diesem Falle werden wahrscheinlich kortikale Mechanismen reflektorisch anders beeinflußt als bei einmaliger Nervenquetschung. Die Geschwindigkeit der funktionellen Regeneration ist also keine konstante Größe.

Ein wichtiges Problem bleibt die Frage der motorischen Funktionserneuerung nach gekreuzter Verbindung von Nerven. Wir untersuchten die Wiederkehr des Zehenspreizreflexes nach Verbindung des n. tibialis mit dem n. fibularis und konnten eine Erneuerung der Funktion in ähnlichen Zeitintervallen beobachten wie nach der Naht des durchschnittenen n. fibularis. Allerdings ist der Grad der erzielten Funktion sehr gering. Die Methode der gekreuzten Verbindung wandten wir auch beim Studium des Einflusses der sekundären Nervennaht auf die Funktionserneuerung an. Der n. fibularis wurde durchschnitten und der zentrale Stumpf des n. tibialis mit dem peripheren Stumpf des n. fibularis in 1—8monatigen Intervallen vernäht. Die Versuche zeigten eine verspätete Funktionsrückkehr, wenn die Nervennaht nach mehr als 6 Monaten erfolgte. In allen Fällen war der Grad der Funktionserneuerung nach primärer Naht höher als nach sekundärer Naht.

Auf den Verlauf der Funktionserneuerung wirkt sich besonders eine vorangegangene Immobilisierung der Extremität ungünstig aus. Nach Quetschung des n. fibularis und fünfwöchentlicher Immobilisierung der Extremität in Flexionsstellung war zwar die Funktionserneuerung fast zur gleichen Zeit wie bei der Kontrollseite beobachtbar, aber die Rückkehr der normalen Funktion (normale Amplitude des Zehenspreizreflexes) war verspätet, und in einigen Fällen stellte sie sich auch nach 136—140 Tagen noch nicht ein (GUTMANN und VRBOVÁ, 1954). Ein anderer wichtiger Faktor, der die Geschwindigkeit der Funktionserneuerung beeinflussen kann, ist die Verwendung von Schienen. Nach BOWDEN (1954) versehen die Schienen eine zweifache Aufgabe. Erstens sollen sie die Immobilisierung der Extremität gewährleisten, in diesem Falle ist ihre Verwendung im Frühstadium der Behandlung angezeigt. Zweitens sollen sie die Lähmung soweit wie möglich kompensieren, wobei eine allzu starke Dehnung der gelähmten Muskeln vermieden und ihre Behandlung ermöglicht werden soll. In späteren Stadien ist jedenfalls eine weitgehende Ruhigstellung zu vermeiden, da sie sonst zur Versteifung der Gelenke führt. Die Schienen müssen daher mit größter Sorgfalt angelegt werden (BOWDEN, 1954). Als besonders schädlich kann sich diese Maßnahme in der Extension bei übermäßiger Dehnung der Muskeln erweisen. Wir beobachteten in solchen Fällen intramuskuläre Hämorrhagien und ausgedehnte Muskelfibrose (siehe auch SUNDERLAND, 1948).

Ein weiterer schädlicher Faktor, der die Rückkehr der motorischen Funktion wesentlich verlangsamt, ist eine nozizeptive Reizung. In unseren Versuchen mit täglich nozizeptiv gereizten Kaninchen kam es erst 40 Tage nach der Nervenquetschung zur Funktionserneuerung gegenüber 23—27 Tagen bei den Kontrolltieren (BERÁNEK und GUTMANN, 1954). Der eigentliche Reflexmechanismus dieser Reizung ist der Abwehrreflex durch Beugebewegung, da wir den Effekt der verspäteten Funktionsrückkehr auch bei Rückenmarktieren hervorrufen konnten. Sicherlich zeigt sich dabei auch eine Störung der höheren Nervenzentren. Unsere Versuche zeigten, daß es bei Tieren ohne Myelotomie zu weitgehenderen Störungen kommt, eine Beobachtung, die auch den Ergebnissen von Versuchen entspricht, in denen die Wirkung der nozizeptiven Reizung auf den Stoffwechsel des quergestreiften Muskels untersucht wurde. Es kam hier zu einem starken

Absinken der Glykogensynthese; diese Wirkung war bei myelotomierten Tieren weniger ausgeprägt (GUTMANN und VODIČKA, 1953). Die metabolischen Auswirkungen der nozizeptiven Reizung im Muskel sind also bedeutend, wie sich z. B. auch aus Versuchen ergab, bei denen die Glykogensynthese im reinnervierten Muskel untersucht wurde. Bei täglicher nozizeptiver Reizung ist, wie wir bereits erwähnten, die Glykogensynthese nicht erhöht, was unter normalen Bedingungen für den reinnervierten Muskel charakteristisch ist. Unsere Versuche beweisen, daß es sich bei der nozizeptiven Reizung um eine Störung des regenerierenden Neurons, vor allem aber um eine gestörte Funktion der terminalen neuromuskulären Verbindung, handelt. Für die funktionelle Insuffizienz dieser Verbindung spricht der Befund der negativen indirekten Reizbarkeit bei Nervenfasern im peripheren Nervenstumpf und im Muskel, ferner Versuche, in denen die bereits restituierte Funktion durch nozizeptive Reizung neuerlich unterdrückt werden konnte. Mit diesen Befunden stimmt auch die Feststellung überein, daß für die verspätete Rückkehr der motorischen Funktion die Reizung am 15. postoperativen Tag entscheidend ist, also zum Zeitpunkt der Bildung der neuromuskulären Verbindungen. Die neu entstehenden nervalen Strukturen sind wahrscheinlich funktionell besonders empfindlich, was wahrscheinlich mit ihrer niedrigen Labilität im Sinne der Lehre WEDENSKIS zusammenhängt. Das zeigen auch die Versuche MIMINASCHWILIS (1952, 1953), der im peripheren Stumpf des regenerierenden Froschnerven eine niedrige Labilität feststellte.

Für die klinische Praxis ergibt sich also die Notwendigkeit, besonders während der Reinnervation des gelähmten Muskels, Schmerzreize zu vermeiden. Bei der maximalen Auswirkung von Schmerzsymptomen steht die Klinik vor dem Problem der Kausalgie. Nach der klassischen Beschreibung von MITCHELL (1872) handelt es sich um spontane, intensive und andauernde Schmerzzustände brennender Qualität, die sich über das Ausbreitungsgebiet des verletzten Nerven erstrecken und durch emotionelle und physikalische Reize verstärkt werden. Meist liegt eine inkomplette Läsion des Nerven vor, deren Mechanismus noch nicht geklärt ist. Sympathektomie bringt in den meisten Fällen recht eindeutige Erfolge. BARNES (1954) nimmt an, daß die Schmerzimpulse durch somatisch-sensible Fasern zentripetal geleitet werden, da durch Blockade der sympathischen Ganglien die Schmerzleitung, nicht aber die sensiblen Fasern beeinflußt werden. Er nimmt also an, daß durch Sympathektomie efferente sympathische Impulse blockiert werden, die sonst die sensiblen Fasern in der Peripherie oder an der Läsionsstelle irgendwie reizen. In diesem Zusammenhang darf man auch nicht die große Bedeutung schmerzauslösender Reize für dynamische Störungen der höheren Nerventätigkeit vergessen, die den Verlauf der motorischen Funktionserneuerungen sehr ungünstig beeinflussen können. Die schmerzhafte Reizung wurde auch als Methode der „Traumatisierung" der Hirnrinde zum Hervorrufen experimenteller Neurosen angewandt (PETROWA, 1932). Die Befunde PETROWAS, nach denen bei schmerzhaften Reizungen trophische Störungen eintreten können, bestätigen auch unsere Versuche (BERÁNEK und GUTMANN, 1953), die diesen Effekt besonders an der gereizten Extremität zeigten. Die Operationswunde heilte schlecht und erforderte sehr große Fürsorge. Nach Unterbrechung der Reizung war das trophische Gleichgewicht wiederhergestellt, nach wiederholter Reizung erneut gestört. In unseren Laboratorien demonstrierte BERÁNEK (1953), daß die chronische nozizeptive Reizung zur Ausbildung dominanter Herde führt, die im Sinne der Lehre UCHTOMSKIs Rindengebiete des motorischen Analysators erfassen und so die Differenzierung der Bewegungsreflexe tiefgreifend beeinflussen. Versuche mit gleichzeitiger Anämisierung des Rückenmarks ergaben eine erhöhte Bereitschaft zur Ausbildung dominanter Erregungs- und Hemmungsherde im geschädigten Zentralnervensystem, die wahrscheinlich auch während des Regenerationsprozesses infolge veränderter oder fehlender Signalisationstätigkeit der Rezeptoren anzutreffen ist. BERÁNEK (1953) vermutet in diesen Herden gesteigerter Erregbarkeit die pathologische Grundlage der sogenannten Inkoordination und nimmt ferner an, daß ständige Hemmungsherde ganze Gruppen kortikaler und subkortikaler Zentren erfassen und z. B. die pathophysiologische Grundlage der sogenannten „Alienation“ bei vorübergehenden Paresen in Poliomyelitisfällen darstellen können. Unsere Versuche mit der Erneuerung bedingter Bewegungsreflexe während des Regenerationsprozesses weisen auf eine zentrale Hemmung hin, die wahrscheinlich bei nozizeptiver Reizung vertieft wird. Die Wiederherstellungsvorgänge nach Nervenunterbrechung können also ohne Studium der Mechanismen der höheren Nervenzentren, die auf entscheidende Weise die Restitution der motorischen Funktion beeinflussen, nicht vollkommen verstanden werden.

2. Wiederherstellung der Sensibilität

Über die Wiederherstellung der Hautsensibilität während des Regenerationsprozesses liegen nur sehr wenige experimentelle Arbeiten vor. Einige Autoren benutzten die Wiederkehr der Sensibilität zur Eignungsprüfung gewisser chirurgischer Eingriffe (TAKIMOTO, 1917, MUESCH und ROESSEL, 1941), doch haben solche Angaben meist nur geringe Bedeutung, wenn die Verteilung der peripheren Nerven und die Abgrenzung des autonomen und intermediären Gebiets unbekannt sind. Wir bestimmten daher bei Untersuchungen über die Wiederherstellung der Sensibilität am Kaninchen diese Areale der Hautinnervation. Eine Untersuchung der peripheren Hautinnervation bei Katzen nahmen SHERMAN, TIGAY, ARIEFF und SCHILLER (1949) vor.

Die Wiederkehr der Sensibilität im analgetischen Gebiet verläuft nach Nervendurchschneidung durch Funktionserneuerung, und zwar auf zweifache Weise (GUTMANN und GUTTMANN, 1942): 1. Durch die kompensatorische Tätigkeit von Nachbarnerven, 2. durch die Regeneration des durchschnittenen Nerven in seinem autonomen Gebiet.

Der erstgenannte Prozeß besteht aus zwei Komponenten. Die erste ist die Funktionserneuerung im intermediären Gebiet, also dort, wo sich die Ausbreitungsgebiete der Nerven überschneiden. Diese Gebiete zeigen je nach der anatomischen Verteilung der sich überlagernden Nerven ein verschiedenes morphologisches Bild. Nach Nervendurchschneidung kommt es in den Nachbarnerven zu einer vorübergehenden „funktionellen Blockade", so daß sie erst allmählich ihre Funktion wieder aufnehmen. Die Anzahl der Nervenfasern im intermediären Gebiet ist verhältnismäßig gering, es ist durchaus möglich, daß im Zentralnervensystem gewisse kompensatorische Vorgänge ablaufen

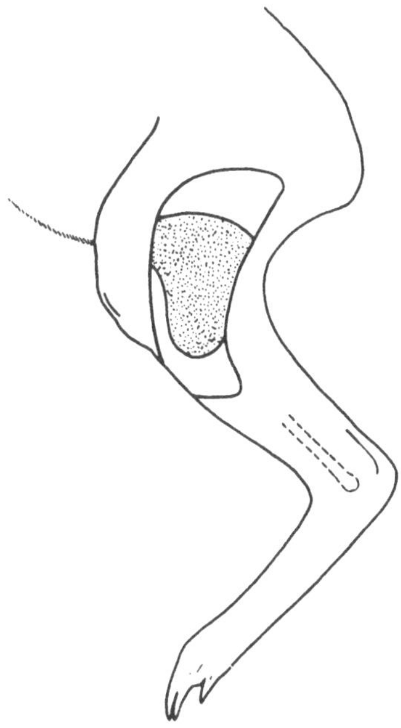

Abb. 79. Grenze des analgetischen Gebietes, 1 und 14 Tage nach Durchschneidung des n. cutaneus post. lat. Das analgetische Gebiet nach 14 Tagen ist punktiert. (GUTMANN, E., GUTTMANN, L.: J. Neurol. Psychiat. 5:117, 1942.)

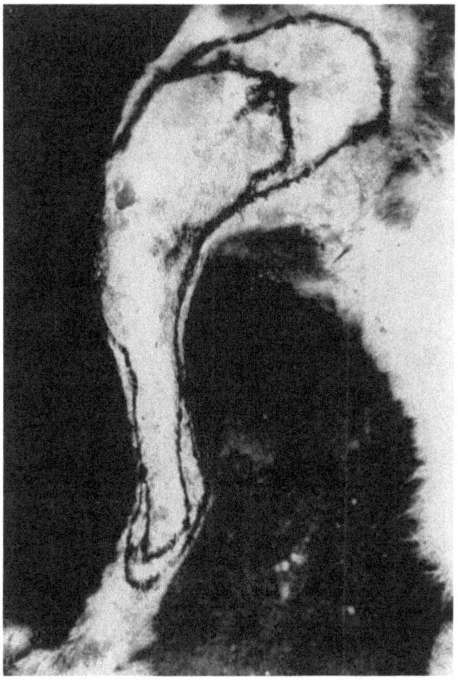

Abb. 80. Umfang des analgetischen Gebietes 1 (äußere Grenze) und 17 Tage (innere Grenze) nach Durchschneidung des n. saphenus maior. (GUTMANN, E., GUTTMANN, L.: J. Neurol. Psychiat. 5:117, 1942.)

müssen, bevor die Reizaufnahme gewährleistet ist. Andererseits könnte man auch annehmen, daß sich die Reizschwelle fortlaufend verändert und daß nach der Nervendurchschneidung die Reizschwelle der Nachbarnerven ansteigt. In diesem Falle dürfte es sich um „Reperkussionserscheinungen" im Sinne eines veränderten Funktionszustands der Nervenzentren handeln. So fand z. B. UFLJAND (1950) nach Nervendurchschneidung auch an der kontralateralen Extremität eine veränderte Hautsensibilität und berief sich auf gleiche Beobachtungen BELMANS (1938) bei Hemiplegie. Die durch die Funktionsrückkehr der Nachbarfasern bewirkte Verkleinerung des analgetischen Gebiets kann sehr bedeutend sein. So zeigt Abb. 79 das analgetische Gebiet 1 und 14 Tage nach der Durchschneidung des n. cutanus fem. fib., Abb. 80 1 und 17 Tage nach Durchschneidung des n. saphenus. Bei älteren Tieren tritt meist nach einem, manchmal auch nach zwei Monaten keine weitere Verschiebung der Analgesiegrenzen ein. Die weitere Einengung des analgetischen Gebiets im autonomen Ausbreitungsbereich des Nerven wird bereits durch den Regenerationsprozeß hervorgerufen. Verschiedene Faktoren, welche die Reizschwelle der Nervenzentren erhöhen, wie Infektion, Narkose, Alter oder schlechter Zustand der Tiere, können den Verlauf der Funktionserneuerung in den intermediären Gebieten ungünstig beeinflussen. Der weitreichende Einfluß einer Infektion nach Nervendurchschneidung beim Kaninchen ist aus Abb. 81 ersichtlich. Nach schneller Sensibilitätserneuerung im intermediären Gebiet (5 Tage nach dem Eingriff) entwickelten sich im Verlauf von zwei Wochen eine schwere Lymphangitis und ein Schenkelödem. Die Untersuchung nach weiteren 3 Tagen ergab den Verlust der erneuerten Funktion im intermediären Gebiet und auf einer größeren Fläche als vor der Infektion (GUTMANN und GUTTMANN, 1942) Analgesie.

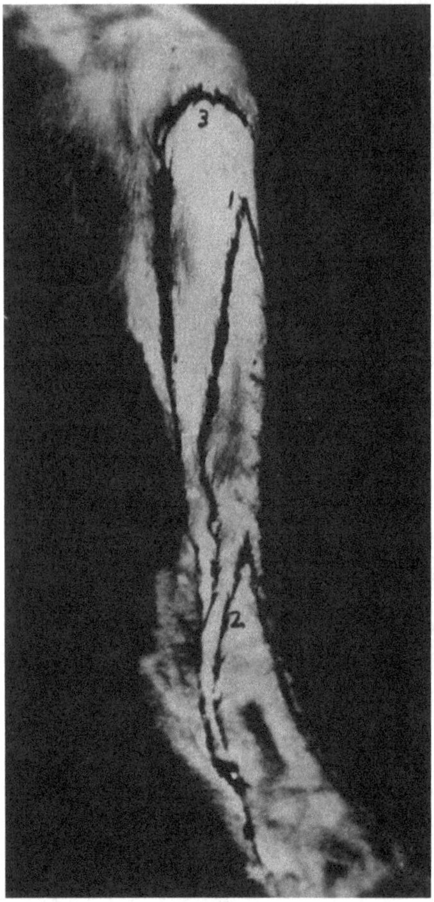

Abb. 81. Einfluß einer Infektion auf den Verlauf der Sensibilitätswiederherstellung im Gebiet der Nervenüberkreuzung. Linie 1 — Grenze des analgetischen Gebietes 1 Tag nach der Operation; Linie 2 — Grenze des analgetischen Gebietes 5 Tage nach der Operation; Linie 3 — Verlust der erneuerten Funktion nach Infektion der kontralateralen Extremität. (GUTMANN, E., GUTTMANN, L.: J. Neurol. Psychiat. 5:117, 1942.)

Die zweite Komponente der Wiederherstellung der Funktion durch die kompensatorische Aktivität der Nachbarnerven geht auf Kosten einer „lokalen Ausbreitung“ von Fasern der Nachbarnerven in das denervierte Gebiet (WEDDELL, GUTMANN und GUTTMANN, 1941). Dieser Vorgang ist, wie bereits erwähnt, bei ausgedehnten analgetischen Gebieten von geringer Bedeutung, kann aber bei Untersuchung der Funktionswiederherstellung in kleinen Hautbezirken junger Tiere wichtig sein.

Die Funktionswiederherstellung im autonomen Gebiet des Nerven wird ausschließlich durch die Regeneration des durchschnittenen Nerven bewirkt. Das allgemeine Bild der Verkleinerung des analgetischen Gebiets ist bei allen Nerven gleich und zeigt einen zentrifugalen Verlauf bei gleichzeitiger konzentrischer Einengung. Das Bild der Funktionswiederherstellung wird durch die Verteilung der Hautnervenfasern bestimmt. So ist z. B. für die Sensibilitätserneuerung des regenerierenden n. fibularis das Vorrücken in Form eines V und das wellenartige Fortschreiten der Analgesiegrenzen im autonomen Nervengebiet charakteristisch (Abb. 82). Die Funktionswiederherstellung verläuft besonders nach Nervenkomprimierung sehr regelmäßig, wie die Abbildungen 83 (Quetschung des n. radialis), 84 (Quetschung des n. suralis), 85 (Quetschung des n. saphenus maior) und 86 (Quetschung des n. medianus) zeigen.

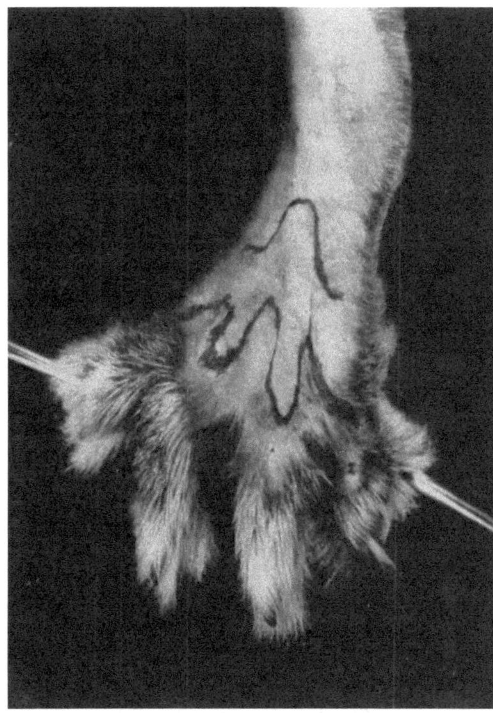

Abb. 82. Wiederherstellung der Sensibilität im autonomen Gebiet nach Quetschung des n. fibularis in der Oberschenkelmitte. Die Linie in Form eines V in der Mitte des dorsum pedis ist die Grenze des analgetischen Gebietes 53 Tage nach der Operation. Die Wellenlinie begrenzt das analgetische Gebiet 7 Tage später. (GUTMANN, E., GUTTMANN, L.: J. Neurol. Psychiat. 5:117, 1942.)

Das verhältnismäßig regelmäßige Fortschreiten der Analgesiegrenze und der relativ genaue Zeitpunkt der Sensibilitätserneuerung, besonders nach Nervenkomprimierung, ermöglichen die Bestimmung der funktionellen Regenerationsgeschwindigkeit sensibler Nervenfasern, wobei nicht ihr Wachstumsverlauf, sondern das Vorrücken der regenerierenden, zur Vermittlung von Reizen fähigen Hautnerven gemessen wird. Wir unterbrachen den Nerven in verschiedener Entfernung von einem bestimmten Hautareal und bestimmten die Zeit bis zur Rückkehr der Sensibilität. Da die Funktionswiederherstellung in einem solchen Gebiet, wie wir bereits gesehen haben, ein komplizierter Prozeß ist, konnte man den Zeitpunkt der Funktionswiederherstellung an der proximalen Grenze des analgetischen Gebiets nicht verwenden. Wir untersuchten daher die Sensibilitätserneuerung im distalsten Teil der ursprünglich denervierten Hautfläche. Diese Methode wandten wir in unserer ersten Arbeit (GUTMANN, GUTTMANN, MEDA-

WAR und YOUNG, 1942) an und erweiterten sie später durch Einbeziehung von Daten, die bei Kaninchen mit in Fußgelenkshöhe gequetschtem n. fibularis, also ungefähr 69 mm von der distalen Grenze der denervierten Hautfläche, gewonnen wurden. So erhielten wir Angaben über die Funktionswiederherstellung bei Abständen von 69—382 mm zwischen Läsion und untersuchter Hautfläche (GUTMANN und GUTTMANN, 1942). Die Ergebnisse dieser Versuche zeigt Abb. 87. Nimmt man eine

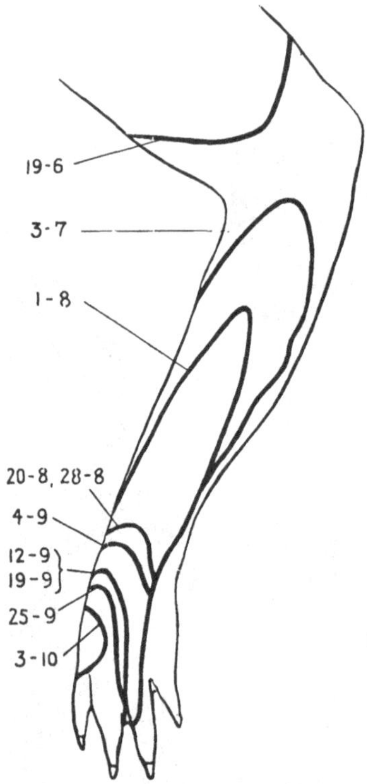

Abb. 83. Wiederherstellung der Sensibilität nach Quetschung des n. radialis in der Axilla. Die Operation wurde am 18. 6. 1941 ausgeführt, die vollkommene Funktionserneuerung stellte sich am 7. 10. 1941 ein. Die Linien zeigen die Tage, an denen die verschiedenen Untersuchungen vorgenommen wurden. (GUTMANN, E.: Recovery of function after denervation in mammals, 1943.)

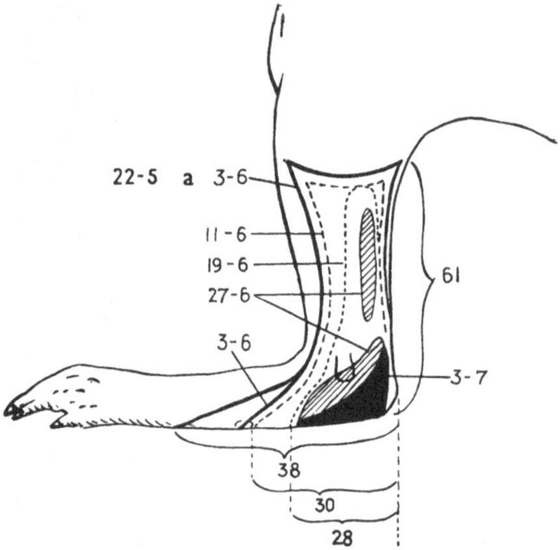

Abb. 84. Wiederherstellung der Sensibilität nach Quetschung des n. suralis. Die Operation erfolgte am 21. 5. 1941, die vollkommene Funktionserneuerung trat am 11. 7. 1941 ein. Die Klammern zeigen die Länge des analgetischen Gebiets in mm. Die gestrichelten Flächen waren am 27. 6. 1941, die schwarze Fläche am 3. 7. 1941 analgetisch. Eine Woche später zeigte die Untersuchung eine vollkommene Wiederherstellung der Sensibilität. (GUTMANN, E., GUTTMANN L.: J. Neurol. Psychiat. 5:117, 1942.)

lineare Beziehung zwischen dem Zeitpunkt der Funktionswiederherstellung und der Entfernung der Kompressionsstelle an, so ergibt die Kurve eine Regenerationsgeschwindigkeit von 2,48 $\pm$ 0,26 mm täglich. Diese Berechnung geht von der weiteren Annahme aus, daß sich die Regenerationsgeschwindigkeit mit der Entfernung der Läsionsstelle von der betroffenen Hautfläche nicht verändert. Wie Abb. 87 zeigt, erfaßt aber die arithmetisch errechnete Gerade drei Beobachtungen nicht ausreichend, die sich bei mehr distaler Quetschung des n. fibularis, also in der Höhe der Malleoli, ergaben. Wird eine Gerade gewählt, die diesen drei Punkten näherkommt, so ist die Regenerationsgeschwindigkeit höher und beträgt 3,35 mm täglich mit

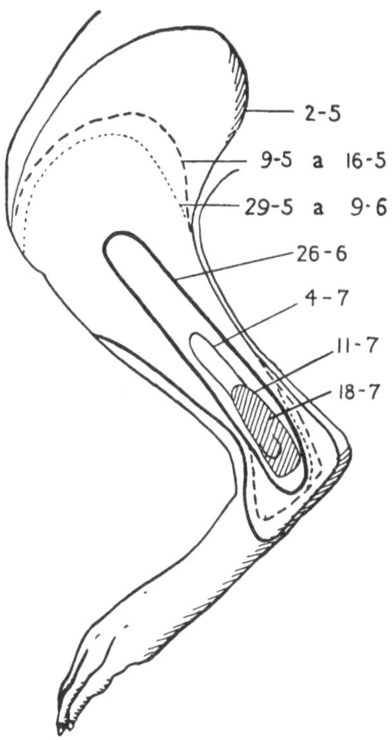

Abb. 85. Wiederherstellung der Sensibilität nach Quetschung des n. saphenus maior. Die Operation erfolgte am 1. 5. 1941, die vollkommene Sensibilitätserneuerung trat am 18. 7. 1941 ein. Die gestrichelte Fläche war am 11. 7. 1941 analgetisch. (Gutmann, E., Guttmann L.: J. Neurol. Psychiat. 5:117, 1942.)

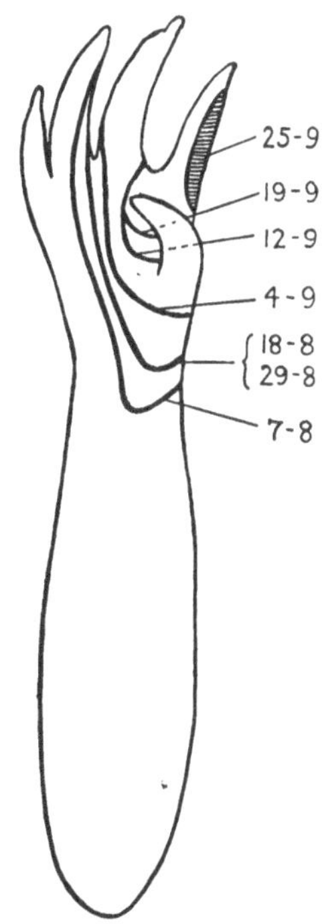

Abb. 86. Wiederherstellung der Sensibilität nach Quetschung des n. medianus. Die Operation erfolgte am 29. 7. 1941, die vollkommene Sensibilitätserneuerung stellte sich am 2. 10. 1941 ein. (Gutmann, E.: Recovery of function after denervation in mammals, 1943.)

einer Latenzperiode von 22 Tagen. Die so erzielten Daten drücken wahrscheinlich die Regenerationsgeschwindigkeit genauer aus; sie entsprechen auch den Ergebnissen unserer Versuche, in denen wir den n. fibularis auf der einen Seite hoch, auf der anderen niedrig quetschten und Werte von 3,39 mm täglich mit einer Latenzperiode von 19 Tagen erhielten.

Die Ergebnisse mit Nervendurchschneidung und Naht sind aus Abb. 88 ersichtlich. Mit Rücksicht auf die technische Schwierigkeit, die Naht eines dünnen Nerven an einer Stelle, die mechanischer Zugwirkung ausgesetzt ist, vorzunehmen, — uns gelang nur in einem einzigen Falle eine erfolgreiche Nervennaht in der Höhe der Malleoli — ist anzunehmen, daß eine größere Anzahl von Fällen mit hoch angesetzter Nervennaht die Lage der Kurve beeinflußt. Wir wählten daher die geeignetste Gerade, die durch den niedrigsten Punkt verläuft, wobei sich eine Regenerationsgeschwindigkeit von 2,46 mm täglich mit einer Latenzperiode von 40 Tagen ergab.

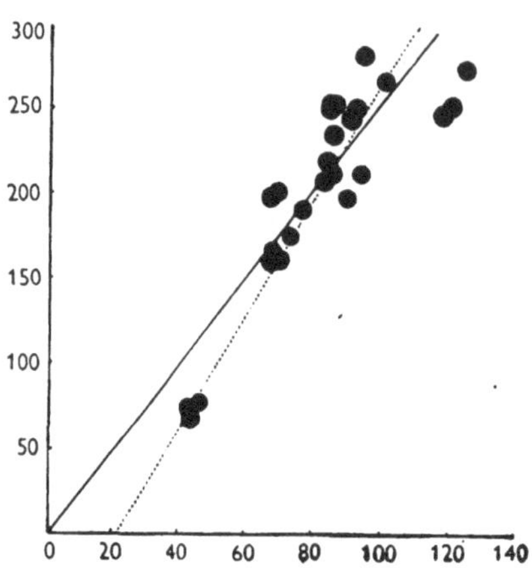

Abb. 87. Darstellung der vollkommenen Wiederherstellung der Sensibilität nach Quetschung des n. fibularis in verschiedener Entfernung von der Zehenhaut. Die ausgezogene Gerade ist für alle Punkte arithmetisch berechnet. Die punktierte Linie ist so gelegt, daß sie alle Punkte verbindet, die sich aus den Fällen mit Nervenquetschung am Fußgelenk ergeben. (GUTMANN, E., GUTTMANN, L.: J. Neurol. Psychiat. 5:117, 1942.)

Eine andere Methode, mit der wir die funktionelle Regenerationsgeschwindigkeit maßen, bestand in der Beobachtung des sich verkleinernden analgetischen Gebietes während der Funktionswiederherstellung. Nach Nervendurchschnei-

Geschwindigkeit der Wiederherstellung der Sensibilität im autonomen Gebiet des n. fibularis nach Quetschung in verschiedener Entfernung

Nummer des Tieres	Länge des autonomen Gebietes	Funktions-wiederher-stellung in Tagen	Höhe der Läsion	Geschwindig-keit in mm/Tag	Durch-schnittliche Geschwindig-keit
562	60	34		1,75	
674	64	23	Fußgelenk	2,78	2,26
677	74	33		2,24	
562 L	66	30		2,20	
560 L	55	22	Kniehöhe	2,50	2,20
494 R	59	31		1,90	
715 L	56	30		1,83	
714 L	70	30		2,33	
485 R	60	41		1,48	
579 L	69	36	Oberschenkelmitte	1,92	1,86
690 R	48	28		1,71	
709 L	78	37		2,10	
689 R	58	36		1,67	
703 L	66	42		1,57	
704 L	73	45	hoch am Oberschenkel	1,62	1,82
702 R	76	42		1,80	
509 R	80	35		2,29	

dung wurde das analgetische Gebiet mit Silbernitrat markiert bzw. photographiert. Die Testung erfolgte wöchentlich. Beginnt die Verkleinerung des analgetischen Gebietes unmittelbar in der autonomen Zone, so kann man ihre Geschwindigkeit bei der Wiederversorgung durch regenerierende Nerven verfolgen. Trotz einiger Unregelmäßigkeiten ist ein proximodistaler Verlauf des Regenerationsprozesses zu beobachten. Abb. 89 enthält eine Darstellung dieses Vorgangs nach Quetschung des n. fibularis in Fußgelenkshöhe, um die fort-

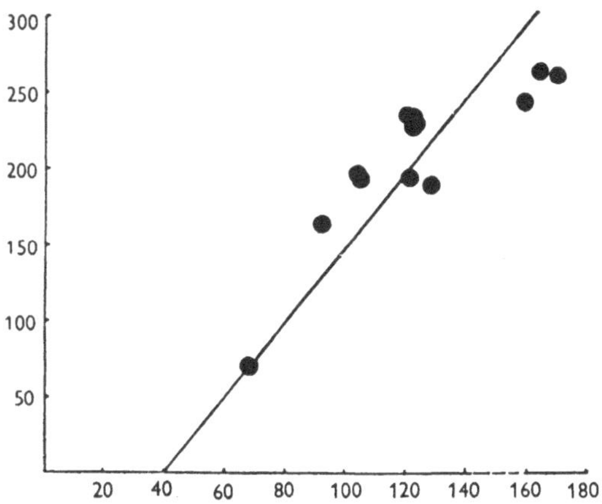

Abb. 88. Darstellung der vollkommenen Wiederherstellung der Sensibilität nach Durchschneidung und Naht des n. fibularis in verschiedener Entfernung von der Zehenhaut. GUTMANN, E., (GUTTMANN, L.: J. Neurol. Psychiat. 5:117, 1942.)

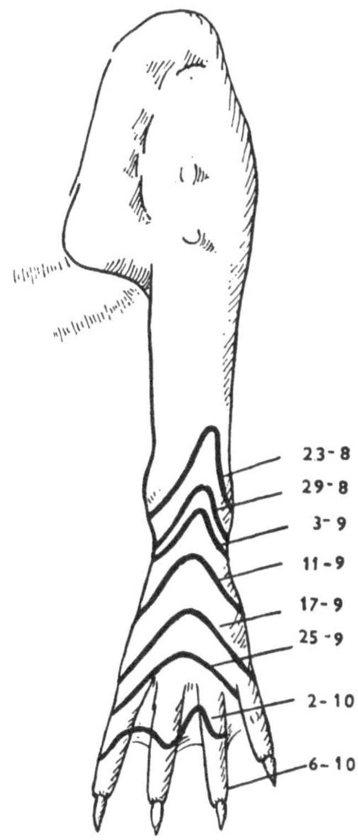

Abb. 89. Wiederherstellung der Sensibilität nach Quetschung des n. fibularis in Fußgelenkshöhe. Die Operation erfolgte am 21. 8. 1941, die Funktionserneuerung stellte sich am 6. 10. 1941 ein. (GUTMANN, E., GUTTMANN, L.: J. Neurol. Psychiat. 5:117, 1942.)

schreitende Funktionswiederherstellung vor allem im autonomen Ausbreitungsgebiet des Nerven zu veranschaulichen. Nach Nervenquetschung in Kniehöhe oder noch höher ist das Bild der Funktionswiederherstellung durch die funktionell regenerierenden Nachbarnerven im Gebiet der Nervenüberschneidung bereits kompliziert.

In der nachstehenden Tabelle werden die nach der Läsionshöhe am n. fibularis geordneten Befunde angeführt (GUTMANN und GUTTMANN, 1942).

Der Verlauf der Wiederherstellung der Funktion ist nicht immer regelmäßig, wodurch die Berechnung der Regenerationsgeschwindigkeit erschwert wird, besonders bei Nervennaht, nach der die Restitution unregelmäßiger als nach Nervenquetschung erfolgt. Werden die Teste immer unter gleichen Bedingungen durchgeführt, so können Fehler bis zu einem bedeutenden Grade vermieden werden. Bei der Ausmessung der Länge der betroffenen Hautflächen wurden immer nur solche gewählt, bei denen die Restitution ausschließlich der Nervenregeneration zugeschrieben werden konnte. Die Regenerationsgeschwindigkeit wurde errechnet, indem die Länge der autonomen Zone durch die Anzahl der zur Sensibilitätserneuerung in diesem Gebiet erforderlichen Tage dividiert wurde. Die so errechneten Werte zeigen, daß die durchschnittliche Regenerationsgeschwindigkeit nach Quetschung des n. fibularis in allen Fällen 1,98 $\pm$ 0,09 täglich, nach Nervennaht 1,57 $\pm$ 0,15 mm täglich beträgt. Die einzelnen Versuche sind in der Tabelle auch nach der Läsionshöhe angeordnet. Obwohl die Anzahl der untersuchten Fälle gering ist, scheint sich bei hoch am Nerven angebrachter Läsion eine Tendenz zu niedrigeren Werten bemerkbar zu machen. Wir kommen auf diese Frage später noch zurück.

Die Geschwindigkeit der funktionellen Regeneration sensibler Nervenfasern entspricht im allgemeinen den in klinischen Fällen gemachten Erfahrungen, wie z. B. die Berechnung auf Grund der Angaben von TROTTER und DAVIS (1909) zeigt. In der klinischen Literatur wurde oft die Frage erörtert, daß die Erneuerung der verschiedenen Empfindungsmodalitäten in zwei Phasen verläuft, und zwar im Sinne einer schnelleren Restitution der protopathischen Sensibilität gegenüber der epikritischen (HEAD, RIVERS, SHERREN, 1905). Morphologische Studien und spätere klinische Beobachtungen widersprachen der HEADschen Theorie und ihrer Vorstellung von verschiedenen Sensibilitätsarten. Da das klinische Material oft eine exakte Funktionsanalyse nicht zuläßt, mußten diese klinischen Erfahrungen durch tierexperimentelle Untersuchungen über die Wiederherstellung der Sensibilität nach Nervendurchschneidung ergänzt werden. Die Rückkehr der Aktionspotentiale und der Restitution der nervalen Erregungsleitung im Regenerationsprozeß wurden von BERRY, GRUNDFEST und CAMPBELL (1944) am n. saphenus der Katze studiert. Eine solche Arbeit kann zwar für das Problem der Beziehungen zwischen Leitungsgeschwindigkeit und Faserdurchmesser wichtiges Material liefern, trägt jedoch für die Frage der Wiederherstellung der Schmerz- und Berührungsempfindung nach Nervendurchschneidung wenig bei, da diese Betrachtungsweise nur einen Teilvorgang des komplizierten funktionellen Regenerationsprozesses im Auge behält. Wir verglichen daher beim Kaninchen die Rückkehr der Schmerz- und Berührungsempfindung nach Nervenquetschung. Die Berührungsempfindung untersuchten wir mit Hilfe von Reflexen (Beugereflex und Kremasterreflex) nach Quetschung des n. suralis oder n. saphenus (GUTMANN, 1947). Die Schmerzempfindung stellte sich ungefähr 60 Tage, die Berührungsempfindung 80 Tage nach der Quetschung des n. suralis ein. Der Grund für die verspätete Restitution der Berührungsempfindung darf nicht ausschließlich in Veränderungen der peripheren Strukturen gesucht werden. Eine Reizbarkeit der regenerierenden Nervenfasern wurde elektrophysiologisch zum ersten Male 34 Tage nach der Nervenquetschung festgestellt; aber die Differenzierung zweier Wellen im Elektroneurogramm, die zwei verschieden schnell leitenden

Fasergruppen für taktile und Schmerzempfindungen entsprechen, war erst nach 100 bis 136 Tagen anzutreffen, also später als die Erneuerung der beiden Empfindungsmodalitäten. Auch nach 168 Tagen erreichten weder die Leitungsgeschwindigkeit der regenerierenden Nervenfasern noch nicht die Dicke der Axone und Myelinscheiden normale Werte (GUTMANN und HOLUBÁŘ, 1953).

Bei Untersuchung der Wiederherstellung der Hautsensibilität müssen immer die Veränderungen im ganzen Hautanalysator beachtet werden. Nach PAWLOW

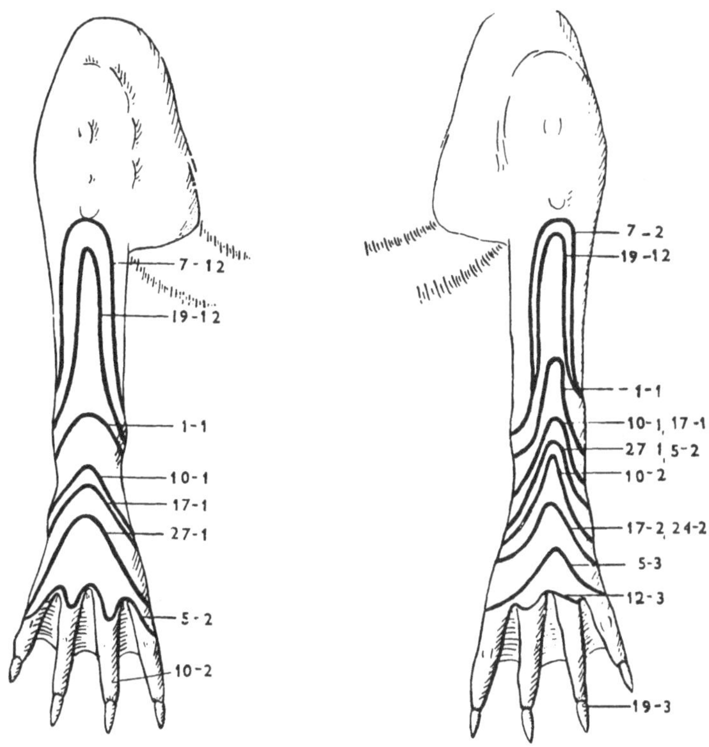

Abb. 90. Wiederherstellung der Sensibilität an den beiden Hinterextremitäten eines Kaninchens: a) nach Quetschung; b) nach Durchschneidung und Naht des n. fibularis in der Oberschenkelmitte. Die Operation erfolgte am 7. 12. 1941, die vollkommene Wiederherstellung der Sensibilität trat nach Quetschung am 10. 2. 1942 und nach Nervennaht am 19. 3. 1942 ein. (GUTMANN, E., GUTTMANN, L.: J. Neurol. Psychiat. 5—117, 1942.)

besteht der Analysator aus einem peripheren und einem zentralen Teil, also aus dem Rezeptororgan, dem zentripetalen Nerven und den kortikalen Sinnesfeldern, welche die Impulse empfangen. Die Analyse beginnt mit der Funktion der Rezeptororgane und endet in den Großhirnhemisphären; sie ist die Grundfunktion der höheren Abschnitte des Nervensystems und kommt nur mit Hilfe der Großhirnhemisphären zustande (PAWLOW, 1924). Die Funktion des Hautanalysators kann also nur dann richtig verstanden werden, wenn der ganze

Analysator, vor allem auch sein kortikales Ende studiert werden. Um so mehr gilt dies für die Funktionserneuerung während der Nervenregeneration, die bei einem Studium des peripheren Endes des Analysators allein unverständlich bleiben muß.

Eine unentbehrliche Voraussetzung für die Funktionserfüllung des Analysators ist selbstverständlich die Integrität aller seiner Teile. In unseren hier angeführten Versuchen befaßten wir uns mit der Wiederherstellung der Funktion des Hautanalysators nach Schädigung seines peripheren Endes. Zu dem Zeitpunkt, in dem die regenerierenden sensiblen Nervenfasern reizbar zu werden beginnen, also wenn durch ihre elektrische Reizung Impulse ausgelöst werden, sind sie noch nicht imstande, sofort die Empfindungsfunktion zu vermitteln. Erst wenn sich ihre terminalen Organe in der Haut ausgebildet haben und als Rezeptoren wieder ihre Funktion versehen, sind erste Anzeichen einer wiederhergestellten Hautsensibilität zu erwarten. Aber auch dann kann noch nicht von einer Wiederherstellung der Funktion gesprochen werden, auch wenn das morphologische Bild Nervenfasern aufweist oder im Nerven Aktionspotentiale registriert werden. Die manchmal bedeutende „Latenzperiode" kann damit erklärt werden, daß

1. die Nervenfasern zunächst einen bestimmten Reifungsgrad erreichen müssen, bevor das zentrale Ende des Hautanalysators erregt wird, und daß
2. die normale Dynamik der Hirnrinde selbst wiederhergestellt werden muß, die durch den anhaltenden Ausfall der Hautsignalisation gestört ist.

Die Regeneration der Schmerzrezeptoren und ihre Funktionswiederherstellung treten begreiflicherweise früher ein als die der Berührungsrezeptoren, die weitaus kompliziertere und differenziertere Strukturen besitzen. Auch die Vorgänge der zentralen Analyse und Synthese sind bei der taktilen Sensibilität komplizierter als bei der Schmerzsensibilität; in unserem Falle betrug der Unterschied in der Latenzperiode 2—3 Wochen.

Die Erneuerung der beiden Empfindungsmodalitäten zu einer Zeit, in der das Aktionspotential des Nerven noch nicht in zwei entsprechende Wellen differenziert ist, läßt sich leicht erklären. Ein wichtiger Faktor ist hier die funktionelle „Reifungsgeschwindigkeit" des Nerven (Gutmann, Guttmann, Medawar und Young, 1942), die in den einzelnen Nervenfasern verschieden groß ist. Fasern, die Schmerzempfindungen vermitteln, sind dünn und nicht oder nur wenig myelinisiert, die für taktile Empfindungen bestimmten Fasern dagegen sind dicker und verhältnismäßig stark myelinisiert. Der Prozeß der funktionellen Reifung verläuft daher bei den Schmerzfasern schneller und ist wahrscheinlich besonders durch eine Vermehrung der Faserzahl bedingt. Die schnellere nervale Erregungsleitung der taktilen Fasern hängt mit der dickeren Myelinscheide zusammen, weshalb die funktionelle Reifung längere Zeit erfordert. Außerdem dürften auch zentrale Mechanismen für die verspätete Erneuerung der Berührungsempfindung verantwortlich sein. Wie die Dynamik der höheren Nerventätigkeit nach dem Ausfall des peripheren Endes im Hautanalysator beeinflußt wird, und wie sich diese Veränderungen während der Funktionswiederherstellung manifestieren, ist bisher unbekannt, doch ist nicht ausgeschlossen, daß sie im Sinne einer zentralen Hemmung wirken, wie wir dies bei der motorischen Funktionswiederherstellung gezeigt haben. Diese Hemmung kann bei der Berührungsempfindung tiefer sein als bei der Schmerzempfindung, womit dann auch die schnellere Rückkehr der „protopathischen" Sensibilität erklärt werden könnte. Daß dieses Problem nicht ausschließlich durch Analyse der Veränderungen im peripheren Nerven gelöst werden kann, zeigen auch unsere Versuche mit der erneuerten Differenzierung der sensiblen Nervenfasern während des Regenerationsprozesses. Unter normalen Bedingungen können nämlich die sensiblen Nervenfasern bereits nach ihrer Leitungsgeschwindigkeit unterschieden werden. Die Unterschiede sind hier ziemlich groß und bewirken im Aktionsstrombild zwei deutlich abgeteilte Wellen. Die regenerierenden Fasern sind anfänglich dünn und leiten daher die nervale Erregung sehr langsam. Erst mit zunehmendem Dickenwachstum erhöht sich auch die Geschwindigkeit der Erregungsleitung. Noch zu einem Zeitpunkt, in dem die Nervenfasern bereits der erneuerten Sensibilität dienten, maßen wir eine Geschwindigkeit von nur 21 m/Sek., und zwar bei den am schnellsten leitenden Fasern. Erst im Laufe der fortschreitenden strukturellen Restitution der regenerierenden Nervenfasern kann die beginnende Differenzierung in zwei Fasergruppen festgestellt werden. Nach 136 Tagen, also nachdem beide Empfindungsmodalitäten bereits längst erneuert sind und beide Fasergruppen ihre funktionelle Aufgabe versehen, sind im Aktionsstrombild erstmalig zwei Wellen mit einer Geschwindigkeit von 27 und 21 m/Sek. anzutreffen. Erst nach 168 Tagen näherte sich in einem Versuch der Unterschied in der Leitungsgeschwindigkeit beider Wellen dem Normalwert (52 und 28 m/Sek. gegenüber 57 und 31 m/Sek. auf der Kontrollseite), in einem zweiten Versuch blieb der Unterschied auch weiterhin klein (30 und 28 m/Sek.). Jedenfalls zeigt die Korrelation der elektrophysiologischen und funktionsanalytischen Befunde, daß die Restitution des Hautanalysators während der Regeneration nicht nur als Analyse von Veränderungen am peripheren Ende des Analysators aufzufassen ist, sondern daß die Veränderungen im ganzen Hautanalysator beachtet werden müssen (siehe GUTMANN und HOLUBÁŘ, 1953).

Auf die Bedeutung zentraler Mechanismen verweisen auch die Veränderungen in den intermediären Gebieten während der Wiederherstellung der Sensibilität. Wir beschrieben eingehend den Ausfall der bereits erneuerten Sensibilität im intermediären Gebiet während eines Infektionsprozesses. In diesem Falle war der n. fibularis beidseitig in gleicher Höhe gequetscht worden. Nach Überwindung der Infektion setzte der normale funktionelle Wiederherstellungsprozeß ein, der aber auf der von der Infektion betroffenen Seite schneller verlief (GUTMANN und GUTTMANN, 1942). Einen ähnlichen, beschleunigten Vorgang nach Abklingen eines infektiösen Prozesses beobachteten wir auch bei der Rückkehr der motorischen Funktion eines durchschnittenen Nerven (GUTMANN, 1942).

Es handelt sich zwar hier nur um „Experimentalkasuistik", aber die angeführten Beispiele sprechen für eine hierbei zu vermutende unterschiedliche Reaktibilität des Zentralnervensystems, die durch Veränderungen der Reiz-

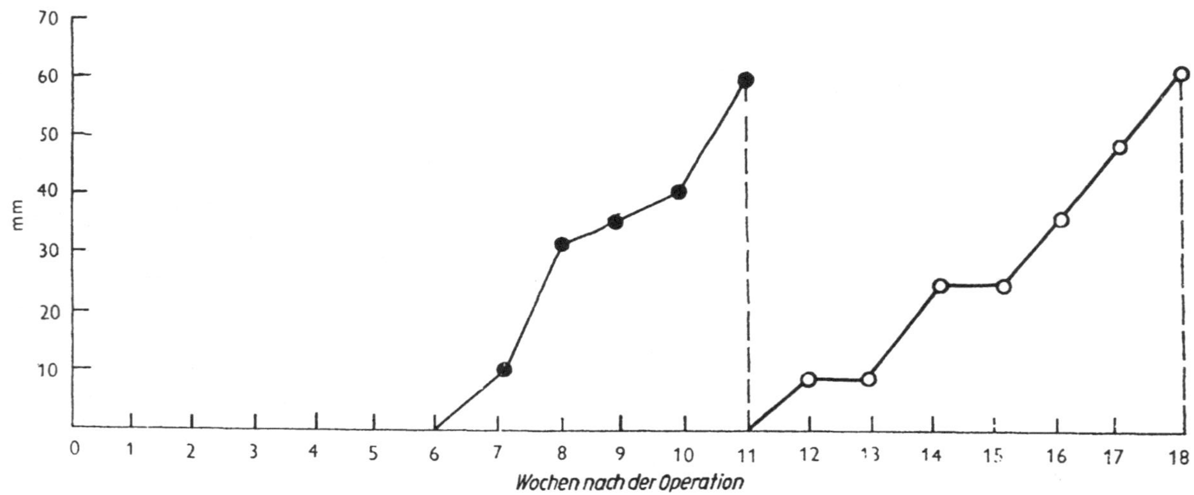

Abb. 91. Darstellung der Rückkehr und Entwicklung der Sensibilitätserneuerung im autonomen Gebiet nach Nervenquetschung (●) und nach Durchschneidung und Naht (○) des n. fibularis im oberen Oberschenkeldrittel. Auf der Ordinate: Entfernung der Grenzen des analgetischen Gebietes vom Beginn des autonomen Gebietes in mm. Auf der Abszisse: Wochen nach der Operation. Die vertikale gestrichelte Linie zeigt den Zeitpunkt der vollkommenen Wiederherstellung der Sensibilität an. Bei Nervenquetschung ist die Kurve steiler, die Rückkehr der ersten Anzeichen der Funktion und die Funktionserneuerung verlaufen schneller. (GUTMANN, E., GUTTMANN, L.: J. Neurol. Psychiat. 5:117, 1942.)

schwelle den Verlauf der Sensibilitätswiederherstellung nach Nervendurchschneidung beeinflussen kann. Diese Fragen müssen daher weiterhin experimentell untersucht werden.

Welche Faktoren bestimmen den Verlauf der Sensibilitätswiederherstellung nach Nervendurchschneidung? Wichtig ist auch hier die Art der Kontinuitätsunterbrechung. Die Verkleinerung des analgetischen Gebietes bei Tieren, deren n. fibularis auf der einen Seite gequetscht, auf der anderen Seite durchschnitten und vernäht wurde, ist in Abb. 90 vergleichend dargestellt. Nach Nervennaht verläuft die Funktionswiederherstellung langsamer und läßt Perioden einer Stagnation erkennen, während der Prozeß nach Nervenquetschung regelmäßig abläuft. Allerdings ist auch nach Nervenquetschung eine Periode festzustellen, in der zwar die Nervenfasern bereits in der Haut vorhanden sind, aber noch keine Funktionserneuerung eingetreten ist. Diese „periphere Verspätung" ist bei Berechnung der funktionellen Regenerationsgeschwindigkeit in die Latenzperiode einbezogen. Ihre Existenz läßt sich durch Berechnung der axonalen Wachstumsgeschwindigkeit und durch histologische Untersuchungen der reinnervierten Haut beweisen (Gutmann und Guttmann, 1942). Die „periphere Verspätung" ist nach Nervennaht größer als nach Nervenquetschung und scheint sich bei hoch gesetzter Läsion noch zu verlängern. Wir erklärten uns diese Erscheinung vor allem mit der zahlenmäßigen Zunahme und fortschreitenden Reifung jener Nervenfasern, die zur Funktionswiederherstellung erforderlich sind. Es ist jedoch wahrscheinlich, daß, wie bereits erwähnt wurde, zunächst die durch den Ausfall der Hautsignalisation gestörte, normale Dynamik in der Hirnrinde selbst wiederhergestellt werden muß. Von einer peripheren Verspätung kann daher nicht die Rede sein.

Der unterschiedliche Verlauf der Wiederherstellung der Sensibilität nach Nervenquetschung und Nervennaht ist in Abb. 91 graphisch dargestellt, die deutlich den schneller eintretenden Beginn und das schnellere Fortschreiten nach Nervenquetschung erkennen läßt. Bedeutende Unterschiede ergeben sich auch in der Qualität der erneuerten Funktion; die Reaktionen auf nozizeptive Reizung sind lebhafter, die Latenzperioden kürzer. Die trophischen Veränderungen sind nach Nervendurchschneidung größer. Die Narbe ermöglicht also offenbar die Ausbildung pathologischer Reflexe, die trophische Störungen hervorrufen und ihr weiteres Schicksal im Regenerationsverlauf negativ beeinflussen. Borowski (1952) macht in diesem Zusammenhang auf die inadäquate Regeneration aufmerksam, die dann eintritt, wenn die sensible Innervation schneller erfolgt als die motorische. Die Beziehungen zwischen den sensiblen und motorischen Fasern müssen normalisiert werden, wenn nicht trophische Störungen auftreten sollen. Narben im peripheren Nervenstück, Neurome, wahrscheinlich auch besondere terminale Gebilde vom Typ der inkapsulierten sensiblen Körperchen (Doinikow, 1943) können zu einem ständigen Einströmen afferenter Reize in die Hirnrinde und damit zur Störung ihrer Funktion führen. Ein weiterer wichtiger Faktor kann auch die Denervationsdauer sein. Wir haben in unseren Versuchen gezeigt, daß die Geschwindigkeit, mit der sich das analgetische Gebiet verkleinert, bei tiefer angesetzter Komprimierung des Nerven, also bei kürzerer Denervationsdauer, größer ist. Eine lang anhaltende Denervation — also Verspätung bei sekundärer Nervennaht — wirkt sich somit ungünstig und progredient auf die Qualität der erzielten Funktion aus, wie dies auch eindeutig aus den Katzenversuchen von SHERMAN, TIGAY, ARIEFF und SCHILLER (1949) hervorgeht. Ebenso wie die Wiederherstellung der motorischen Funktion verläuft auch die Wiederherstellung der Sensibilität bei jungen Tieren schneller als bei alten. Wie zu ersehen ist, treten bei der Wiederherstellung der motorischen und der der sensiblen Funktion dieselben Faktoren in Erscheinung.

Abschließend kann behauptet werden, daß Versuche, die den Grad der erzielten Funktion quantitativ analysieren, eine genauere Bestimmung jener Hauptfaktoren ermöglichen, die den Prozeß der Funktionswiederherstellung nach Nervenunterbrechung, also die funktionelle Regeneration, beeinflussen. Es sind dies die Art der Nervenunterbrechung und die Denervationsdauer der terminalen Organe, ferner eine größere Anzahl akzessorischer Faktoren, die nicht alle bekannt sind und deren Rolle experimentell analysiert werden muß. Vor allem aber ist die Funktionswiederherstellung ein Ergebnis der Adaptationsfunktion des Organismus. Deshalb muß die Beteiligung des Zentralnervensystems in weitaus größerem Umfang als bisher aufgedeckt werden, dem bei der Lenkung der adaptiven Restitutionsprozesse die entscheidende Aufgabe zukommt.

IV. DIE REGENERATIONSGESCHWINDIGKEIT

Das Problem der „Regenerationsgeschwindigkeit" ist äußerst kompliziert und erfordert eine gesonderte Behandlung. Wird von der Regeneration des Nerven im allgemeinen gesprochen, so wird gewöhnlich nur an eine Seite dieser Erscheinung, keinesfalls an den ganzen Komplex von Prozessen gedacht, der zur Wiederherstellung der Funktion führt. Die Tatsache, daß das Studium der Regeneration sich vor allem auf die Vorgänge im peripheren Nervenstumpf konzentrierte, war der Grund dafür, daß die Geschwindigkeit des axonalen Wachstums häufig mit der Regenerationsgeschwindigkeit überhaupt verwechselt wurde.

Fassen wir aber den Regenerationsprozeß als Adaptationsgeschehen auf, das die neuerliche Einschaltung eines Organteils in das gesamte Funktionsgeschehen ermöglichen soll, so ist es klar, daß die Geschwindigkeitsmessung dieses Vorgangs auf große Schwierigkeiten stoßen muß. Denn das Adaptationsgeschehen, dessen Geschwindigkeit bestimmt werden soll, beruht nicht nur auf dem Wachstum der Nervenfasern, dessen Geschwindigkeit relativ leicht an Hand morphologischer Befunde zu messen ist. Dieser Wachstumsprozeß kann nur eine, wenn auch primäre Erscheinungsform des Regenerationsgeschehens im Sinne eines Adaptationsmechanismus darstellen. Wir wählten daher bewußt den Terminus „funktionelle Regeneration". Wenn wir nun die Geschwindigkeit der funktionellen Regeneration messen wollen, so beabsichtigen wir, soweit als möglich die Geschwindigkeit aller Adaptationsvorgänge zu erfassen, welche die funktionelle Wiedereinschaltung des geschädigten Organteils ermöglichen.

Diese Vorgänge sind begreiflicherweise sehr komplizierter Natur. Es ist daher Aufgabe der experimentellen Forschung, sie zu analysieren und jene Fragen zu beantworten, die sich aus den Bedürfnissen der Klinik ergeben, für die das Problem der Regenerationsgeschwindigkeit von großer praktischer Bedeutung ist. Ohne Kenntnis dieser Geschwindigkeit ist eine rationelle Therapie und die Prognose von Nervenschäden unmöglich. So fordert z. B. die Klinik auf Grund eigener Beobachtungen, daß eine Läsion des Radialisnerven, die bei einer geschlossenen Fraktur des Oberarmknochens auftritt, anfänglich konservativ behandelt wird, da in den meisten Fällen eine spontane Funktionserneuerung eintritt. Kommt es aber nach einer gewissen Zeit nicht dazu, so ist der chirurgische Eingriff indiziert. Der Kliniker will also wissen, wie lange er zu warten hat und benötigt daher Angaben über die Regenerationsgeschwindigkeit. Daraus ergibt sich, daß sich die Therapie nach zeitlichen Berechnungen über die erwartete Funktionsrückkehr richten muß.

Wir waren uns der Schwierigkeit des Problems der Regenerationsgeschwindigkeit bewußt, als wir sie mit Hilfe verschiedener Methoden zu bestimmen begannen (GUTMANN, GUTTMANN, MEDAWAR und YOUNG, 1942). Wir wandten zu diesem Zweck beim Kaninchen fünf Methoden an, die jedoch unterschiedliche Ergebnisse zeitigten. Wir erwähnten bereits, daß z. B. die Geschwindigkeit, mit der sensible Axone nach Quetschung des n. fibularis im peripheren Nervenstumpf vorrücken, beim Kaninchen 4,4 mm pro Tag betrug. Die Messung erfolgt durch die Bestimmung jenes Punktes, von dem aus eine Reflexantwort durch Druck auf den peripheren Nerven ausgelöst werden konnte. Die Geschwindigkeit der funktionellen Reife sensibler Faser betrug dagegen 3,0 mm pro Tag und ergab sich aus der für die Reflexerneuerung auf nozizeptive Hautreizung notwendigen Zeit (GUTMANN, GUTTMANN, MEDAWAR und YOUNG, 1941). Bei Auswertung eines umfangreicheren Materials bestimmten wir dann die Geschwindigkeit der funktionellen Reife sensibler Fasern mit 3,35 mm pro Tag (GUTMANN, GUTTMANN, 1942).

Bereits aus diesen Angaben geht hervor, daß die Regenerationsgeschwindigkeit, wenn als Kriterium die Funktionserneuerung angesehen wird, kleiner ist als bei der Wiederherstellung der reflektorischen Reizbarkeit regenerierender sensibler Nervenfasern im peripheren Stumpf. Wir sehen also, daß zwischen dem offenbar einfachen und vom klinischen Standpunkt weniger wichtigen Wachstumsprozeß der Nervenfasern, dem Vorrücken der Axone entlang des Nerven, und zwischen dem sehr komplizierten, aber klinisch äußerst wichtigen Prozeß der Funktionserneuerung unterschieden werden muß. Die Wiederherstellung der Funktion setzt zwar das Wachstum der Nervenfasern voraus, umfaßt aber außerdem einen Komplex verschiedener anderer Vorgänge, die erst einen gewissen Grad erreicht haben müssen, bevor sich die Funktionstüchtigkeit wieder herstellt.

Es liegt somit auf der Hand, daß diese Prozesse langsamer ablaufen als das axonale Wachstum. Die Abb. 76, 77, 87 und 88 zeigen, daß es sich auch bei der Funktionserneuerung um einen Prozeß handelt, dessen Geschwindigkeit unmittelbar von der Läsionsnähe abhängt.

Wir hatten zunächst den Eindruck, daß es sich hier um die funktionelle Reife der Nervenfasern handelt, die entlang des Nerven vorrückt und die Funktionstüchtigkeit der Nervenfasern ermöglicht, und sprachen daher in unserer ersten Arbeit von einer „Geschwindigkeit der funktionellen Reife" (GUTMANN, GUTTMANN, MEDAWAR und YOUNG, 1942). YOUNG (1942) spricht von den funktionell ausgereiften Fasern als von Fasern, die im Laufe des Reifungsprozesses ihren Durchmesser vergrößern und myelinisieren, so daß sie zur Vermittlung von Impulsen fähig sind. Er schreibt z. B.: „Die Erneuerung der Berührungsempfindung oder reflektorischen Muskelbeugung hängt also nicht von der Anwesenheit unmyelinisierter Axonspitzen, sondern von dem der jeweiligen Funktion entsprechenden Reifegrad der Fasern ab."

Gestützt auf diese Auffassung nahmen wir ferner an, daß der Prozeß der funktionellen Reife entlang des Nerven langsamer fortschreitet als das axonale

Wachstum (GUTMANN, GUTTMANN, MEDAWAR und YOUNG, 1942). Der Regenerationsprozeß kann aber nicht in einem so eng gesteckten Rahmen betrachtet werden. Die Wiederherstellung der Funktion ist nicht nur eine Frage der „Reifung" von Nervenfasern, sondern vor allem das Produkt von Adaptationsfunktionen des Gesamtorganismus, wobei den höheren Nervenzentren eine wichtige Aufgabe zukommt. Wir überzeugten uns allmählich von der Notwendigkeit, den Regenerationsprozeß der Funktionserneuerung in seiner ganzen biologischen Tragweite zu betrachten. Das im Zusammenhang mit dem Studium der „Geschwindigkeit der funktionellen Reife" zusammengetragene Material hat dadurch keineswegs an Bedeutung verloren, sondern bedarf nur einer Ergänzung. Die einzelnen Teilvorgänge innerhalb der Regeneration sind dann mit dem Regenerationsprozeß in seiner Gesamtheit in Verbindung zu bringen.

Die Reifung der Nervenfasern ist zweifellos ein empfindlicher Index der funktionellen Eingliederung, aber der Begriff „Geschwindigkeit der funktionellen Reife der Nervenfasern" lenkt das Studium der Regeneration zu Unrecht nur auf die Vorgänge im peripheren Nervenstumpf. Wir bezeichneten daher den zwischen der Kontinuitätstrennung und der vollkommenen Funktionserneuerung ablaufenden Prozeß bewußt als „funktionelle Regeneration (GUTMANN, 1943). Sein Endziel wird durch Prozesse in all jenen Strukturen erreicht, die normalerweise an der Motilität und Sensibilität beteiligt sind. Wenn wir dann von der Geschwindigkeit dieser Prozesse, also von der Geschwindigkeit der funktionellen Regeneration, sprechen, so nehmen wir an, daß sie nach einer bestimmten Latenzperiode gewissermaßen in zentrifugaler Richtung verlaufen. Auf einen solchen zentrifugalen Vorgang weisen auch die Kurven hin, die die gleiche, eindeutige Abhängigkeit des Zeitpunktes der Funktionserneuerung von der Entfernung des Muskels oder Hautgebiets aufzeigen, wie die Kurven, aus denen sich die Geschwindigkeit des axonalen Wachstums und das Bild der zentrifugal sich ausbreitenden Wellen der Erneuerungsprozesse ergibt. Die Konkretisierung der Vorstellung dieses zentrifugalen Verlaufs der funktionellen Regeneration stößt allerdings auf gewisse Schwierigkeiten.

Hinsichtlich der Reifung der Nervenfasern, also hinsichtlich der Geschwindigkeit, mit der die Nervenfasern funktionell heranreifen, kann geschlossen werden, daß dieser Prozeß entlang des Nerven langsamer verläuft als das axonale Wachstum (GUTMANN, GUTTMANN, MEDAWAR und YOUNG, 1942).

Der zur Funktionserneuerung führende Prozeß umfaßt aber auch noch andere komplizierte Vorgänge, wie die Reintegration der Bewegungsschemen im motorischen Analysator, die Überwindung der zentralen Hemmung, die Ausbildung neuer neuromuskulärer Verbindungen u. dgl. Diese Vorgänge manifestieren sich in der Reifung der Nervenfasern, wobei allerdings über ihre Dauer und Geschwindigkeit nichts bekannt ist. Die „Geschwindigkeit der funktionellen Regeneration" bleibt also bis zu einem gewissen Grade ein ungenauer Begriff; um so notwendiger ist es, ihm einen konkreten Inhalt zu geben.

Bei der Berechnung der Geschwindigkeit der funktionellen Regeneration ergeben sich jedoch weitere Schwierigkeiten, so z. B. die Frage, ob sie bei größerer Entfernung der Läsionsstelle vom innervierten Organ geringer ist. Schon STOPFORD (1920) hatte vermutet, daß die Funktionsrückkehr bei solchen Läsionen langsamer erfolgt, was begreiflich ist, da die Latenzperioden in der Narbe und in den terminalen Organen sowie die Dauer der zentralen Reintegration in einem solchen Falle länger sind als bei Läsionen in der Nähe des Endgebietes. Die gleiche Erklärung gilt auch für die Beobachtungen von FOERSTER (1929), der von einer größeren Empfindlichkeit längerer Nervenfasern spricht, die bei dissoziierten Läsionen häufiger geschädigt werden, ein Grundsatz, der auch während der Funktionserneuerung seine Gültigkeit haben soll. Vorgänge, die bei Läsionen in großer Entfernung vom terminalen Organ eine relative Verspätung der Funktionsrückkehr verursachen, finden ihren Ausdruck vor allem in der Latenzperiode, der somit ein statistischer Wert zukommt. Experimentelle Befunde bei der Wiederherstellung der Sensibilität deuten bei distalen Läsionen auf eine möglicherweise geringfügige Verlangsamung der funktionellen Regeneration (GUTMANN und GUTTMANN, 1942). In unseren ersten Arbeiten hatten wir solche Anzeichen einer verlangsamten Regenerationsgeschwindigkeit nicht gefunden und unter unseren Versuchsbedingungen eine konstante Regenerationsgeschwindigkeit angenommen. In klinischen Fällen stellte SUNDERLAND (1947) eine progressive Verlangsamung der funktionellen Reifung in den distalen Abschnitten des geschädigten Nerven während der Regeneration fest. Um den Faktoren der Latenzperiode und der Entfernung aus dem Wege zu gehen, berechnet SUNDERLAND die Geschwindigkeit vorrückender reifer Nervenfasern nur für zusammenhängende Nervensegmente nach der Formel

$$R = \frac{L_2 - L_1}{T_2 - T_1},$$

wobei L_1 und L_2 die kürzesten Entfernungen zwischen einem proximal von der Abgabe des ersten Astes gelegenen Punkt und zwei Muskeln, T_1 und T_2 die Zeitspanne zwischen Eintritt der Nervenschädigung und Funktionsrückkehr sind.

BOWDEN und SHOLL (1950) fanden, daß der Verlauf der Funktionsrückkehr am besten durch eine Kurve mit sinkender Tendenz ausgedrückt werden kann und daß Kurven nach der Formel $y = a + b \log t$ die festgestellten Zusammenhänge am besten wiedergeben. Hier sei hervorgehoben, daß bei der funktionellen Regenerationsgeschwindigkeit zwischen dem Auftreten erster Anzeichen der Funktionsrückkehr in Abhängigkeit von der Entfernung zwischen Läsion und innerviertem Organ und der Rückkehr der restituierten Funktion zur Norm nachdrücklich unterschieden werden muß.

Unsere Versuche zeigten, daß bei größerer Entfernung vom innervierten Organ oder bei längerer Denervation, die durch wiederholte Quetschung oder verspätete Naht des Nerven bedingt ist, die Geschwindigkeit der funktionellen Regeneration verhältnismäßig wenig beeinflußt wird. Dagegen ist unter den gleichen Bedingungen die Rückkehr der erneuerten Funktion zu normalen Verhältnissen wesentlich verlangsamt (GUTMANN 1942, GUTMANN 1948). Auch bei größerer Entfernung der Läsion vom Muskel ist die Denervationsdauer von entscheidender Bedeutung, da eine lange Denervation die Erneuerung der normalen Funktion verzögert. Je länger die Denervation andauert, desto schwieriger sind die ersten Anzeichen für die Rückkehr der Funktion und ihre progressive Verbesserung zu bestimmen. Diese Umstände sind zu berücksichtigen, wenn in der klinischen Literatur eine Geschwindigkeitsabnahme der funktionellen Regeneration infolge der erwähnten Faktoren festgestellt wird. Experimentelle Befunde zeigen auch, daß es zu einer Verringerung der funktionellen Regenerationsgeschwindigkeit nur nach längeren Denervationsperioden kommt, wobei allerdings dieser Faktor bei Nervenquetschung oder primärer Nervennaht wirkungslos zu sein scheint. Nach SUNDERLAND (1950) müssen bei der Berechnung der Regenerationsgeschwindigkeit zwei Faktoren berücksichtigt werden: a) die Länge des Nerven, an dem die Geschwindigkeit gemessen wird, da diese allmählich abnimmt, b) die Höhe, in der gemessen wird, da die Geschwindigkeit für ein bestimmtes Segment von der Entfernung des Neurons abhängt.

Mit dem ersten Faktor haben wir uns bereits befaßt. Es ist anzunehmen, daß die Länge des Nerven hierbei nicht entscheidend ist. In einer Reihe von Versuchen kontrollierten wir diesen Faktor, indem wir den Nerven auf der einen Seite hoch, auf der anderen tief quetschten. Auf der Seite mit tief gesetzter Quetschung wiederholten wir die Quetschung zu einem Zeitpunkt, in dem nach unseren Berechnungen die Fasern der anderen Seite die Höhe der Läsionsstelle erreicht haben konnten. Auf diese Weise erzielten wir gleich lange Denervationsperioden bei verschiedener Entfernung der Läsion vom terminalen Organ. Wir fanden im Zeitpunkt der Funktionsrückkehr keinerlei Unterschiede, was die Irrelevanz der Nervenlänge beweist (GUTMANN, GUTTMANN, MEDAWAR und YOUNG, 1941). Dieser Faktor betrifft vor allem die Länge der Denervationsperiode. Sein Einfluß auf die funktionelle Regenerationsgeschwindigkeit macht sich, wie experimentelle Befunde zeigen, erst später geltend.

Der von SUNDERLAND angeführte zweite Faktor setzt eine progressive Abnahme der Regenerationsgeschwindigkeit in größerer Entfernung der regenerierenden Axone von den Nervenzellen voraus (SUNDERLAND, 1947). Er nimmt also eine sinkende Intensität der „von den Nervenzellen ausgehenden zentralen Kräfte“ an. Diese Kraft, die der HELDschen „vis a tergo“ (1909) oder der „axonalen Turgeszenz“ DUSTINS (1910) oder dem „Druck“ des Turgors nach YOUNG entspricht, würde sich also nach den Vorstellungen SUNDERLANDS bei einer zellfernen Läsion verringern. SUNDERLAND (1947) beobachtete in diesem Zusammenhang, daß die anfängliche Regenerationsgeschwindigkeit bei zellnaher Läsion größer ist als bei zellferner. Eine solche Abhängigkeit der Regenerationsgeschwindigkeit konnten wir in unseren Versuchen nicht feststellen (GUTMANN, GUTTMANN, MEDAWAR und YOUNG, 1941); wir fanden aber, daß die Regenerationsgeschwindigkeit nach 6- bis 8mal wiederholter Nervenquetschung nur wenig abnimmt (GUTMANN, 1948). Diese Tatsache spricht für eine stark ausgeprägte Fähigkeit der Nervenzellen zur Eiweißsynthese, und es dürfte wenig wahrscheinlich sein, daß diese Fähigkeit durch eine weite Entfernung der Läsionsstelle beeinflußt wird. Andererseits ist als sicher anzunehmen, daß die Intensität der Eiweißsynthese beeinträchtigt wird, wenn das Neuron längere Zeit aus den Reflexvorgängen im Organismus ausgeschaltet bleibt. Solche Einflüsse scheinen sich aber erst relativ spät geltend zu machen. HOLMES und YOUNG (1942) zeigten, daß die Fähigkeit des zentralen Nervenstumpfes zur Aussendung von Axonen unvermindert ist, wenn die Naht erst nach einem Jahr angelegt wird. In diesem Sinne sprechen auch klinische Erfahrungen (AXENOWA, IGNATOW und EPSCHTEIN, 1951), die erwartungsgemäß solche Beziehungen nicht derart exakt darzustellen vermögen wie experimentelle Studien. Die Zeitspanne bis zur Nervennaht, die Länge des resezierten Nerven und die postoperative Dehnung des Nerven sind Faktoren, die die klinischen Resultate weitgehend beeinflussen können. Schwierigkeiten bereitet ferner die Bestimmung der Entfernung zwischen Läsion und Eintrittsstelle des Nerven in den Muskel, der Eintrittsstelle selbst sowie der intramuskulären Faserlänge (siehe BOWDEN und SHOLL, 1954). Deshalb wichen diese Autoren der Frage der Wachstumsgeschwindigkeit aus und bestimmten in einer exakten Studie über Läsionen des Radialisnerven nur die Zeitspanne zwischen Läsion bzw. Nervennaht und den ersten Anzeichen der motorischen Funktionsrückkehr in den verschiedenen Muskeln. Ihre Ergebnisse zeigten, daß die Geschwindigkeit der motorischen Funktionsrückkehr mit der Zeit und mit der Entfernung der Läsionsstelle abnimmt. Ähnlich wie die Ergebnisse von SUNDERLAND (1947, 1948) sprechen auch sie für eine zunehmende Verlangsamung der Funktionsrückkehr.

Die Möglichkeiten einer Reversibilität der Zellveränderungen ist also sichtlich groß. Nimmt aber das Neuron am Reflexgeschehen allzu lange keinen Anteil, kommt es zu einem Ausfall von Nervenzellen, so daß die Anzahl der übrigen Neurone abnimmt. Die Funktionsrückkehr, vor allem die Erreichung eines höheren Funktionsgrades, erfolgt dann immer langsamer.

Die Geschwindigkeit der funktionellen Regeneration ist also vor allem ein Ausdruck der Intensität, mit der die Eiweißsynthese in den regenerierenden Neuronen abläuft. Daher ist die Verbindung des Neurons mit dem terminalen Organ von entscheidender Bedeutung, denn die dabei zustande kommenden Reize für die reflektorische Aktivität der Nervenzellen beeinflussen weitgehend auch ihre Eiweißsynthese. Die Regenerationsgeschwindigkeit wird schließlich auch durch den Grad der Einschaltung des Neurons in die Reflexvorgänge bestimmt. Die Vorstellung zentraler Kräfte oder Wachstumskräfte würde zu Anschauungen führen, die kein klares Bild vom Regenerationsprozeß geben können. Wir erblicken daher in der Denervationsperiode, in dem Fehlen von Reflexvorgängen und in der sich deshalb allmählich entwickelnden Isolierung des Neurons die Hauptfaktoren, mit denen bei der Bestimmung der Regenerationsgeschwindigkeit zu rechnen ist. Die Behauptung SUNDERLANDS (1947), daß die Verringerung der Regenerationsgeschwindigkeit von keinem peripheren Organ beeinflußt wird, ist also abzulehnen.

Aus der Berechnung der Regenerationsgeschwindigkeit, besonders jener der funktionellen Regeneration, ergibt sich eine Reihe bisher ungelöster Probleme. Die Frage des Einflusses, den die Entfernung zwischen Läsion und innerviertem

Organ bzw. die Denervationsdauer ausübt, ist vom Standpunkt ihrer klinischen Bedeutung noch nicht beantwortet und ebenso die Frage, ob nach längerer Denervation und in welchem Zeitpunkt die Geschwindigkeit der funktionellen Regeneration abzunehmen beginnt. In diesem Falle wäre die funktionelle Regenerationsgeschwindigkeit nicht als Gerade, sondern als eine Kurve zu berechnen, die alle Zusammenhänge mit der Denervationsdauer erfaßt. Genaue Angaben über die Bedeutung solcher Faktoren für die klinische Praxis liegen allerdings noch nicht vor. Der Begriff „Regenerationsgeschwindigkeit" bedarf daher einer genaueren Definition, und es ist immer konkret anzugeben, ob die Geschwindigkeit des axonalen Wachstums oder der funktionellen Regeneration gemessen und wie sie berechnet wird. Da der Prozeß der funktionellen Regeneration in seinem Verlauf verschiedene Funktionsebenen erreicht, ist auch immer anzugeben, welche Funktion und welcher Funktionsgrad untersucht wird. So verläuft z. B. die funktionelle Restitution der Berührungsempfindung langsamer als die Wiederherstellung der Sensibilität auf nozizeptive Reize. Hier ist sicherlich eine stärkere Myelinisierung der Nervenfasern und die damit zusammenhängende schnellere Erregungsleitung notwendig. Ferner benötigt der Hautanalysator für die Wiederherstellung der Perzeption taktiler Reize kompliziertere und längere Prozesse als für die Erneuerung nozizeptiver Reizempfindungen. Daraus ergibt sich, daß die Regenerationsgeschwindigkeit um so langsamer verläuft, je komplizierter die Funktion des durchschnittenen Nerven war.

Viele Autoren (z. B. HOWELL und HUBER 1892, STOOKEY 1922) erörtern die Unterschiede in der Geschwindigkeit, mit der sich die motorischen und sensorischen Funktionen erneuern. Ohne Kenntnis der Entfernung zwischen Läsionsstelle und Hautfläche oder innerviertem Muskel können jedoch solche Unterschiede über den verschieden schnellen Verlauf der funktionellen Regeneration nichts aussagen. So kommt es z. B. beim Kaninchen nach Unterbrechung des n. fibularis immer früher zur Erneuerung der motorischen Funktion als zur Wiederherstellung der Sensibilität, was mit Rücksicht auf die größere Entfernung der Hautfläche zu erwarten ist. Auch wenn man ein gleich schnelles Wachstum der motorischen und sensiblen Axone annimmt, so bedeutet das durchaus nicht, daß diese Annahme auch für die Geschwindigkeit der funktionellen Regeneration zutrifft. Es ist zu erwarten, daß die Reifung der Nervenfasern bei ursprünglich dicken motorischen Axonen langsamer vor sich geht und daß die zentrale Reintegration im motorischen Analysator für propriozeptive Reize komplizierter ist als für die verhältnismäßig einfache Perzeption nozizeptiver Reize im Hautanalysator. Dementsprechend konnten wir auch feststellen, daß nach Quetschung des n. fibularis die Geschwindigkeit der funktionellen Regeneration der motorischen Nervenfasern 2,77 mm pro Tag, der sensiblen Nervenfasern aber 3,35 mm pro Tag betrug (GUTMANN und GUTTMANN, 1942).

Man kann also, was nochmals betont sei, nicht allgemein von einer „Geschwindigkeit der funktionellen Regeneration" sprechen, sondern muß immer angeben, um welche Funktion und um welchen Funktionsgrad es sich handelt und unter welchen Bedingungen die Funktionsrückkehr beobachtet wurde.

V. DIE ADAPTATIONSMECHANISMEN DES ZENTRALNERVENSYSTEMS WÄHREND DER FUNKTIONELLEN REGENERATION

Die nach Nervendurchschneidung in den Nervenzellen, im Narbengebiet, im zentralen und peripheren Nervenstumpf und in den terminalen Organen ablaufenden Prozesse ergeben ein umfassendes Bild von den Adaptationsmechanismen, die sich während der funktionellen Regeneration auswirken. Die materialistische, evolutionäre Regenerationstheorie der sowjetischen Forscher faßt den gesamten Regenerationsprozeß als Adaptationsvorgang auf, dessen Ziel die Funktionserneuerung im Sinne einer neuerlichen Herstellung optimaler Bedingungen für die Anpassung des Organismus an die Umwelt ist. Die biologische Bedeutung solcher Adaptationsvorgänge muß heute nicht mehr betont werden. Vor allem die russischen Naturwissenschaftler SETSCHENOW, TIMIRJAZEW, MITSCHURIN, SEWERZOW und PAWLOW betonten immer wieder die Bedeutung der Adaptationsprozesse, die Bedeutung der „Plastizität" als Fundamentaleigenschaft der lebenden Substanz. Bei höheren Lebewesen ist das Nervensystem, besonders dessen höchste Abschnitte, jenes Koordinationsgebiet, das diese Adaptationsvorgänge vermittelt und nach einer Funktionsstörung infolge Nerventrauma die normalen Beziehungen des Organismus zu seinem Milieu wiederherstellt. Die Beurteilung solcher Mechanismen in ihrer Beziehung zum Regenerationsgeschehen muß also unvollständig bleiben, wenn die Bedeutung der Adaptationsvorgänge im Zentralnervensystem unbeachtet bleibt.

Die Frage der Kompensationsmechanismen ist selbstverständlich nicht nur eine Frage der Funktionserneuerung nach Kontinuitätsverlust des Nerven. Solche Mechanismen machen sich bei jeder Schädigung des Nervengewebes (Rückenmarksverletzung, Hirntrauma, Apoplexie u. dgl.) bemerkbar und kompensieren gestörte oder ausgefallene Funktionen. Dasselbe gilt auch für jede Schädigung des Bewegungsapparates. Gerade hier kann die Übungstherapie solche kompensatorische Mechanismen soweit wie nur möglich ausnützen; denn es besteht wohl kein Zweifel mehr, daß an der Erneuerung von Bewegungsfunktionen auch zentralnervale Adaptationsmechanismen beteiligt sind. Die Erfolge der Übungstherapie nach Amputation von Gliedmaßen, Sehnentransplantation oder apoplektischem Insult weisen eindeutig auf ihr Vorhandensein und ihre nachdrückliche Wirkung hin. Ungeklärt ist aber die Frage, um welche physiologischen Mechanismen es sich hierbei handelt, auf welcher Funktionsebene des Nervensystems sie sich geltend machen und welchen Vollkommenheitsgrad sie erreichen können.

Das Problem der Adaptationsmechanismen beim Regenerationsprozeß besitzt aber eine besondere Bedeutung. Beim Nervenschaden ist gewöhnlich sowohl die afferente Signalübermittlung als auch die Bewegungsfunktion gestört. Letztere ist aber ein physiologischer Mechanismus von entscheidender Bedeutung, da er die Einheit von Organismus und Umwelt gewährleistet. Bewegungsakte sind nicht nur eine Funktion der sog. Motoneurone, der Pyramidenfasern und der tieferen motorischen Rückenmarksneurone. Die PAWLOWsche Lehre vom motorischen Analysator betont die Verbindung zwischen Pyramidenzelle und kinästhetischer Zelle, verweist auf die Bedeutung der afferenten Signaltätigkeit und bezieht die kortikalen Strukturen der kinästhetischen Analyse und Synthese in die physiologischen Mechanismen des Bewegungsapparates ein. Gewiß, in der Phylogenese können sich fixierte Bewegungsreflexe ontogenetisch entwickeln, auch wenn scheinbar der Einfluß sensorischer Impulse weitgehend ausgeschaltet ist. Nach WEISS (1955) formt sich das Grundbild der motorischen Koordination bei Deafferentation ohne tiefere Störung, und die Extremitäten können ohne sensible Innervation koordinierte Funktionen versehen, so daß der sensorischen Kontrolle bei der Entwicklung der Bewegungsfunktionen keine konstruktive Aufgabe zukommt. Der Autor unterstreicht also die Bedeutung autonomer Prozesse in der zentralen Entwicklung als Grundlage der Bewegungskoordination und weist darauf hin, daß zentrale Impulse unabhängig von sensorischen Einflüssen innerhalb der Nervenzentren entstehen können. Eine solche Auffassung schränkt natürlich die Adaptationsmöglichkeiten des Bewegungsapparates weitgehend ein. Es sei jedoch betont, daß dem embryologischen Versuchsmaterial nur eine beschränkte Bedeutung zukommt, da hier z. B. der Nachweis, inwieweit die Deafferentation eine vollkommene Isolierung der Nervenzellen von sensorischen Einflüssen bewirkt, sehr schwierig ist. Dieses Versuchsmaterial betrifft ferner nur unbedingte, fixierte Bewegungskoordinationen, während der Funktionsbereich der Adaptationsmechanismen sowohl unbedingte als auch bedingte, also erworbene Bewegungsreflexe umfaßt. Jedenfalls zeigen die Versuche von ECCLES und MCINTYRE (1951) und von MCINTYRE (1953) sehr eindeutig, wie sehr eine Reduktion der afferenten Signalisation die funktionelle Kapazität der motorischen Nervenzellen einschränken kann. Gestützt auf die veränderte Funktionstüchtigkeit des synaptischen Apparats nach Durchschneidung der Hinterwurzeln, die besonders in den Änderungen der posttetanischen Potenzierung aufgezeigt wurde, entwickelten ECCLES und MCINTYRE (1951) ihre Konzeption von der bei Aktivität gesteigerten und bei Inaktivität verminderten Funktionstüchtigkeit der Synapsen. Die Vorstellung einer ständig veränderten „Übermittlungstüchtigkeit" (transmissive efficiency) der präsynaptischen Endigungen im kortikalen Netzwerk in Abhängigkeit vom Aktivitätsgrad (ECCLES 1953) rückt natürlich die Bedeutung der afferenten Signalisation in den Vordergrund. Zu analogen Vorstellungen führen auch unsere Versuche mit der Ausarbeitung bedingter Bewegungsreflexe nach Deafferentation (VRBOVÁ und GUTMANN 1956). Wir haben also allen Grund, die Bedeutung der afferenten Signalisation für die Ausbildung und Erneuerung von Bewegungsreflexen nachdrücklich hervorzuheben.

Die Unterschätzung oder Nichtbeachtung der sensorischen Komponente des Bewegungsaktes führte beim Studium der Willkürbewegungen zu einer dualistischen Konzeption, die zwar die Bedeutung der afferenten Signalisation für unbedingte Bewegungsreflexe anerkannte, für Willkürbewegungen aber den Ursprung der Bewegungsfunktion unabhängig von der sensorischen Signalisation einzig und allein in der Pyramidenzelle als dem Anfang der efferenten motorischen Bahn sucht. Die Betonung der sensorischen Komponente bei allen Bewegungsakten, also auch bei den Adaptationsprozessen, die Bewegungsreflexe in Gang setzen, ist gleichbedeutend mit einer begrifflichen Erweiterung des Bewegungsapparates, die notwendigerweise erfordert, daß beim Studium der Erneuerung von Bewegungsfunktionen die kortikalen Vorgänge in der ganzen Großhirnrinde beachtet werden, da die kinästhetischen Zellen über die gesamten Hemisphären verteilt sind. In diesem Sinne schreibt PAWLOW (1924): „So können die kinästhetischen Zellen miteinander verbunden sein, und sie sind auch wirklich mit allen Zellen der Rinde verbunden, den Vertretern sowohl aller äußeren Reize als auch aller möglichen inneren Prozesse des Organismus. Das ist die physiologische Grundlage der sog. willkürlichen Bewegungen, d. i. ihrer Bedingtheit durch die summarische Rindentätigkeit." Das Studium der Adaptationsfunktionen des Nervensystems muß also die kompensatorischen Funktionen der ganzen Großhirnhemisphären einbeziehen, wobei allerdings zu sagen ist, daß es sich erst in seinen Anfängen befindet.

Besonders schwierig ist dieses Problem beim Menschen, weil sich hier bei den Adaptationsvorgängen neben der Zusammenarbeit der kortikalen und subkortikalen Reflexmechanismen noch das zweite Signalsystem geltend macht, das auf dem Wort als Signal beruht. Die Funktion des zweiten Signalsystems ermöglicht nicht nur die Entwicklung einer ungeheuren Menge komplizierter Bewegungsfunktionen, sondern — wenn von Adaptationsfunktionen im weiteren Sinn gesprochen wird — auch die Fähigkeit des Menschen, sich an den Ersatz ausgefallener Funktionen durch Prothesenverwendung anzupassen. Man kann also sagen, daß die Adaptationsmechanismen beim Menschen eine qualitativ neue Bedeutung erlangen. Solche Erwägungen sind besonders dann notwendig, wenn z. B. die Frage der abnehmenden Erneuerungsfähigkeiten bei steigender Differenzierung der Nervenzellen untersucht werden soll. Dieses Problem kann beim Menschen nicht nur vom Standpunkt der Zelldifferenzierung aus gelöst werden. Die gesteigerte Zelldifferenzierung im Nervensystem ist sicherlich im morphologischen Sinne mit einer Abnahme der Erneuerungsmöglichkeiten verbunden, aber vom Standpunkt der Adaptationsmechanismen aus wird dieser Mangel durch die enorme Entwicklung anderer Funktionen überwunden.

Die vorliegende Arbeit befaßt sich nicht mit den adaptiven Maßnahmen, die das Ergebnis des menschlichen Arbeitsprozesses sind. In großer Menge stehen dem menschlichen Organismus Adaptationsmechanismen zur Verfügung, die durch die Entwicklung der Großhirnhemisphären bedingt sind. Die Verwendbarkeit tierexperimentaler Ergebnisse für die Interpretation menschlicher Kompensationsmechanismen muß nach evolutionären Gesichtspunkten kritisch beurteilt werden, wenn schwerwiegende Fehler vermieden werden sollen. Ähnlichen Problemen begegneten wir auch bei der Wiederherstellung der Sensibilität nach Nervenunterbrechung. Mit Rücksicht auf das beim Menschen hochentwickelte Unterscheidungsvermögen erfordert das Studium der kompensatorischen Vorgänge genaueste Untersuchungsmethoden.

In welchem Grade haben nun die bisherigen Forschungsergebnisse das Wesen der Kompensationsmechanismen während der funktionellen Regeneration aufzeigen können?

Eine charakteristische Erscheinung der Nervenregeneration ist die Abirrung von Nervenfasern im Narbengebiet und die dadurch bedingte Reinnervation terminaler Organe, die vordem durch andere Fasern versorgt wurden. Das Problem der Kompensationsmechanismen, also das Problem der zentralen Reorganisation nach Nervenunterbrechung, wäre nicht so schwerwiegend, wenn die regenerierenden Fasern zu ihren ursprünglichen SCHWANNschen Scheiden bzw. zu ihren adäquaten terminalen Organen gelangen würden. Dem ist aber nicht so. Das Auswachsen der Nervenfasern erfolgt keineswegs selektiv; verschiedene Faktoren beeinflussen das gerichtete Wachstum der Axone, und die Faserverästelung in der Narbe bewirkt, daß eine Faser, wenn auch nur vorübergehend, mit einer größeren Anzahl terminaler Organe vereinigt wird. Weitreichende strukturelle Veränderungen der Nervenfaserbündel in verschiedenen Schnittebenen des Nerven (DOINIKOW 1952, SUNDERLAND und RAY 1950) machen eine genaue Apposition des zentralen und peripheren Nervenstumpfes unmöglich, so daß mit einer heterogenen Reinnervation zu rechnen ist, also mit der nervalen Versorgung des Endgebietes durch „fremde" Nervenfasern. Es ergibt sich somit die Frage, inwieweit die Reorganisation im Nervensystem die fehlerhafte Funktion solcher „heterogener" Verbindungen zu kompensieren vermag. Die Resorption überzähliger Axone und die Normalisierung terminaler Organe sind Beispiele einer solchen Kompensation, über deren Wirkungsmechanismus allerdings nichts bekannt ist. Um eine Beantwortung dieser Frage bemühen sich die Versuche mit gekreuzter Verbindung von Nerven, wobei der zentrale Stumpf eines durchschnittenen Nerven den peripheren Stumpf eines funktionell völlig verschiedenen Nerven innerviert, der z. B. antagonistische Funktionen versieht. Die Folge einer solchen gekreuzten Verbindung „antagonistischer" Nerven ist eine Heteroinnervation, also die Versorgung terminaler Organe durch andere Nervenzellen als vor der Kontinuitätstrennung, und das Ergebnis sind gekoppelte Bewegungen, bei denen die Kontraktion des reinnervierten Muskels gleichzeitig mit der Kontraktion ursprünglich antagonistischer Muskeln erfolgt. Es kommt dadurch zur Bewegungsdyskoordination, die durch Dissoziation dieser asoziierten Bewegungen überwunden werden kann.

Betrachten wir zunächst die experimentellen Ergebnisse, und im Anschluß daran die Erfahrungen der klinischen Praxis.

In seinem klassischen Kreuzungsversuch am Huhn vereinigte FLOURENS (1828) die beiden durchtrennten Hauptstämme des brachialen Plexus und vereinigte sie kreuzweise durch Naht. Seinen Angaben zufolge kam es nach einigen Monaten zur Wiederherstellung koordinierter Funktionen. Diese Versuche wurden bereits von CUNNINGHAM (1898) und später von SPERRY (1945) kritisiert. Letzterer betonte, daß die für die Flugfunktion wichtigen Hauptmuskeln durch diesen Eingriff nicht betroffen wurden, sondern nur kleine Muskeln, die das Karpalgelenk des Flügels beeinflussen. Die Funktion des Gelenks besitzt für die Erneuerung der reziproken Funktion antagonistischer Muskeln nur einen geringen indikatorischen Wert, da — sofern nicht die proximalen Gelenke funktionell in Mitleidenschaft gezogen sind — die Rigidität des Karpalgelenkes den normalen Flug gewährleistet. Die von einer Erneuerung des Muskeltonus, gegebenenfalls von der Ausbildung funktionell günstiger distaler Kontrakturen begleitete Nervenregeneration kann die Flugfunktion verbessern, ohne daß eine zentrale Reintegration vorausgesetzt werden muß (SPERRY, 1945).

Unter diesem Gesichtspunkt unterzog SPERRY (1945) auch andere Versuche mit gekreuzter Verbindung antagonistischer Nerven einer Kritik. KILVINGTON (1905) und AIRD und NAFFZIGER (1939) vereinigten Tibialis- und Fibularisnerv, BETHE (1905) und BETHE und FISCHER (1931) den Ischiadikus mit dem kontralateralen Nerven. Ihre Angaben stimmen darin überein, daß sich die normalen Bewegungen der Extremität wiederherstellten und daß sie diese Funktionserneuerung als ein Ergebnis der Plastizität des Zentralnervensystems ansahen. SPERRY (1945) wendete hinsichtlich dieser Versuche ein, daß die von den Autoren verwendeten Funktionstests nur die Erneuerung globaler Funktionen betrafen (Laufen und Springen der Tiere), nicht aber die Koordinationserneuerung isolierter Bewegungen analysierten. Seiner Meinung nach konnten die Bewegungen der hinteren Extremität durch passive Bewegungen im Knie bei Kontraktur der Plantarflexoren zustande kommen, so daß zentralnervale Kompensationsvorgänge nicht angenommen werden müßten. In eigenen Rattenversuchen fand SPERRY (1941) keinen Nachweis für eine nervale Reintegration nach gekreuzter Verbindung. Auch die von STEFANI (1886) und von KENNEDY (1914) ausgeführten gekreuzten Verbindungen in der Vorderextremität, die zur Erneuerung koordinierter Bewegungsfunktionen geführt haben sollen, kritisierte SPERRY (1945) sehr scharf und machte die Verwendung nicht völlig einwandfreier Versuchsmethoden zum Vorwurf. Er verweist dabei besonders auf die Bedeutung von Substitutionsbewegungen erhaltener normaler Muskeln („Trickbewegungen") und auf die Kontraktur betroffener Muskeln, die bei der Funktion intakter proximaler Muskeln eine bedeutende Stabilität der in Mitleidenschaft gezogenen Gelenke gewährleisten können. Um eine Kontrolle der Ergebnisse und ihre Präzisierung zu ermöglichen, vereinigte SPERRY (1942) bei der Ratte den zum m. biceps führenden Nerven mit dem den antagonistischen m. triceps versorgenden Nerven, wobei er alle anderen brachialen Muskeln exzidierte, die an das Ellenbogengelenk ansetzen. Eine

Reintegration der Bewegungen wurde nicht festgestellt und bei nozizeptiver Reizung hörte der gekreuzte Nerv in der ursprünglichen Flexionsphase der Bewegung nicht auf, Impulse auszusenden, obwohl dies zur Extension im Ellenbogengelenk und nicht zur Flexion führte. Die Analyse der Aktionspotentiale zeigte, daß sich der m. triceps noch 13 Monate nach der Operation in der unveränderten Flexionsphase der Bewegung bei nozizeptiver Reizung kontrahierte. ANOCHIN und IWANOW (1936) und ANOCHIN (1935) führten an den Hinterextremitäten des Hundes reziproke Nervenkreuzungen aus, indem sie den n. cruralis und den n. obturatorius miteinander vernähten. Nach völligem Verlust des Stehvermögens stellte sich bei den Tieren allmählich die Funktion der Extremitäten wieder her und erreichte ein Jahr nach dem Eingriff wieder die normale Bewegungskoordination. Da ANOCHIN und IWANOW (1936) dieselbe Erscheinung auch nach Ablation des entsprechenden motorischen Rindenabschnittes beobachteten, nahmen sie an, daß sich die Reintegrationsvorgänge in den Rückenmarkszellen abspielen. Wir begegneten hier dem Problem des Niveaus der kompensatorischen Reintegrationsfunktionen im Nervensystem, auf das wir noch zurückkommen werden. SPERRY (1945) kritisierte auch diese Versuche sehr nachdrücklich und verwies auf die Tätigkeit der an gekoppelten Kontraktionen beteiligten, intakten Synergisten, auf die Möglichkeit einer Regeneration nach dem adäquaten (ursprünglichen) peripheren Nervenstumpf hin und auf die Erneuerung des Muskeltonus, gegebenenfalls auf die mögliche Kontraktur ohne zentrale Reintegration.

Sehr interessant sind die Versuche von BARRON (1934), der bei Ratten die Nerven der Vorderextremität (n. medianus oder n. ulnaris) mit dem Ischiadikus der hinteren Extremität verband. Ungefähr die Hälfte der Fälle zeigte keine Funktionserneuerung. Die Kontraktion der abnormal innervierten Muskeln war anfänglich von Bewegungen jener Muskeln begleitet, die vor dem Eingriff von adäquaten Nerven versorgt wurden. Bei einem Teil der Tiere kam es aber allmählich zur Dissoziation dieser Bewegungen und zu ihrer normalen Koordination. BARRON vermutete, daß die afferente Signalisation für die Entwicklung dieser Reintegration von großer Bedeutung sei, und beobachtete auch wirklich nach Deafferentation der Extremitäten eine Verminderung oder den teilweisen Verlust des Dissoziationsvermögens.

Die kompensatorischen Funktionen bei der Wiederherstellung der Sensibilität wurden bisher experimentell nur wenig untersucht. Die Versuchsmethode bestand auch hier in der gekreuzten Verbindung von Nerven und erbrachte widersprechende Ergebnisse. Nach gekreuzter Verbindung innervieren sensible Fasern eine Hautfläche, mit der sie vorher nicht verbunden waren, so daß nozizeptive Reize fehlerhaft lokalisiert werden. Die Kompensationsfunktion des Nervensystems müßte sich hier in einer Unterdrückung der fehlerhaften Lokalisation und später in einer Erneuerung der adäquaten Reaktion geltend machen. BETHE (1905) beobachtete nach gekreuzter Verbindung des linken und rechten Ischiadikusnerven, daß das Tier bei Reizung der rechten Extremität die linke bewegte und diese fehlerhafte Lokalisation noch ein Jahr nach dem Eingriff beibehielt. Eine Überwindung der fehlerhaften Lokalisation nach gekreuzter Verbindung gibt BARRON (1934) an. ANOCHIN (1935) und seine Mitarbeiter beobachteten beim Hund Adaptationsmechanismen nach Vereinigung von n. vagus und n. radialis. Eine Reizung der Schulter rief abnorme Reaktionen in Form von Husten, Niesen, gesteigertem Speichelfluß und Erbrechen hervor. Da diese abnorme Reaktion allmählich ausblieb, vermutet ANOCHIN, daß die ursprünglichen Verbindungen mit dem Vagusnerven nicht fixiert sind und daß sich hier unter dem Einfluß der Peripherie kompensierende Mechanismen im Sinne einer Readaptation zentraler Verbindungen geltend machen können. Auf eine weitgehende Readaptation von Vaguszellen deuten auch die Versuche von BROWN und SATINSKY (1952) hin, die nach gekreuzter Verbindung von n. vagus und n. phrenicus bei Hunden eine synchrone Atembewegung der ursprünglich paralytischen Diaphragmahälfte feststellten. Die adäquate Respiration erhielt sich auch nach Durchschneidung des zweiten Phrenikusnerven. Eine kontralaterale gekreuzte Verbindung von Nerven der Hinterextremitäten führte SPERRY (1943) bei Ratten durch. Eine nozizeptive Reizung der rechten Planta löste eine Reflexbewegung der linken Extremität aus, und diese fehlerhaften Reaktionen hielten fast ein Jahr nach dem Eingriff an. Die Frage der kompensatorischen Funktionen nach Wiederherstellung der Sensibilität betrifft auch andere Empfindungsmodalitäten. Über solche Mechanismen liegen jedoch wenig Angaben vor. Es ergibt sich auch die Frage, ob der Verlust einer Modalität durch eine zweite, funktionell verschiedene kompensiert werden kann. DOSTÁLEK (1954) fand, daß die im Regenerationsverlauf in die Haut eingewachsenen propriozeptiven Fasern funktionstüchtige Endigungen auch nach 5 Monaten noch nicht ausbilden konnten. Mit der Kritik, die SPERRY (1945) solchen Versuchen und ihren widersprechenden Ergebnissen angedeihen ließ, werden wir uns noch auseinandersetzen.

Zunächst sei aber noch das Ergebnis von gekreuzten Verbindungen im Hinblick auf die Adaptationsfunktion des menschlichen Zentralnervensystems erörtert. In klinischen Fällen wurde häufig die Methode der lateralen (zentralen oder peripheren) Nervenimplantation angewendet, z. B. Einpflanzung eines Tibialissegments in den unterbrochenen Fibularis. RICHTER (1952) berichtet über ihre Verwendung in einzelnen Fällen während des 2. Weltkrieges. BURDENKO empfiehlt z. B. die gekreuzte Verbindung von n. phrenicus im Brachialplexus. LURJE benützt zur „Neurotisation" des Brachialplexus Interkostalnerven und bezeichnet diese in einigen Fällen erfolgreiche Operation als „heterotopische Neurotisation" (RICHTER, 1952). Es besteht wohl kein Zweifel, daß bei solchen Funktionserneuerungen zentrale Adaptationsmechanismen eingreifen müssen, jedoch geben klinische Fälle nur selten Gelegenheit, diese Adaptationsprozesse und den ausschließlich durch sie erzielten Funktionsgrad zu studieren. Hier wäre nicht nur die Fähigkeit des Patienten zur Verwendung des Muskels, sondern auch dessen Kontraktion bei normaler koordinierter Bewegung zu werten. Weiter sind Angaben über genauere topographische Bedingungen für die Dissoziation assoziierter Bewegungen erforderlich. Bessere klinische Erfahrungen wurden in Fällen mit unterbrochenem Fazialisnerven gemacht. Als Ersatz dienten hier besonders der n. accesorius und der n. hypoglossus. Bei gekreuzter Verbindung des ersteren mit dem Fazialisnerven sind typische koordinierte Bewegungen zu beobachten, wobei sich die reinnervierten Gesichtsmuskeln bei Schulterbewegungen mitkontrahieren. Ähnlich sind bei Reinnervation des Fazialisnerven durch Fasern des n. hypoglossus die Bewegungen der Gesichts- und Zungenmuskeln gekoppelt. Die Dissoziation dieser Bewegungen ist ein sprechender Erfolg der weitreichenden zentralen Reintegration, wie z. B. KENNEDY (1911) und FOERSTER (1930) anführen. Spätere Arbeiten sind bereits weniger optimistisch. BALLANCE und DUEL (1932) bezweifelt, auf reiche Erfahrungen gestützt, das völlige Ausbleiben gekoppelter Bewegungen. Andererseits lassen klinische Erfahrungen erkennen, daß die willkürliche Kontrolle der Muskulatur bis zu einem gewissen Grade wieder hergestellt werden kann. Über die Möglichkeiten einer solchen Funktionserneuerung als Ergebnis nervaler Adaptationsmechanismen herrscht aber Unklarheit. Nach Naht des Fazialisnerven können auch sogenannte „Mitbewegungen" beobachtet werden, so z. B. die Kontraktion der gesamten Gesichtsmuskulatur bei Innervation isolierter Mundmuskeln. Diese „Synkinese" ist sichtlich das Ergebnis der Axonverästelung, die sich notwendigerweise bei jeder Fazialisnaht einstellt, sicherlich aber auch bei anderen Muskelgruppen nach Nervennaht anzutreffen ist. Inwieweit die Dissoziation solcher Mitbewegungen von Gesichtsmuskeln möglich ist, kann heute noch nicht gesagt werden. Die meisten Arbeiten sind skeptisch. So gibt z. B. COLEMAN (1944) an, daß sich die normale Tätigkeit der Gesichtsmuskeln nicht wieder herstellt. Dem Problem der assoziierten Bewegungen begegnen wir bei jeder Nervennaht. Wir verwiesen bereits auf die Bedeutung der „Aberration" von Nervenfasern, und es besteht wohl kein Zweifel, daß die unvollständige Funktionserneuerung gerade dadurch verursacht wird. Die Funktionserneuerung ist bekanntlich bei relativ homogenen Nerven (z. B. n. radialis) am erfolgreichsten, nach Naht des n. medianus, der verschiedene bei komplizierten koordinierten Bewegungen mitwirkende Muskeln versorgt, am schlechtesten (SPERRY, 1945). Außerdem ist noch zu berücksichtigen, daß ein einzelnes Axon verschiedene Muskeln innervieren und auf diese Weise die Bewegungskoordination herbeiführen kann. Eine weitere Voraussetzung für die Wiederherstellung der Funktion ist also die völlige Hemmung der Funktion jener Muskeln, die bei fehlerhaften gekoppelten Bewegungen mitwirken.

Ähnliche Mechanismen machen sich nach der Naht eines menschlichen Nerven auch bei der Wiederherstellung der Sensibilität geltend, wo gleichfalls Anastomosen von Nervenfasern anzunehmen sind, die verschiedene Empfindungsmodalitäten vermitteln. Die erneuerte Schmerzempfindung ist anfänglich immer diffus und unbestimmt; die Lokalisation von Schmerzreizen und ihre räumliche Unterscheidung wird erst allmählich möglich. Die fehlerhafte Lokalisation, die nach FORD und WOODHALL (1938) noch viele Jahre nach Wiederherstellung der Funktion anhalten kann, ist ein so typisches Merkmal, daß sie als diagnostischer Regenerationstest verwendet werden kann (HAWKINS, 1948). Die

Erneuerung des Lokalisationsvermögens ist als Ergebnis der zentralen Readaptation anzusehen. HEAD (1920) nimmt an, daß die fehlerhafte Lokalisation bei Erneuerung der „epikritischen" Sensibilität verschwindet. Auch hinsichtlich der Sensibilitätserneuerung fehlen kritische Studien, die das Ausmaß der durch nervale Adaptationsmechanismen erzielten Funktion bestimmen würden.

Wir haben bereits mehrfach die kritische Arbeit von SPERRY (1945) zitiert, der auf einige Fehler bei der Auswertung von Versuchen mit gekreuzter Verbindung von Nerven aufmerksam macht. Mit einigen seiner Schlußfolgerungen können wir jedoch nicht übereinstimmen. SPERRY nimmt an, daß bei Säugern die Fähigkeit des Nervensystems zur Korrektur der Funktion anastomisierter Nerven sehr beschränkt und die Möglichkeit der Reintegration nach gekreuzter Verbindung peripherer Nerven äußerst gering ist. Er betont auch, daß die verschiedentlich beschriebenen Funktionserneuerungen gewöhnlich durch kompensierende Bewegungen gesunder Muskeln oder durch lokale trophische Änderungen in den betroffenen Teilen bewirkt waren und dann irrtümlich als ein Erfolg der Readaptationsfunktion des Zentralnervensystems ausgegeben wurden. Sofern SPERRY in seiner Arbeit die Möglichkeit einer sofortigen, spontanen dynamischen Reorganisation ohne vorhergehende Übung ablehnt, kann man mit ihm übereinstimmen. Solche Readaptationsmechanismen, vor allem in den Rückenmarkszentren als Antwort auf neue periphere Bedingungen, nahmen z. B. BETHE und FISCHER (1931) an. Wie wir wissen, schreitet die Entwicklung der Willkürbewegungen in der Ontogenese allmählich von den beiderseitigen zu den einseitigen, von den komplizierten zu den isolierten Bewegungen fort, und zwar durch Ausbildung und Differenzierung bedingter Bewegungsreflexe, also auf der Grundlage kortikaler Prozesse. Diese Entwicklung der Bewegungsreaktionen hat schon SETSCHENOW (1863) aufgezeigt. Auch aus der klinischen Praxis ist bekannt, daß die Kompensation gestörter Bewegungsfunktionen, vor allem bei vaskulären Läsionen, nicht sofort erfolgt, sondern erst nach der Ausarbeitung elementarer Kompensationsmechanismen (BOGOLEPOW, 1953). Diese Mechanismen wirken auf der Grundlage wiedergewonnener oder neu ausgearbeiteter bedingter Bewegungsreflexe, die sich im neuen dynamischen Stereotyp festigen, und machen sich wahrscheinlich auch bei der Funktionserneuerung nach gekreuzter Verbindung des Nerven geltend. SPERRY (1945) nimmt aber an, daß bei der Korrektur einer gestörten Funktion infolge inadäquat verbundener Nerven die Fähigkeit des sogenannten „Lernens" sehr beschränkt ist. Zu seinen Versuchen wäre zu sagen, daß die Adaptationsfunktion des Zentralnervensystems die ganze Extremität betrifft und daher nicht nur am isolierten Muskel untersucht werden darf. Auch die kompensierenden Bewegungen intakter Muskeln sind dann nur eine Erscheinungsform adaptiver Wirkungsmechanismen. Die Kreuzungsversuche SPERRYs durch isolierte Verbindung antagonistischer Nerven unter Ausschluß synergistischer Muskeln schaffen also unphysiologische Bedingungen und müssen die Wirkung zentralnervaler Adaptationsmechanismen ernstlich erschweren. Auch wäre zu betonen, daß die Erneuerung der trophischen Funktionen während der Reinnervation peripherer Strukturen reflektorisch gelenkt wird, wobei sich gleichfalls Mechanismen höherer Nervenzentren geltend machen. Es ist zwar wahr, daß sogenannte „wachstumsregulierende Erscheinungen" (SPERRY, 1945), die z. B. bei Amphibien nach Muskeltransposition eine vollständige Erneuerung der koordinierten Funktion ermöglichen, bei hochdifferenzierten Lebewesen wenig bedeutungsvoll sind. Andererseits läßt sich die Erneuerung der trophischen Prozesse, die keinesfalls als „nichtfunktionelle" Erscheinungen anzusehen sind, von den anderen Reflexmechanismen nicht trennen. Auch die Resorption oder Atrophie von Nervenfasern beim Nichtzustandekommen der Verbindung mit der Peripherie ist ein Reflexvorgang, ein Teilmechanismus der nervalen Adaptation. Ähnlich kann in der kollateralen Innervation denervierter Gebiete eine Auswirkung von Reflexmechanismen vermutet werden, auch wenn es sich hier wohl grundsätzlich um eine Veränderung trophischer Beziehungen zweier Nachbarnerven oder Nachbarzellen handeln dürfte, wobei periphere Faktoren eine wichtige Rolle spielen können. Die Bedeutung der afferenten Signalübermittelung bei solchen Prozessen nachzuweisen und zentralnervale Mechanismen zu differenzieren ist äußerst schwierig.

Die Adaptationsmechanismen des Zentralnervensystems müssen vom evolutionären Standpunkt aus betrachtet werden. Es ist anzunehmen, daß ihre Bedeutung, vor allem für die bedingt-reflektorische Bewegungstätigkeit, mit der Evolution zunimmt und beim Menschen, bei dem der Arbeitsprozeß den Hebel jeglicher Bewegungstätigkeit darstellt, besonders ausgeprägt ist. Das gilt auch für die Erneuerung der gestörten Bewegungsfunktion, wo z. B. die Arbeitstherapie ein wichtiges Anwendungsgebiet besitzt (BOGOLEPOW. 1953).

Mit der Skepsis, die SPERRY (1945) hinsichtlich der Bedeutung von Adaptationsfunktionen des Zentralnervensystems hegt, kann man also nicht übereinstimmen. Die Erforschung dieser physiologischen Mechanismen muß neue Wege gehen und mit Hilfe experimentell belegter Tatsachen eine genaue Methode ihrer Analyse anstreben.

Einen solchen neuen Weg schlug ASRATJAN ein, der von der Beobachtung wiederhergestellter koordinierter Bewegungsfunktionen nach Amputation einer Extremität, nach Labyrinthektomie, nach teilweise Rückenmarkunterbrechung und nach gekreuzter Verbindung von Nerven sowie von einer kritischen Interpretation der Arbeiten BETHEs und ANOCHINs ausging, die den Rückenmarkszentren eine große Bedeutung für die nervale Readaptation beilegten. BETHE (1931) beobachtete, daß sich die Funktionserneuerung nach Amputation der Extremität oder gekreuzter Verbindung von Nerven sehr schnell, gewissermaßen automatisch einstellt. Seiner Meinung nach kommt es zur Readaptation unter dem Einfluß peripherer Impulse, die im Rückenmark und verlängerten Mark neue Koordinationsmechanismen auslösen. Die kompensatorischen Adaptationsmechanismen wären also nicht als Ergebnis eines methodischen und systematischen Trainings, sondern einer automatischen Readaptation niederer zentralnervaler Abschnitte anzusehen. Höheren Zentren (bei den höheren Lebewesen der Hirnrinde) käme dabei keine oder nur eine geringfügige Aufgabe zu. Eine solche Interpretation der Erneuerungsfunktionen hatte bereits PAWLOW (1935) als einen Ausdruck der dualistischen Denkweise BETHEs kritisiert, dem die Beachtung bedingter Reflexe in seinen Versuchen fernlag.

Ähnlich übte auch ASRATJAN (1951, 1953) Kritik an den Ansichten ANOCHINs über die kompensierende Aufgabe des Zentralnervensystems bei der Wiederherstellung von Bewegungsfunktionen nach gekreuzter Verbindung. ANOCHIN (1935) hatte beobachtet, daß nach Funktionswiederherstellung und darauffolgender Abtragung des motorischen Rindengebietes nur eine sehr kurze, vorübergehende Störung der Bewegungsfunktionen auftritt, und daraus den Schluß gezogen, daß die Großhirnrinde nur einen diffusen, unspezifischen, „äquipotentialen" Einfluß auf den Readaptationsprozeß in den niederen zentralnervalen Abschnitten ausübt. Da es ihm nicht gelang, nach gekreuzter Verbindung von Nerven trotz erneuerter Bewegungskoordination bedingte Bewegungsreflexe auszulösen, lehnte er die bedingt-reflektorische Kontrolle der bereits reintegrierten Tätigkeit niederer Zentren ab (ASRATJAN, 1953). Demgegenüber unterstreicht ASRATJAN die PAWLOWsche Lehre, die im Reflex die Grundlage der Adaptation erblickt, wobei die bedingt-reflektorischen Vorgänge von entscheidender Bedeutung sind. Die Versuche ASRATJANS an Hunden zeigten, daß sich die koordinierte Funktion nach gekreuzter Verbindung (1940), nach Deafferentation (1948) und nach anderen Eingriffen (1953) erneuert und durch methodisches, langdauerndes „Training" vervollkommnet. Nach Abtragung der Hirnrinde, und zwar nicht wie in den Versuchen von ANOCHIN eines isolierten Gebietes, sondern der ganzen Großhirnrinde, die, wie ASRATJAN annimmt, in ihrer Gesamtheit an der kompensierenden Funktion beteiligt ist, gingen die bereits erzielten koordinierten Bewegungsfunktionen wieder verloren. Wurde z. B. nach gekreuzter Verbindung der n. vagus und n. medianus und nach Funktionserneuerung die Hälfte einer Hemisphäre exstirpiert, so kam es zur Paralyse der Extremitäten, nach einer gewissen Zeit aber wieder zur Funktionserneuerung. Nach Exstirpation der zweiten Hemisphäre in einem bestimmten Abstand (bei einem Hund nach 36 Tagen) war die Funktion der Extremitäten neuerlich weitgehend gestört (ASRATJAN, 1940). Auch wenn nicht untersucht wurde, inwieweit die Wiederherstellung der Bewegungsfunktionen der Kompensation durch intakte oder durch geschädigte Muskeln zuzuschreiben war, zeigen diese Versuche dennoch die große Rolle der Hirnrinde bei den Adaptationsmechanismen. Interessanterweise gelang ASRATJAN in seinen Versuchen die Ausarbeitung bedingter Abwehrreflexe, wobei sich die bedingten Bewegungsreflexe parallel zur Funktionserneuerung ausbildeten.

Im Hinblick auf diese Beobachtungen kann nicht mehr daran gezweifelt werden, daß die Großhirnrinde sowohl beim gesunden als auch beim geschädigten Organismus auch für die Adaptationsmechanismen von großer Bedeutung ist, die sich während der Regeneration eines durchschnittenen Nerven geltend machen. ASRATJAN (1953) unterscheidet drei verschiedene Wirkungsmechanismen der kortikalen kompensierenden Adaptationsfunktion:

1. Die trophische Rindenfunktion, die den Funktionszustand der niederen zentralnervalen Abschnitte abändern kann.

2. Die Teilnahme der Rinde an der unbedingt-reflektorischen Aktivität des Nervensystems.

3. Die bedingt-reflektorische Aktivität der Hirnrinde.

Mit dieser Unterscheidung kann man sich einverstanden erklären. Wie allerdings diese sicherlich eng zusammenhängenden Mechanismen koordiniert sind, und in welcher gegenseitigen funktionellen Beziehung sie sich bei der Funktionserneuerung geltend machen, wird erst die künftige Forschung nachweisen müssen. Vorläufig sind in dieser Hinsicht keine großen Fortschritte zu verzeichnen.

Die Kompensationsfunktion des Zentralnervensystems wirkt sich während der Regeneration nicht nur im Sinne einer Ausarbeitung oder Wiedererlangung koordinierter Bewegungsfunktionen, sondern auch in einer Überwindung der zentralen Hemmung aus, die sich nach der Nervendurchschneidung ausbreitet. Wir verwiesen bereits auf die metabolischen Erscheinungsformen einer solchen Hemmung nach Tenotomie (GUTMANN und VRBOVÁ, 1953), die wir mit dem Verlust oder der veränderten propriozeptiven Signalübermittlung aus der geschädigten Extremität erklärten. Die bei der motorischen Funktionserneuerung des durchschnittenen Nerven beobachtete verspätete Rückkehr der bedingten Bewegungsfunktion gegenüber der unbedingten, und ebenso die schwierigere Ausarbeitung bedingter Bewegungsreflexe nach Denervation (VRBOVÁ und GUTMANN, 1956) scheinen uns ein weiterer Hinweis auf einen solchen Mechanismus zu sein. Da er sich bei der Erneuerung bedingter Bewegungsreflexe geltend macht, kann von einer kortikalen Hemmung gesprochen werden, die von der Kompensationsfunktion des Zentralnervensystems überwunden wird.

Nach Nervendurchschneidung wären also folgende in der Hirnrinde ablaufende Phasen zu unterscheiden:

1. Die Entwicklung einer zentralen Hemmung während der Denervationsperiode im entsprechenden Abschnitt des motorischen Analysators infolge veränderter propriozeptiver Signalübermittlung.

2. Die aktive Überwindung dieser Hemmung.

3. Die kompensierende Tätigkeit des Zentralnervensystems bei der Ausbildung neuer und der Wiederherstellung erloschener bedingter Reflexe.

Mit diesen Phasen der kortikalen Prozesse muß sich das Studium der nervalen kompensatorischen Funktionen in Hinkunft befassen.

VI. DIE FRAGE DER KLASSIFIZIERUNG UND DIAGNOSE VON NERVENSCHÄDEN

Neben theoretischen Problemen der Nervenregeneration muß sich die Experimentalforschung auch mit der Grundlage für eine rationelle Therapie der Nervenschäden befassen, eine Aufgabe, die den engen Kontakt mit der Klinik erfordert. Selten hatte eine solche Zusammenarbeit so große Erfolge zu verzeichnen, wie bei der Therapie kriegsbedingter Nervenverletzungen. Dabei zeigte sich aber, daß nicht nur die Problematik, sondern auch der Wortschatz des Experimentators und Klinikers wesentlich verschieden sind, da für ein und denselben Begriff verschiedene Bezeichnungen bestehen. Wie wichtig die Aufklärung des Begriffsinhaltes eines Terminus ist, zeigt z. B. die Frage der Regenerationsgeschwindigkeit, über deren unterschiedliche Auffassung bereits gesprochen wurde.

Die Problematik der Experimentalforschung besteht vor allem in der Analyse des Regenerationsprozesses, wobei oft das einzelne Geschehen isoliert, vereinfacht und ohne Zusammenhang mit der Gesamtreaktion des Organismus betrachtet wird. Fehler dieser Art können sich bereits bei der Diskussion über die Klassifizierung von Nervenschäden bemerkbar machen, die für den Kliniker schon deshalb wichtig ist, weil sich die Therapie nach dem Typ der Nervenverletzung richtet. Die Diagnose des Nervenschadens ist somit Voraussetzung und Beginn seiner erfolgreichen Behandlung.

Die Klassifikation von Nervenschäden unterschied bisher drei Typen, und zwar die vollständige und unvollständige Nervenunterbrechung sowie den Funktionsverlust infolge Nerventrauma ohne Kontinuitätsunterbrechung.

Eine Klassifikation nach rein anatomischen Gesichtspunkten ist unzureichend, da das klinische Bild bei gleichen anatomischen Verhältnissen völlig verschieden sein kann (Jegorow 1953). Jegorow betont vor allem die Notwendigkeit, die nach Nervendurchtrennung ablaufenden, kompensierenden Prozesse zu beachten, da der Nervenschaden mit einem Umbau der Nervenfunktionen unter Beteiligung des gesamten Nervensystems, vor allem der Großhirnrinde, verbunden ist. Es ist das Verdienst Jegorows, auf diese in der klinischen Praxis bisher vernachlässigten Beziehungen hingewiesen zu haben. Für die Einteilung der Nervenschäden schlägt er folgendes Schema vor (1952, 1953):

1. Vollständige anatomische Unterbrechung des Nerven. Klinische Charakteristik: Verlust der motorischen, sensorischen, vasomotorischen und sekretorischen Funktionen. Physiologische Charakteristik: Reizbarkeitsverlust. Anatomische Charakteristik: starke Divergenz der Nervenstümpfe. Ein nach

klinischen Gesichtspunkten verändertes Bild zeigt nach einer gewissen Zeit die spontane teilweise Funktionserneuerung; Kompensationsmechanismen können später zu einer Funktionsumgestaltung führen.

2. Teilweise anatomische Unterbrechung. Klinische Charakteristik: Funktionsverlust, häufig aller Modalitäten wie bei der vollständigen Nervenunterbrechung; der Funktionsausfall entwickelt sich infolge teilweiser Nervenunterbrechung und Leitungshemmung nicht nur in leitenden Fasern von örtlicher Bedeutung, sondern auch in den segmentären Zentren (Reflexparalyse). Physiologische Charakteristik: Symptome einer neurodynamischen Störung; schnell sich entwickelnde Kompensationsmechanismen werden oft mit der Innervation des unterbrochenen Nerven verwechselt. Anatomische Charakteristik: unveränderte Beziehungen zwischen den Nervenstümpfen.

3. Intraneurale Veränderungen bei Verletzung peripherer Nerven ohne Schädigung des Epineuriums. Klinische Charakteristik: Verlust aller Funktionsmodalitäten, wobei sich mit der Zeit Charakter, Intensität und Breite des klinischen Bildes verändern. Physiologische Charakteristik: Symptome einer neurodynamischen Störung, häufig völliger Reizbarkeitsverlust im akuten Stadium. Anatomische Charakteristik: im akuten Stadium schwerere oder leichtere Läsionen peripherer Nerven in Abhängigkeit von intraneuralen Prozessen, später Entzündungsprozesse und schließlich Organisation endoneuraler Verbindungen.

Diese hier nur in ihren wichtigsten Merkmalen angeführte Klassifizierung besitzt zwar den Vorteil einer klinischen, physiologischen und anatomischen Korrelation, hat aber auch ihre Nachteile:

1. Sie betont nicht genügend die Prognose vom Standpunkt der Regenerationsprozesse. Die Art der Nervenunterbrechung ist, wie wir gesehen haben, von entscheidender Bedeutung für den Regenerationserfolg, weshalb die Klassifizierung diese prognostisch wertvollen Unterschiede berücksichtigen muß.

2. Kompensierende Prozesse, Prozesse der „Reperkussion neurodynamischer Störungen" sind bei allen Typen von Nervenschäden bedeutungsvoll. Diese Mechanismen sind zwar grundsätzlich überall dieselben, unterscheiden sich aber in ihrer Intensität und ihrem zeitlichen Verlauf. So kommt es z. B. nach jeder Nervenunterbrechung zu Sensibilitätserneuerung durch funktionell regenerierende sensible Nachbarnerven, aber die Geschwindigkeit dieses Vorganges ist bei jedem einzelnen Typ verschieden groß.

3. Wir vermissen in der Klassifizierung die Fälle mit Funktionsblockade von Nervenfasern, also den Funktionsverlust bei erhaltener Kontinuität der Axone. In der klinischen Praxis ist der zeitweilige Funktionsverlust, wahrscheinlich die Folge einer unvollständigen Nervenunterbrechung, sehr selten und läßt sich nicht verläßlich diagnostizieren.

Solche „vorübergehende Funktionsblockaden" haben übrigens auch ihre theoretische Bedeutung und können in einigen Fällen durch Hemmung in Nervenzentren, in anderen durch vorübergehende Verletzung von Nervenfasern (z. B. Druck, Anoxämie u. dgl.) verursacht sein. Wir trafen sie in unseren

Versuchen bei übermäßiger nozizeptiver Reizung (Gutmann und Vodička 1953). Vorübergehende Funktionsblockaden können allerdings auch sehr lange anhalten, vor allem bei Traktusverletzung des Plexus, wo die Funktion erst lange Zeit nach der Verletzung, aber immerhin früher erneuert wird, als mit der Reinnervation des Muskels zu rechnen ist. Interessanterweise kommt es bei spinaler Kinderlähmung lange nach dem Abklingen der akuten Infektion zur Funktionserneuerung paretischer Muskeln. Auch hier dürfte es sich kaum um einen Regenerationsprozeß, sondern vermutlich um eine „vorübergehende Funktionsblockade" infolge zentraler Hemmung handeln, die durch veränderte propriozeptive Signalübermittlung aus den Muskeln und durch nozizeptive Reizung hervorgerufen wurde. Eine vorübergehende Blockade durch unmittelbare Schädigung der Nervenfasern liegt beispielsweise bei den durch Druck verursachten Paresen vor. Diese Fälle besitzen also ihre eigene Pathogenese und sind als Sondergruppe der Nervenschäden anzusehen.

Nach den Mechanismen der Schädigung der peripheren Nerven unterscheidet die Klassifizierung nach Šercl (1953):

1. Kommotion des Nerven (Neuropraxie, vorübergehende Blockade des Nerven).
2. Kompression des Nerven (Axonotmesis).
3. Reizung des Nerven von der Umgebung her (z. B. durch Blutung in den Weichteilen).
4. Dehnung des Nerven.
5. Unvollständige Nervenunterbrechung.
6. Vollständige Nervenunterbrechung.

Diese Klassifizierung besitzt sicherlich einen praktischen Wert; da sie sich aber ausschließlich oder überwiegend nach dem Mechanismus des Nerventraumas richtet, kann auch sie nicht vollständig sein.

Die Klassifizierung angelsächsischer Autoren geht vorwiegend von anatomischen Gesichtspunkten aus und läßt die zentralnervalen Kompensationsmechanismen unbeachtet. Die Klassifizierung nach Seddon (1943) umfaßt zwar nicht die ganze reichhaltige klinische Symptomatologie, besitzt andererseits aber den Vorteil, daß sie sich an die experimentell festgestellten Haupttypen der Funktionsstörung peripherer Nervenfasern hält. Seddon unterscheidet folgende drei Typen von Nervenschäden:

1. Neuropraxie ohne Degeneration der Nervenfasern. Seddon denkt hier an die zeitweilige Funktionsblockade infolge unmittelbarer Schädigung der Nervenfasern, wobei die Axone nicht degenerieren und die Paresen nicht mit degenerativen Veränderungen im Muskel verbunden sind. Es scheint hier eine Läsion vor allem in der Struktur der Myelinscheiden vorzuliegen (Buengner 1891, Denny-Brown und Brenner, 1944), was auch die häufigere Unterbrechung dickerer Fasern und die fast immer ausschließliche Störung der motorischen Funktion erklären dürfte. Die Aufhebung dieser Funktionsblockade und damit die Funktionserneuerung geht sehr schnell vor sich und ist immer vollkommen.

2. Axonotmesis. Die Degeneration der Nervenfasern im peripheren Stumpf ist vollständig, aber die Kontinuität der SCHWANNschen und endoneuralen Scheiden bleibt erhalten. Bewegungsparalyse und Sensibilitätsverlust sind total, die erfolgreiche Funktionserneuerung verläuft aber schneller als nach vollständiger Unterbrechung und Nervennaht. Chirurgische Eingriffe sind ebenso wie bei Neuropraxie nicht notwendig. Diese „laesio in continuitate" entspricht der experimentalen Nervenquetschung.

3. Neurotmesis kommt der Nervendurchschneidung gleich, „divisio" des Nerven ist aber nicht immer notwendig. Einen ähnlichen Zustand können auch ausgedehnte intraneurale Fibrosen bei aufrechterhaltener Kontinuität herbeiführen. Der chirurgische Eingriff ist selbstverständlich indiziert. Die Funktionserneuerung verläuft langsamer als nach Axonotmesis und ist nicht immer erfolgreich.

Diese Klassifizierung entspricht den experimentellen Befunden, auf die sie sich beruft. Sie vereinfacht daher allzusehr die klinische Situation und erfaßt nicht, wie die Klassifizierung JEGOROWS (1953), die klinische Symptomatologie in ihrer ganzen Breite. Auf Experimenten fußend, betont sie aber die Notwendigkeit einer rechtzeitigen Diagnose von Axonotmesis oder Neuropraxie, um einen überflüssigen chirurgischen Eingriff zu verhindern.

Die Vielgestaltigkeit der Nervenverletzungen bringt es mit sich, daß eine genau abgrenzende Klassifizierung manchmal unmöglich ist. Am häufigsten werden wohl gemischte Läsionen anzutreffen sein. Die ständige Verbesserung der diagnostischen Methoden bleibt somit auch weiterhin eine wichtige Aufgabe.

Bisher wurden vor allem die klassischen elektrodiagnostischen Methoden bevorzugt. Die sowjetischen Erfahrungen im 2. Weltkrieg, die in enger Zusammenarbeit mit der experimentellen Forschung ausgewertet wurden (ANOCHIN, 1952), ermöglichten eine Überprüfung bisheriger und die Ausarbeitung neuer Methoden. Nach Unterbrechung der Nervenfasern kann beim Menschen eine Entartungsreaktion beobachtet werden. Ihre Kennzeichen sind Verlust der indirekten, später auch der direkten galvanischen Erregbarkeit, Verlagerung des Reizpunktes am Muskel distalwärts, nach der Peripherie, Verminderung der Muskelakkommodation bei elektrischer Reizung, Umkehr der normalen Zuckungsformel (Anodenschließungszuckung ist größer als Kathodenschließungszuckung) und die träge, „wurmförmige" Zuckung der Muskelfasern mit langer Latenzperiode bei galvanischer Reizung. Die Entartungsreaktion ermöglicht zwar die Differentialdiagnose von peripherer und supranuklearer Läsion, ist aber nicht immer bei allen Nervenschäden verläßlich. So kann nach LESNÝ (1953) auch bei Neuropraxie (Funktionsblockade) eine komplette Entartungsreaktion eintreten. Interessant ist die initiale Erhöhung der galvanischen Erregbarkeit, die mit der erhöhten Sensibilität der Muskelfasern gegenüber Aktionssubstanzen, besonders Azetylcholin, und mit der Fibrillation parallel geht. Chronaxiemessungen lassen diese Initialveränderungen nicht erkennen. Ebenso ist die Chronaxie als Erregbarkeitsindex, also die kürzeste

Zeitspanne, die der galvanische Reiz fließen muß, um gerade noch die Muskelfasern zu erregen, auch nach Rückkehr der motorischen Funktion eine gewisse Zeit verlängert. Andererseits sinkt die Wirkung des galvanischen Reizes sofort mit der Reinnervation des Muskels, und zwar zu einem Zeitpunkt, bevor noch die Muskelkontraktion durch nervale Impulse ausgelöst werden kann (siehe ADAMS, DENNY-BROWN und PEARSON 1954). Die Befunde der galvanischen Erregbarkeitsveränderungen sind also hier wertvoll. Auch die neuesten elektrodiagnostischen und andere klinische Methoden ermöglichen keine vollkommen verläßliche Diagnose aller Nervenverletzungen. Und so schließt ANOCHIN (1952): „Es gibt bisher keine Methoden, die mit absoluter Sicherheit die anatomische Nervenunterbrechung aufzeigen würden.“ Ähnlich kritisch beurteilt auch VÁVRA (1953) die elektrophysiologischen diagnostischen Methoden und schreibt, daß der klassischen Elektrodiagnostik nur die Bedeutung einer Hilfsmethode zukommt, die nicht überschätzt werden darf.

Neue Möglichkeiten ergaben sich für die Elektrodiagnostik auf Grund von Methoden, die den Zeitfaktor, also die Reizdauer, betonen. Die klassischen Arbeiten von WEDENSKI haben gezeigt, daß jedes Gewebe bei tetanischer rhythmischer Reizung eine eigene Durchlaufzeit der Impulse besitzt. Während sich WEDENSKI mit dem Studium der Durchlaufzeit rhythmischer Impulse bei der natürlichen Reizfolge befaßte, betonte LAPIQUE und seine Schule die Bedeutung des Zeitfaktors bei der Entstehung der einzelnen Reizwelle und führte den Begriff der Chronaxie ein. Die Chronaxie wird nach Nervendurchschneidung allmählich größer. Wie wir sahen, besitzt die Methode der Chronaxiemessung ihre Nachteile. Beim Menschen unterliegt sie großen Schwankungen und sagt über die Anzahl der intakten und verletzten Nervenfasern nichts aus, gewährt also kein totales Zustandsbild des Nerven, weshalb sie für die Wahl eines geeigneten chirurgischen Eingriffs oft nicht maßgebend sein kann. Chronaxiemessungen wurden daher in letzter Zeit nur in beschränktem Maße angewendet. Ihr theoretischer Mangel besteht darin, daß sie die Reaktion des Muskels auf einen einzigen Reiz von bestimmter Dauer mißt. ANOCHIN (1952) arbeitete eine Methode der „graduellen Reizfrequenz“ aus, mit der sich die Muskelreaktion auf wiederholt applizierte Reize von gradueller Frequenz verfolgen läßt. Er ging dabei von den klassischen Befunden WEDENSKIs aus, daß jedes Gewebe sein Optimum und Pessimum der Reizung besitzt. Das Optimum ist durch die Frequenz rhythmischer Impulse gegeben, die den maximalen Muskeltetanus herbeiführt. ANOCHIN beobachtete die myographische Aufzeichnung bei schneller, genauer rhythmischer Reizung (1—1000 Impulse pro Sekunde) und stellte beim Menschen die optimale Reizfrequenz für den Nerven mit 50—150 Impulsen pro Sekunde fest. Normale Muskeln zeigen das Optimum erst bei 500—600 Impulsen, während im degenerierten Muskel die Werte auf 200—300 Impulse pro Sekunde absinken, womit bereits das Pessimum der Reizung erreicht ist. Nach dem Nerventrauma kommt es zu einer Verminderung der Labilität (der funktionellen Beweglichkeit) des Muskels, also zur Herabsetzung der Fähigkeit des Muskels auf rhythmische Impulse zu reagieren, die für den normalen Muskel noch adäquat sind. Die bedeutend verminderte Labilität von denervierten Nervenfasern in den initialen Reinnervationsstadien und ihr allmähliches Ansteigen stellten auch SLAWUZKI und SHUTSCHENKO (1952) fest. Diese Methoden sind aber nicht imstande, alle diagnostischen Probleme zu lösen. Für die Frühdiagnose peripherer Nervenschäden ist die elektrische Prüfung der Muskelerregbarkeit wichtiger als die elektromyographische Untersuchung, da in manchen Muskelfasern die Fibrillation sehr spät einsetzen kann. Andererseits verhilft die Elektromyographie zum Nachweis der frühen Reinnervation (BOWDEN, 1954).

Mit Erfolg wird die Methode des Muskeltestes angewendet, die bis zu einem gewissen Grade über den Umfang der Verletzung und über den Regenerationsfortschritt informiert. Die verläßlichen Methoden der klinischen Beobachtung von Motilität und Sensibilität sind selbstverständlich am wichtigsten und bilden auch weiterhin die Grundlage der Diagnose von Nervenschäden, müssen jedoch ständig ergänzt werden. Eine geeignete Methode wäre die Neurographie, also die Röntgenkontrastdarstellung des Nerven mittels Thorotrast oder Per-Abrodil. Das Kontrastmittel diffundiert in die Nervenfaserbündel und wird an Stellen mit perifaszikulärer Fibrose aufgehalten; die Unterbrechung der opaken Flüssigkeitssäule sollte also radiographisch sichtbar sein. Bisher war jedoch diese Methode wenig erfolgreich, abgesehen davon, daß der Reizeffekt von Jodpräparaten ausgeschlossen werden muß, der den Regenerationsprozeß ungünstig beeinflussen kann.

Vorläufig sind wir auf die Feststellung erster Anzeichen der Nervenregeneration in den terminalen Organen, im Muskel oder in der Haut angewiesen. Die erstmalig von MINOR ausgearbeitete Methode zum Nachweis der Schweißsekretion kann hier wertvoll sein (GUTTMANN, 1940), da die erneuerte Schweißsekretion in der anästhetischen Zone das erste Anzeichen der Hautreinnervation darstellt. Diese Methode ermöglicht eine genaue Abgrenzung denervierter Hautflächen, und es ist zu erwarten, daß sie in das diagnostische Arsenal der peripheren Neurologie Aufnahme finden wird. Neben der klassischen Methode der elektrischen Erregbarkeit des Muskels stehen uns noch elektromyographische Tests zur Verfügung (WEDDELL, FEINSTEIN und PATTLE, 1944). Im vollständig denervierten Muskel sind Aktionspotentiale der Fibrillation nachweisbar. Kehren die Aktionspotentiale der motorischen Einheit zurück, so bedeutet dies den Beginn der neuerlichen nervalen Versorgung. Eine Reizung des Muskels unter Standardbedingungen, die eine Veränderung der Intensität und Dauer der Impulse zulassen, bietet wertvolle Informationen in der Kurve der Reizstärke-Zeitfaktorbeziehungen (intrinsic-duration curves), die beim denervierten Muskel eine ausgeprägte Tendenz zu einer Impulsdauer unter 100 m/sec zeigt. Jede Reduktion der Impulsdauer benötigt eine wesentliche Erhöhung der Reizintensität, damit die Reizschwelle erreicht werden kann. Für Impulse von kurzer Dauer wird die Reizschwelle übermäßig hoch. Der Kontrast zur normalen Kurve der Reizstärke-Zeitfaktorbeziehung ist offensichtlich und ebenso markant auch die Krümmung der Kurve, die während der Regeneration eintritt und ein wichtiges diagnostisches Kriterium abgibt (Ritchie, 1954). Nach Ritchie ist diese Krümmung der Kurve in 69% der Fälle vor Rückkehr der Willkürbewegung zu beobachten. Die Prozedur ist aber zeitraubend und dürfte daher als Routinemethode in der Klinik wenig Anklang finden. In besonderen Fällen ermöglicht auch die Hilfsmethode der Muskelbiopsie Differentialdiagnose, Prognose und Therapie bei ausgewählten Schäden an peripheren Nerven

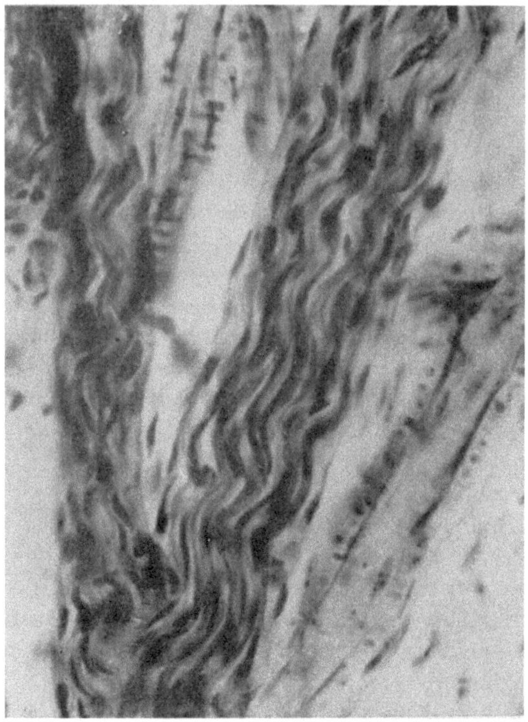

Abb. 92. Leeres intramuskuläres Nervenfaserbündel, 250 Tage nach der Denervation. (Bowden, R. E. M., Gutmann, E.: Brain 67, 273, 1944.)

(Bowden und Gutmann, 1944). Bioptische Befunde beurteilten wir nach folgenden Kriterien:

1. Zustand des Muskels (Atrophiegrad).
2. Zustand des Nerven (Reinnervationsgrad).
3. Reinnervationsperiode (Intervall zwischen Biopsie und erwarteter Rückkehr der Nervenfasern in den Muskel).

Auf diese Weise konnten wir verschiedene Typen von Nervenverletzungen differenzieren und für chriurgische Eingriffe notwendige Informationen geben (Bowden und Gutmann, 1944; 1945). Bei Bestimmung des Typs von Nervenschäden erweist sich besonders nützlich die histologische Analyse der Nervenbündel, wobei zunächst die SCHWANNschen Scheiden mit ihrer charakteristischen Architektur zu isolieren sind. Leere SCHWANNsche Scheiden weisen auf eine vollständige Unterbrechung des Nerven hin (Abb. 92). Ist die Reinnervationsdauer beim Muskel genügend lang, so ergibt sich für verschiedene Typen von Nervenschäden ein charakteristisches Reinnervationsbild. Nach bloßer Quetschung oder erfolgreicher Naht des Nerven enthalten die SCHWANNschen Scheiden eine größere Anzahl vorrückender Nervenfasern von meist annähernd

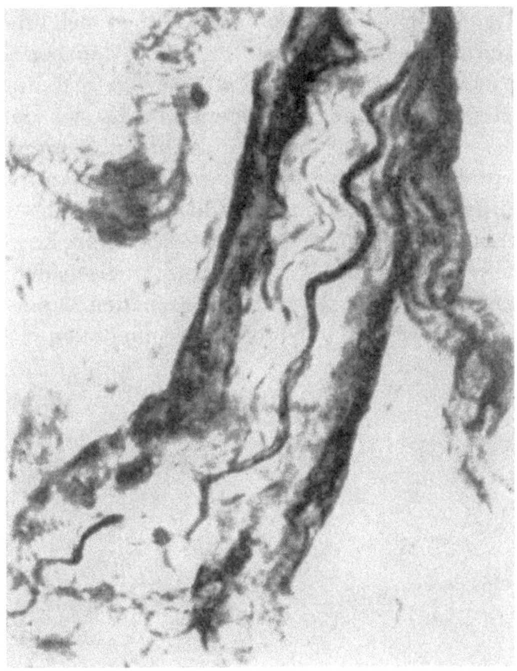

Abb. 93. Unterschiedlicher Grad der Reinnervation in ein und demselben Nervenfaserbündel. Neben leeren SCHWANNschen Scheiden und einigen feinen Axonen ist auch eine dicke Nervenfaser zu sehen. 600 Tage nach Traktusverletzung des Nerven. (BOWDEN, R. E. M., GUTMANN, E.: Brain 67, 273, 1944.)

gleichem Reifungsgrad. Bei fortgeschrittener Reifung ist die Regeneration vom Normalbild des Nerven nicht immer leicht zu unterscheiden, doch ermöglichen Endplatten, ultraterminale Fasern und unregelmäßige Verästelung der Axone vor ihrem Eintritt in die Endplatte eine verläßliche Diagnose. Bei ausgedehnten intraneuralen Fibrosen rücken die regenerierenden Axone nicht in einer regelmäßigen Welle vor und weisen einen sehr verschiedenen Reifungsgrad auf, wobei einige die SCHWANNschen Scheiden des peripheren Stumpfes überhaupt nicht erreichen. Bioptische Befunde von Nervenfasern in geringer Anzahl und mit verschiedenem Reifungsgrad deuten auf eine starke intraneurale Fibrose oder Nervenquetschung (Axonotmesis) bei teilweiser Nervenunterbrechung. Bei Traktusverletzungen ist in ein und demselben Nervenfaserbündel oft ein sehr verschiedener Regenerationsgrad anzutreffen (Abb. 93). Werden zum Zeitpunkt der erwarteten Reinnervation des Muskels keine Nervenfasern festgestellt, so liegt eine Nervenunterbrechung oder ein anderes schweres Hindernis für den Regenerationsprozeß vor. Die zu erwartende Reinnervationsdauer kann durch Messung der Entfernung von der Läsionsstelle bis zum Muskel und durch Teilung dieses Wertes durch die durchschnittliche Regenerationsgeschwindigkeit (3 mm pro Tag) errechnet werden. Handelt es sich um einen Fall von Axonotmesis, so muß noch eine durchschnittliche Latenzperiode von 20 Tagen hinzugerechnet werden. Die auf diese Weise berechnete Reinnervationsperiode wird mit dem bioptischen Befund verglichen, woraus sich dann ergibt, ob im gegebenen Fall eine Axonotmesis oder ein anderer Nervenschaden vorliegt. Die Muskelbiopsie ist nicht nur bei der Diagnose, sondern auch bei der Wahl rationeller therapeutischer Maßnahmen behilflich (BOWDEN und GUTMANN, 1944, 1945), besitzt aber begreiflicherweise nur beschränkte Anwendungsmöglichkeiten und kommt bei einer großen Anzahl von Nervenschäden überhaupt nicht in Betracht. Die Frage der Diagnose von Nervenschäden ist also bei weitem noch nicht beantwortet und erwartet von der experimentellen Forschung die Erschließung neuer Wege.

VII. THERAPIE DER NERVENSCHÄDEN

Die Frage nach geeigneten therapeutischen Maßnahmen bei Nervenschädigung stellt die Experimentalforschung vor eine ernste und komplizierte Aufgabe, deren Beantwortung gleichfalls eine enge Zusammenarbeit mit der Klinik erforderlich macht.

Gewöhnlich unterlaufen bei der Beurteilung therapeutischer Eingriffe auf beiden Seiten charakteristische Fehler. Die klinische Praxis erachtet des öfteren diese oder jene Behandlungsmethode als erfolgreicher, ein Werturteil, das sich vor allem auf quantitative Angaben stützen sollte. Der Experimentalforscher ist nun berechtigt solche Angaben zu verlangen. Die ihm erteilte Information enthält aber selten Angaben von wirklich quantitativem Wert, da der einzelne klinische Fall verschiedene Faktoren in sich schließt, die selten isoliert werden können. So ist z. B. nur selten in Erfahrung zu bringen, wieweit der Nerv geschädigt und seine Gefäßversorgung gestört war. Bei der Beurteilung therapeutischer Maßnahmen durch den Kliniker ist daher eine mehr kritische Beurteilung seiner Erfolge, aber auch eine Respektierung von Versuchen geboten, die um eine Analyse der einzelnen Faktoren bemüht sind. Andererseits begeht der Experimentalforscher oft den Fehler, einen komplizierten Prozeß durch isolierte Betrachtung eines einzelnen Faktors zu vereinfachen, so daß seine Ergebnisse dem Kliniker wenig behilflich sind. Solche Fehler können nur durch einen ständigen Kontakt mit der Neurochirurgie vermieden werden. Es genügt also nicht, wenn der Experimentalforscher lediglich den herauspräparierten Nerv sieht, er muß die komplizierte Wunde auch aus eigener Anschauung kennen und die Reaktion des ganzen Organismus erwägen.

Die Experimentalforschung sieht sich also vor die Frage gestellt, inwieweit die experimentellen Bedingungen den Bedingungen der klinischen Praxis entsprechen und bis zu welchem Grade experimentelle Befunde auf klinische Fälle angewandt werden können. Zu diesem Zweck ist die Kenntnis der konkreten Situation bei neurochirurgischen Eingriffen und des ganzen klinischen Fragenkomplexes erforderlich.

Die Unkenntnis der klinischen Arbeitsbedingungen kann zur schlechten Zielsetzung von Versuchen führen, so daß die Verwendbarkeit ihrer Ergebnisse problematisch wird. So sollte z. B. der experimentelle Erfolg und der relative klinische Mißerfolg der Homoiotransplantation Anlaß zu einer Analyse der Bedingungen geben, unter denen in der klinischen Praxis mit Homoiotransplantaten gearbeitet wird. Weitere Mißverständnisse können sich auch hinsichtlich der Geschwindigkeit ergeben, mit der verschiedene Prozesse (z. B.

Muskelatrophie) beim Menschen und bei Tieren ablaufen. Werden solche Unterschiede nicht beachtet, so kann dies zu irrigen Annahmen verleiten.

Die Therapie der Nervenschäden wurde lange als eine neurochrirugische Angelegenheit betrachtet. Die Problematik der Neurochirurgie umfaßt vor allem die Art und den Zeitpunkt der Nervennaht, ferner die Frage, was zu geschehen hat, wenn die primäre Nervennaht undurchführbar ist. Damit ist jedoch die Fürsorge für den nervengeschädigten Patienten keinesfalls erschöpft. Da die Nervenverletzung nicht nur auf die Kontinuitätsunterbrechung des Nerven beschränkt bleibt, sondern im ganzen Organismus einen nachhaltigen Widerhall findet, ist die Behandlung von Nervendefekten nicht nur eine neurochirurgische Frage. ANOCHIN nennt den Funktionsverlust im Bereich des geschädigten Nerven die „periphere Komponente des Traumas", seine Auswirkungen im Zentralnervensystem die „zentrale Komponente des Traumas". Diese Einteilung ist allerdings zu schematisch, da solche Störungen nicht immer Symptome eines Funktionsverlustes sind, sondern sämtliche Gewebe betreffen und als Änderungen des Gefäßtonus, der Reaktivität mesenchymaler Elemente, des trophischen Zustandes der Haut u. a. in Erscheinung treten. Diese Änderungen können aber auch die Folge von Reflexstörungen in Gestalt „pathologischer Reflexe" sein, wie z. B. BOROWSKI (1952) gezeigt hat. Nach jeder Nervenschädigung bleibt die vasomotorische Innervation bis zu einem gewissen Grade erhalten und kann zur Quelle dystrophischer, zentralnerval beeinflußter Störungen werden. Eine schematische Unterscheidung zwischen peripherer und zentraler Komponente ist also nicht gerechtfertigt. Wichtig aber ist der Hinweis ANOCHINS auf die Bedeutung des Funktionszustandes des Zentralnervensystems, eine Erwägung, die allein schon zeigt, daß die Behandlung von Nervenschäden mit dem neurochirurgischen Eingriff nicht als abgeschlossen zu betrachten ist. Hier findet dann die sogenannte konservative Therapie der Nervenschäden ihr Betätigungsfeld. Sie ist allerdings nicht im Sinne einer symptomatischen Therapie zu verstehen, sondern bildet Grundlage und wichtigsten Bestandteil einer komplexen (operativen und konservativen) Behandlung, die bei einer solchen Applikation in allen Fällen von Nervenschädigung große Erfolge zu verzeichnen hatte (WILTSCHUR, 1952).

Das Ziel der komplexen Therapie ist die möglichst baldige Rückkehr des Patienten in den Arbeitsprozeß, und zwar in einer optimalen physischen und seelischen Verfassung. Schon daraus ergibt sich die Applikationsbreite konservativer Behandlungsmethoden, wie physikalische Therapie, Heilgymnastik, Diät, Massage, Arbeitstherapie und später orthopädischer Maßnahmen, mit denen eine gewisse Funktionserneuerung auch bei ausbleibender Regeneration des Nerven erzielt wurde. Eine solche biologische Vorstellung von der „Rehabilitation" erachtet die Extremität als Funktionseinheit und lehnt die infauste Prognose sog. irreparabiler Läsionen ab. Die Rehabilitation bildet zwar kein neurochirurgisches Problem, ihre Methoden müssen aber dem Neurochirurgen bekannt sein, da sie bereits vor der Nervennaht anzuwenden sind. WILTSCHUR (1952) betont die Bedeutung physiotherapeutischer und heilgymnastischer Methoden. Wie wichtig die Aktivität für den trophischen Zustand ist, wurde bereits in dieser Arbeit hervorgehoben. Nach WILTSCHUR (1953) stellt sich die Funktionserneuerung beim unterbrochenen Nerven um so früher ein, je intensiver das in Mitleidenschaft gezogene Organ seine Tätigkeit aufnimmt und je mehr Impulse aus der Peripherie in das Zentrum einströmen. Unsere Beobachtungen, die auf eine zentrale Hemmung während der Denervationsperiode hinweisen, bestätigen diese Arbeitshypothese. Wichtig sind hier vaskuläre Bedingungen, die grundsätzlich durch die Aktivität der Organe verbessert werden. Obwohl die Hauptursache der trophischen Störungen nach Nervenverletzung nicht ganz klar ist, zeigen klinische Erfahrungen sehr eindeutig, daß Inaktivität das Zustandekommen vasomotorischer und trophischer Defekte wesentlich beeinflußt (siehe RICHARDS, 1954). Ferner zeigte GRASTSCHENKO (WILTSCHUR, 1952), daß bei Nervenschädigungen auch eine aszendierende Neuritis eintreten kann. Heilgymnastische Methoden im Verein mit Paraffinbädern und Ionisation beeinflussen dann die Entzündungsprozesse und die Narbenbildung günstig (WILTSCHUR, 1952). Die allgemeine Bedeutung der Heilgymnastik beruht im vergrößerten Zustrom des arteriellen Blutes zur betroffenen Extremität und im Ausgleich der asymmetrischen peripheren Blutversorgung bei traumatischen Neuritisfällen (WILTSCHUR, 1952). Schließlich darf auch die Bedeutung der Heilgymnastik und Arbeitstherapie für den Zustand des Zentralnervensystems nicht unterschätzt werden, da durch die Einschaltung zahlloser bedingter und unbedingter Reflexe die gesamte Reflextätigkeit der Organismus vorteilhaft beeinflußt wird. Die Heilgymnastik ist somit ein wichtiger Bestandteil der komplexen Therapie und muß, soweit die Konsolidierung der Wunde und der operative Eingriff dies zulassen, so bald wie möglich einsetzen. Die sofort nach der Operation applizierte physikalische Therapie und Heilgymnastik ermöglichen eine um 10—20% erfolgreichere Funktionserneuerung als in Fällen, wo diese Therapie erst 1½—3 Monate später einsetzte. Die Frage der physikalischen Therapie ist also wirklich erstrangig und verbietet eine Vereinfachung oder Unterschätzung ihrer Maßnahmen, denen in der sowjetischen klinischen Praxis große Bedeutung beigelegt wird (LANDA, 1953).

Welcher Art sind nun die grundlegenden Fragen, die der Kliniker an die experimentelle Forschung stellt? Die Problematik der Therapie von Nervenschäden zerfällt für den Experimentalforscher etwa in drei Gruppen:

1. Fragen, die unmittelbar mit dem operativen Eingriff zusammenhängen.
2. Fragen, die sich vor allem auf die neuronalen Regenerationsvorgänge (im engeren Sinne) und auf die ersten neuromuskulären Verbindungen beziehen.
3. Fragen, die sich mit der Periode nach der Ausbildung funktionstüchtiger neuromuskulärer Verbindungen befassen, also mit der Rückkehr der koordinierten Bewegung und des normalen trophischen Zustandes im Muskel.

Unsere experimentellen Arbeiten betonen die Notwendigkeit verbesserter Methoden der Nervenverbindung und des frühen operativen Eingriffs. Nach Unterbrechung und Naht des Nerven verschlechtern die Vorgänge im Narbengebiet die Bedingungen für eine erfolgreiche Funktionserneuerung, wobei

Verlust und Abirrung von Nervenfasern eine wichtige Rolle spielen. Ist die Lücke zwischen zentralem und peripherem Nervenstück groß, so werden diese Mängel noch fühlbarer. Hier ergibt sich dann das Problem der Homoiotransplantate, das allerdings bisher ungelöst ist. Vorläufig bedeutet jede verbesserte Methode der Nervenvereinigung auch einen größeren Erfolg der Nervenregeneration.

Die Frage der Reversibilität von Veränderungen nach Nervenunterbrechung betrifft vor allem die terminalen Organe und die Notwendigkeit einer frühen Nervennaht. Irreversible oder sonstige, für die Funktionsrückkehr schädliche Veränderungen können im Endgebiet sehr bald eintreten. Nicht zu unterschätzen ist auch die Irreversibilität von Veränderungen in den Nervenzellen, die allerdings relativ später erscheinen. Die Kenntnis der Faktoren, die die Muskelatrophie beschleunigen und die trophischen Bedingungen im Muskel verschlechtern, ist also äußerst wichtig. Nozizeptive Reizung kann in verhältnismäßig kurzer Zeit zu sehr schweren Veränderungen der Trophik führen (GUTMANN und VODIČKA, 1953) und ebenso schlechte Schienung. Die Hauptursache irreversibler Veränderungen ist aber die verspätete Nervennaht, denn jede Reinnervation des Muskels muß illusorisch bleiben, wenn in den Muskelfasern bereits irreversible Veränderungen eingetreten sind. Das Erfordernis einer baldigen Nervennaht muß allerdings den Bedingungen der chirurgischen Praxis angepaßt sein (OSTROWERCHOW, 1952).

Die Therapie der Nervenschäden während der Regenerationsvorgänge im eigentlichen Neuron beschränkte sich bisher auf die Fürsorge für die terminalen Organe mit dem Hauptziel, die denervierten Muskelfasern vor ihrer Reinnervation in gutem trophischen Zustand zu erhalten. Die Bedeutung der Galvanotherapie besonders bei frühzeitigem Einsatz, wird heute allgemein betont. So schlägt NOVÁK (1953) die Behandlung mit elektrischem Strom sofort nach dem Verschwinden der heftigen Unfallschmerzen vor, und ZDRÁHAL (1953) erachtet die Fürsorge für das denervierte periphere Gewebe bei konservativer Behandlung des Nerventraumas als wichtigste Aufgabe. Das Wirkungsfeld der Galvanotherapie ist aber noch breiter und umfaßt nach WILTSCHUR (1952) auch trophische Geschwüre, Entzündungsprozesse, Knochenkonsolidierung u. dgl. In diesem Zusammenhang muß auch auf die wichtige Arbeit von LENOCH (1934) verwiesen werden, der eine schnellere Heilung trophischer Geschwüre nach Elektrotherapie, besonders bei Applikation von Rechteckreizen zeigte. Es erschien uns angezeigt, einige galvanotherapeutische Erfolge auch experimentell nachzuweisen. Wir konnten z. B. eine günstige Wirkung auf den trophischen Zustand der Muskulatur feststellen, ohne daß jedoch ein beschleunigter Regenerationsprozeß eingetreten wäre. Die Wiederherstellung der Funktion nach der Nervenquetschung stellten wir beim Kaninchen auf der gereizten wie auf der nichtgereizten Seite gleichzeitig fest (GUTMANN und GUTTMANN, 1942).

Die Maßnahmen in der ersten Zeit nach dem operativen Eingriff beschränken sich selbstverständlich nicht nur auf die terminalen Organe. WILTSCHUR (1952) legt die Aufgaben der konservativen Therapie in diesem Zeitraum fest:

1. Schaffung optimaler Bedingungen für die Nervenregeneration.
2. Verhinderung der Ausbildung von Narbengewebe und Ermöglichung ihrer Resorption.
3. Verhinderung von Kontrakturen und Deformierungen.
4. Behandlung schmerzauslösender Syndrome.
5. Sicherstellung einer besseren Versorgung paralytischer Muskeln und ihres Tonus.

Für verschiedene konservative Methoden, die allerdings meist noch einer experimentellen Kontrolle und Präzisierung entbehren, bietet sich hier also ein weites Anwendungsgebiet.

Die besten Regenerationsbedingungen ergeben sich bei optimaler Apposition der Nervenstümpfe und Verhütung von Narbengewebe, das den Regenerationsprozeß erschwert und die Gefahr der Nervenüberkreuzung erhöht.

Einige Autoren bemühten sich um eine Beschleunigung des Regenerationsprozesses durch Injektion verschiedener „wachstumsfördernder" Stoffe. FORSSMANN (1900) verwendete Suspensionen von Gehirnbrei, MURALT (1945) nicht näher definierte Stoffe, Gehirnextrakte (siehe KOECHLIN, 1955). MURALT gibt ein beschleunigtes Wachstum der Korneafasern nach intraperitonealer Verabreichung des Stoffes „NR" (neuro-regenerativer Wuchsstoff) an und vermutet einen regenerationsfördernden Einfluß humoraler Faktoren. Obwohl in der Literatur einige experimentelle Erfolge anzutreffen sind, z. B. bei BAMMER und MARTINI (1953), ist der Wert solcher Versuche für die klinische Praxis mehr als unwahrscheinlich. STRAUSS (1952) erzielte einen beschleunigten Regenerationsverlauf durch Verabreichung von Embryonalextrakt, ein Ergebnis, das erst durch weitere Beweise erhärtet werden muß.

Das therapeutische Hauptziel ist nicht in einer Beschleunigung des „Wachstums" der Nervenfasern, sondern in der Schaffung optimaler Bedingungen für den komplizierten Prozeß der funktionellen Regeneration zu erblicken. Einige Stoffe beeinflussen möglicherweise die Konsistenz der Narbe und können durch Verminderung des Widerstandes, den das Narbengewebe darstellt, den regenerierenden Nervenfasern zu besseren Wachstumsbedingungen verhelfen. Beweise für das Vorhandensein solcher Stoffe liegen allerdings zur Zeit nicht vor. Um die Nervenregeneration zu beschleunigen, wurde eine Reihe von Stoffen angewendet. Die Ergebnisse sind im allgemeinen wenig erfolgversprechend. Versuche mit Thiamin, Vitamin C, Vitamin E, Schilddrüsenextrakt, Cortison, Atropin und Zytochrom C blieben im wesentlichen erfolglos (siehe GUTH, 1956). Wichtig sind aber die Befunde von LEVI-MONTALCINI (1955), daß Extrakte bestimmter Mäusesarkome das Wachstum der Nervenfasern sympathischer Ganglien erheblich anregen. Ultrazentrifugierung ergab, daß das aktive Prinzip in der mikrosomatischen Fraktion enthalten und wahrscheinlich ein Ribonukleoprotein ist, womit erstmalig eine erfolgreiche stoffliche Beeinflussung der Nervenregeneration nachgewiesen wurde. Ansonsten war bei den bisher beschränkten Erfolgen eher eine hemmende Wirkung auf das Narbengewebe als eine spezifische Stimulation des axonalen Wachstums anzunehmen (siehe GUTH, 1956).

Eine bessere Trophik paralytischer Muskeln und eine Verbesserung ihres Tonus wird, wie wir bereits erwähnt haben, vor allem durch Galvanotherapie und Heilgymnastik gewährleistet.

Ein weiteres therapeutisches Problem sind die Kontrakturen. Die Pathogenese der reflektorisch bedingten Kontrakturen ist sehr verwickelt, der pathologische Wirkungsmechanismus ihrer Ursachen bisher unbekannt. Auch bei verhältnismäßig leichtem Trauma kommt es oft lange Zeit danach zur Kontraktur distaler Muskeln, die sich bei passiver Bewegung noch steigert. Schon BABINSKI und FROMENT vermuteten eine reflektorische Reizung der Nervenzentren (beim sog. physiopathischen Syndrom), doch ist es durchaus möglich, daß für solche motorischen Störungen auch reflektorische Gefäßkonstriktionen verantwortlich sind (siehe DAWIDENKOW, 1952). Da in manchen Fällen kein Nerventrauma feststellbar war, wurde oft auf psychogene Faktoren geschlossen und eine hysterische Kontraktur angenommen. Dagegen spricht aber der fixierte Charakter dieser Syndrome. Entscheidend scheint hier ein lokaler Irritationsherd (Knochensplitter, Neurom u. dgl.) zu sein, der die reflektorische Kontraktur verursacht. GRINSCHTEIN (siehe DAWIDENKOW, 1952) geht bei der Interpretation pathogener Kontrakturen von der Symptomatologie der Halssympathikusverletzungen aus, die oft dem Bild der reflektorischen Kontraktur sehr ähnlich sind, und vermutet einen fixierten vegetativen Reflex, wobei die afferente Strecke des Reflexbogens über viszeral afferente Fasern führt. Nach paravertebraler Blockade des Halssympathikus besserten sich die reflektorischen Kontrakturen. Wichtig ist hier die Elimination des chronischen Reizherdes (schmerzhafte Neuritis, osteomyelitische Herde u. dgl.), der zu pathologischen Reflexen führen kann. Warum allerdings diese „pathologischen Reflexe“ in einigen Fällen zu reflektorisch bedingten Kontrakturen führen, ist unklar. Bei erfolgloser konservativer Behandlung wird meist periarterielle Symathektomie, gegebenenfalls Ganglionektomie durchgeführt. Die Kontraktur kann aber auch durch unmittelbare, eventuell im Zusammenhang mit der Nervenschädigung erfolgte Gefäßverletzung hervorgerufen werden. Wir untersuchten das bioptische Material von Fällen mit vaskulärer Läsion der Extremitäten (BOWDEN und GUTMANN, 1949) und fanden drei Typen von histologischen Veränderungen bei Kontrakturen infolge Gefäßschädigung: a) von fibrösem Gewebe umgebene Gebiete mit massiven Nekrosen, b) dichte interstitielle Fibrose ohne massive Nekrose der Muskelfasern, c) vereinzelte Nekroseherde mit verstreuter interstitieller Fibrose. Die Ätiologie zeigte im ersten Falle eine Verletzung der Hauptarterie, im zweiten Falle eine venöse oder kapillare Unterbrechung mit Ödem und anschließender Fibrose. Beim dritten Fall kommt ätiologisch langsam ansteigender Druck in Frage, der die Arteriolen versperrt und derart zur Bildung kleinerer Nekroseherde und zu langsamen Blutungen in den Muskel oder Faszialraum führen kann.

In ischämischen Muskeln können die Nervenfaserbündel normal sein oder Symptome einer Degeneration oder Nekrose aufweisen. Wir beobachteten manchmal an Nervenfasern Regenerationsmerkmale und stellten in einigen

Fällen auch regenerierende Muskelfasern fest. Die Prognose hängt hier also vom Umfang und von der Reversibilität der Veränderungen sowohl im Muskel als auch in den Nervenfasern ab.

Wie bei den reflektorischen Kontrakturen ist auch die Pathogenese der Kausalgie nicht völlig klar und damit auch ihre Therapie problematisch. Brennender Schmerz, Dystrophie und vegetative Störungen stellen daher schwer zu lösende Aufgaben dar. Der Schmerz ist oft unerträglich und steigert sich auch bei leichter Reizung der Hautrezeptoren. Die Folge sind dann oft starke Muskelatrophie, dystrophische Veränderungen der Haut und andere trophische oder vasomotorische Reizerscheinungen. Im allgemeinen wird eine übermäßig starke Reizung afferenter nozizeptiver Fasern, Störung der sympathischen Gefäßversorgung oder der vasomotorischen Innervation vermutet, die zu Vasokonstriktion nicht nur im Muskel, sondern auch im Nerv führt. Da die schmerzauslösende Reizung den Stoffwechsel weitgehend in Mitleidenschaft ziehen kann, ist die Schmerzbekämpfung eine wichtige therapeutische Aufgabe. Bei nozizeptiv gereizten Ratten stellten wir den Verlust der Fähigkeit zur Glykogensynthese in allen Muskeln fest, die bei reflektorischer Kontraktur erschlaffen (GUTMANN und VODIČKA, 1953). Die Änderungen im Kohlenhydratstoffwechsel ähneln jenen bei Denervation oder reversibler funktioneller Blockade der motorischen Nervenfasern. Die Änderungen im Muskeltonus bei starker Reizung der Schmerzfasern sind also schwerwiegend, und es ist durchaus möglich, daß auch bei Kausalgie der Funktionsblockade der motorischen Nervenfasern nach maximaler nozizeptiver Reizung eine pathogenetische Bedeutung zukommt. Jedenfalls ist die vasomotorische Störung sehr weitgehend, wie auch die bei Kausalgie auftretende Hautdystrophie zeigt. Sehr häufig kommt es auch bei unvollständiger Nervenunterbrechung oder bei lateralen Neuromen zur Kausalgie. Auf die Bedeutung der chronischen Irritation im Zusammenhang mit dem Vorkommen inkapsulierter „Rezeptoren" in Neuromen wurde bereits hingewiesen. Die Behandlung erfolgt mit pharmakotherapeutischen, physiotherapeutischen und chirurgischen Methoden. GRINSCHTEIN (1952) ist von der entscheidenden Bedeutung der sympathischen Nerven für die Pathogenese der Kausalgie überzeugt, deren Ursache er in einer Störung der terminalen Endigungen des sympathischen Nervensystems erblickt. Diese bewirkt dann eine Störung ihrer Effektor- und Adaptationsfunktion, auf die das Zentralnervensystem (Thalamus und Kortex) mit erhöhter Erregbarkeit reagiert. Die lang andauernden Schmerzimpulse aus peripheren Irritationsherden stabilisieren sich, und es tritt schließlich Kausalgie ein. Die in solchen Fällen indizierten Eingriffe in das vegetative Nervensystem (periarterielle Sympathektomie und Ganglionektomie) wurden von sowjetischer Seite während des 2. Weltkrieges mit Erfolg durchgeführt (LAMBERT, 1952). Erfolgreiche Schmerzbekämpfung durch Sympathektomie wird auch von englischen Autoren angegeben (siehe BARNES, 1954). Auf die von BARNES für möglich gehaltene Herstellung einer künstlichen Synapse zwischen somatisch afferenten und viszeral efferenten Nervenfasern haben wir bereits verwiesen.

Die reflektorisch bedingten Kontrakturen und Kausalgien weisen auf die große Bedeutung von Reflexstörungen in der Regenerationsperiode hin. Die Therapie rechnete bisher mit einer reflektorischen Beeinflussung der Restitutionsvorgänge nur für die Zeit nach Reinnervation des Muskels. Dies ergab sich aus der bisherigen Zielsetzung der meisten Studien über die Nervenregeneration, die diesen Prozeß isoliert von der gesamten Reflextätigkeit des Organismus betrachteten. Das regenerierende periphere Neuron bleibt aber auch nach Unterbrechung der Nervenfasern ein untrennbarer Bestandteil des Zentralnervensystems. Unsere Arbeiten zeigten, daß auch der eigentliche Regenerationsvorgang im Motoneuron, vor allem die neuerliche Ausbildung der neuromuskulären Verbindungen reflektorischen Einflüssen unterliegt (BERÁNEK und GUTMANN, 1953). Die Reflexmechanismen machen sich in dem von der Nervenunterbrechung betroffenen terminalen Organ auch während der Denervationsperiode geltend. Die fehlende oder mangelhafte Innervation ist sicherlich der wichtigste Faktor für die Entstehung trophischer Geschwüre nach Nervendurchschneidung (CHLOPINA, 1952), aber außerdem können auch viele andere Faktoren vasomotorische und trophische Störungen erklären. Die andauernde Hypothermie denervierter Gebiete wird mit dem lokalen vasokonstriktorischen Einfluß niedriger Temperaturen auf die denervierten Blutgefäße, mit der Wirkung von zirkulierendem Adrenalin, mit Inaktivität, Sensibilitätsverlust und mit dem Einfluß der vasomotorischen Innervation intakter Nachbargebiete erklärt (RICHARDS, 1954). Für die Atrophie der Haut macht RICHARDS (1954) Inaktivität und reduzierten Kreislauf, für Geschwüre und ähnliche Läsionen im einzelnen nicht festgestellte Traumen verantwortlich. Die große Variabilität der trophischen Geschwüre spricht aber für die gleichzeitige pathogenetische Wirkung verschiedener Reflexmechanismen. Der Stoffwechsel denervierter Organe steht auch weiterhin unter dem Einfluß des Funktionszustandes des Zentralnervensystems, wobei solche Einflüsse humoral oder auf dem Wege der vasomotorischen Innervation vermittelt werden. In dieser Hinsicht bedeuten die Arbeiten SPERANSKIS (1935) ein neues Eingehen auf das Problem der dystrophischen Vorgänge, z. B. auf die Bedingungen für ihre Rezidivierung. Bei Reizung der Finger oder Zehen mit Terpentinöl erneuern sich die ursprünglich durch den Druck eines Fremdkörpers im hypothalamischen Gebiet hervorgerufenen dystrophischen Störungen. Es scheint, daß jeder beliebige zentralnervale Abschnitt zur Quelle solcher Störungen werden kann, wobei die Wirkung vom Zustand des Zentralnervensystems und von der Stärke und Dauer des Reizfaktors abhängt. Solche rezidivierenden dystrophischen Reizerscheinungen weisen eine Ähnlichkeit mit dem Verlauf von Entzündungsprozessen auf, die bisher meist als lokale Reaktionen auf äußere Reizeinflüsse angesehen wurden (siehe DURMISCHJAN, 1952). Von Interesse sind in diesem Zusammenhang die Arbeiten von WISCHNEWSKI (siehe DURMISCHJAN, 1951), der eine Erneuerung bereits geheilter trophischer Geschwüre bei interkurrenter Erkrankung (z. B. Grippe) beobachtete. Auch diese Beobachtung weist auf eine reflexbedingte Entstehung trophischer Geschwüre in Abhängigkeit vom Funktionszustand des Nervensystems hin. Der Mechanismus solcher Vorgänge kann allerdings nicht mit der „Eigenschaft des Nervensystems, die Reizwelle nach allen Richtungen hin diffus zu vermitteln, also mit einer Irradiation von Erregungsprozessen in größeren Gebieten“ erklärt werden (siehe DURMISCHJAN, 1952) Eine solche Vorstellung, die übrigens der Konzeption von SPERANSKI von einem „Nervennetz“ entspricht, vermag den nervalen Mechanismus bei der Entstehung trophischer Geschwüre nicht zu konkretisieren. Das Studium des Funktionszustandes der Hirnrinde und der afferenten Glieder der Reflexmechanismen, die an der Entstehung der dystrophischen Störungen mitwirken, bleibt auch weiterhin Aufgabe des experimentellen Studiums. Die fehlende Innervation und der Funktionsverlust von Nervenfasern im denervierten terminalen Organ sind also hier nicht allein maßgebend. So nimmt DURMISCHJAN (1952) an, daß die Nervenunterbrechung eine Reizung hervorruft, die reflektorisch an andere Gewebe weitergegeben wird, und zwar auch an solche, die von dem unterbrochenen Nerven nicht innerviert wurden. Die afferente Reizübermittlung an höhere nervale Zentren wies IGNATOWITSCH (1952) in Versuchen nach, in denen eine Reizung an verschiedenen Stellen rasch zur Entstehung trophischer Geschwüre führte. Eine Reizung des Magens nach Resektion des Ischiadikus verursachte trophische Geschwüre, die nach Nervendurchschneidung allein nicht entstanden.

Wir beobachteten nach Nervendurchschneidung und wiederholter nozizeptiver Reizung ein schnelleres Auftreten trophischer Geschwüre, wahrscheinlich infolge Vermittlung durch vasomotorische Fasern im denervierten Gebiet. Die Frage, inwieweit hier die unzulängliche nervale Versorgung und die afferente Reizleitung verantwortlich zu machen sind, bleibt unserer Meinung nach offen. Jedenfalls werden die trophischen Veränderungen auch in der Denervationsperiode reflektorisch beeinflußt (siehe auch BOROWSKI, 1952), und ebenso ist die wichtige Aufgabe des Funktionszustandes der Hirnrinde bei der Entstehung trophischer Geschwüre als erwiesen anzunehmen.

Bei der Behandlung trophischer Störungen dürfen die Mechanismen der höheren Nerventätigkeit nicht unterschätzt werden. In schweren Fällen ist möglicherweise die Anwendung einer Schutzhemmung geboten, die hier ein weites Anwendungsgebiet findet. Die Bedeutung der Schutzhemmung bei unmittelbarer Schädigung des Zentralnervensystems wurde von ASRATJAN (1951) und in unseren Laboratorien von BERÁNEK nachgewiesen, der durch Schlafverlängerung eine schnellere Wiederherstellung der normalen motorischen Funktion erzielen konnte. Bei der Therapie von Nervenschäden darf also auch im Stadium vor der Funktionsrückkehr die reflektorische Beeinflussung der Regenerationsvorgänge nicht außer acht gelassen werden.

Im Zeitraum nach der Ausbildung funktionstüchtiger neuromuskulärer Verbindungen, also nach Wiederherstellung der koordinierten Funktion, steht die Therapie vor der Aufgabe, die Kraft und Koordination der Muskeln so schnell wie möglich zu erhöhen, bzw. die Kompensationsfunktion des Zentralnervensystems weitgehend auszunutzen und sie vor allem in jenen Fällen zu mobilisieren, in denen die Regeneration wenig erfolgreich war. Rehabilitationsmaßnahmen finden hier eine große und dankbare Aufgabe, doch sei erwähnt, daß bisher die Bedeutung kortikaler Prozesse für die Funktionserneuerung unterschätzt wurden.

Die Unterbrechung des peripheren Nerven ist nicht nur als eine Erkrankung peripherer Strukturen zu betrachten. Physiotherapeutische Maßnahmen konzentrieren sich oft nur auf die Beeinflussung der „peripheren" Faktoren, und man könnte fast von einer Behandlung des „Nerv-Muskelpräparates" sprechen. Eine derart eingestellte Therapie kann nicht genügen, da sie die größtmögliche Ausnützung kompensierender kortikaler Mechanismen vernachlässigt. So können vorübergehende Störungen im motorischen Analysator nach Unterbrechung des peripheren Nerven den Verlauf der motorischen Funktionserneuerung beeinflussen. Die Kenntnis aller Faktoren, die imstande sind, solche Störungen zu beseitigen, ist daher notwendig. Nach der Funktionsrückkehr stellen sich allmählich die koordinierten Bewegungen wieder her, wobei vor allem an die Leistung der Hirnrinde zu denken ist. Die Analyse der kortikalen Mechanismen, die sich bei der Wiederherstellung der Funktion des unterbrochenen Nerven geltend machen, befindet sich vorläufig noch in ihren Anfängen. Erst ihr eingehenderes Studium wird eine erfolgreiche Ausnützung kompensatorischer Prozesse möglich machen.

Die Wiederherstellung der Funktion nach Unterbrechung eines peripheren Nerven kann auch durch Anwendung der sogenannten aktiven Erholung beeinflußt werden. Ihr Prinzip besteht in der von SETSCHENOW (1903) festgestellten Tatsache, daß eine bis zur Erschöpfung ermüdete Muskelgruppe ihre ursprüngliche und häufig auch eine größere Kraft schnell wiedergewinnt, wenn an Stelle der passiven Erholung eine andere Muskelgruppe (z. B. an der kontralateralen Extremität) durch Übung beansprucht wird. Diese Erscheinung beruht auf dem Prinzip der gegenseitigen Induktion von Erregungs- und Hemmungsprozessen, die bereits SETSCHENOW als zentrales Geschehen erkannt hat. Seine Interpretation wurde von anderen Autoren experimentell bestätigt (KOSLOWSKI, 1952).

In unserem Laboratorium wurde die günstige Wirkung der aktiven Erholung bei Folgen der Kinderlähmung demonstriert (BERÁNEK, HNIK, VRBOVÁ, 1953). Ebenso günstig wirkt sich die aktive Erholung auch auf die Steigerung der Ausdauer nervengeschädigter Muskeln aus. Im Laufe der aktiven Erholung werden die entsprechenden Nervenzentren durch Induktionsprozesse in einen für die Erneuerung der Bewegungsreflexe günstigen Erregungszustand versetzt, wobei eine fördernde Beeinflussung der zentralen Hemmung anzunehmen ist, die infolge fehlender Bekräftigung der Bewegungsreflexe eintritt. Die aktive Erholung bietet ein Beispiel, wie die Kenntnis der Mechanismen der höherern Nerventätigkeit für die Therapie von Nervenschäden ausgenützt werden kann. Sicherlich besteht noch eine ganze Reihe solcher Möglichkeiten, die noch auf ihre Ausnützung durch konsequente Anwendung der Kenntnis von der Dynamik der kortikalen Prozesse wartet.

Die Wiederherstellung der Funktion nach Nervenschädigung erfordert oft eine lange Zeit, während der Atrophie und Kontraktur der Muskeln eintreten können. Manchmal sind dann operative Eingriffe an den Sehnen notwendig, die bisher meist nur bei Nervennaht empfohlen wurden. Der Erfolg der Funktionserneuerung ist aber auch von der Erhaltung des Tonus des paralytischen und des nichtparalytischen antagonistischen Muskels abhängig. OSTROWERCHOW (1952) empfiehlt daher eine prophylaktische Operation (palliative Tenoplastik), wodurch die Extremität in einer mittleren physiologischen Stellung gehalten werden soll. Diese radikale Methode scheint jedoch keinen großen Anklang gefunden zu haben.

Wir können zusammenfassen: Die Regenerationsprozesse verlaufen erfolgreich, wenn das vorübergehend geschädigte Neuron erneut und vollständig in das Reflexgeschehen des Gesamtorganismus eingeschaltet wird. Dieser Prozeß muß durch therapeutische Maßnahmen beschleunigt werden, wobei die koordinierende und regulierende Funktion der höheren Nervenzentren nicht unterschätzt werden darf. Das nach diesen Richtlinien durchgeführte experimentelle Studium muß sich hinsichtlich klinischer Belange auf folgende Aufgaben konzentrieren:

1. Verbesserung der Methoden zur Verbindung des unterbrochenen Nerven.
2. Verbesserung der Fürsorge für das terminale Organ.
3. Verbesserung der Methoden, die eine intensive und zielbewußte Ausnützung der Kompensationsmechanismen der höheren Nervenzentren ermöglichen.

VIII. ZUSAMMENFASSUNG

In der vorliegenden Arbeit haben wir uns bemüht, das Studium der Regeneration peripherer Nerven, also der Erneuerungsprozesse nach Nervendurchschneidung, mit der allgemeinen biologischen Regenerationstheorie in Verbindung zu bringen. Eine allgemein biologische Regenerationstheorie, die die Bedeutung der adaptiven Prozesse hervorhebt, ergibt sich z. B. aus den Arbeiten von STUDITSKI und STRIGANOWA über die Erneuerungsprozesse im Muskel (1951). Das Studium der Regenerationsvorgänge im Nervensystem ist begreiflicherweise besonders schwierig, da es sich um die Funktionserneuerung von Zellen handelt, die komplizierte koordinierende Leistungen vollbringen. Damit ist auch gleichzeitig die Kompliziertheit der Erneuerungsvorgänge und die Beschwerlichkeit ihrer Erklärung gegeben. Wir sind uns dessen bewußt, diese Aufgabe nicht völlig gemeistert zu haben. Aber vielleicht ist es uns gelungen, zumindest die Hauptfragen dieses Problems richtig zu formulieren. Auch zu diesem Zweck mußte das Studium der Nervenregeneration mit der allgemeinen biologischen Regenerationstheorie in Zusammenhang gebracht werden.

Die Grundlage der Regenerationsprozesse, und zwar sowohl der reparativen als auch der physiologischen Regeneration, ist die Verschiebung des dynamischen Gleichgewichts metabolischer Prozesse nach den Restitutionsprozessen hin. Den Impuls hierzu bietet der Abbau der lebenden Substanz, der das Regenerationsgeschehen in Gang setzt. Die Regenerationsfähigkeiten mußten sich daher in der Evolution als Reaktionen ausbilden: in der reparativen Regeneration auf die Reize nach der Gewebsschädigung und in der physiologischen Regeneration auf die Reize der Funktionsbelastung. Während der Regeneration machen sich reflektorische Adaptationsmechanismen geltend, die eine Anpassung an neue Lebensbedingungen ermöglichen. Die durch Generationen hindurch sich wiederholende funktionelle Anpassung an Umweltsbedingungen verwandelte sich in ein Erbgut und wirkte dann gesetzmäßig in der Embryonalentwicklung. Dieselbe Entwicklung wiederholt sich in bedeutendem Maße auch bei der reparativen Regeneration. Das evolutionäre Adaptationsgeschehen (nach STUDITSKI, 1952, die Reaktion des Organismus auf den wiederholten Verlust eines Organs oder eines Organteiles) ist hierbei der entscheidene Faktor.

Nach Nervenunterbrechung bildet sich das Axon von neuem, wobei es sich in die komplizierten Reflexvorgänge des Organismus eingliedert. Bei höheren Säugern ist die Regenerationsfähigkeit des Nervensystems beschränkt. Über die Möglichkeit eines Ersatzes vorlorengegangener Zellen des Zentralnervensystems liegen keine Angaben vor, aber der Organismus mobilisiert eine Vielzahl von Adaptationsmechanismen, die beim Menschen durch die qualitativ höhere Entwicklung des Nervensystems gegeben sind und die Beschränkung der Erneuerungsprozesse im morphologischen Sinne kompensieren. Darin liegt die große Bedeutung der zentralnervalen Adaptationsmechanismen für den Regenerationserfolg. Dieser Erfolg ist durch die Funktionserneuerung gegeben, weshalb wir von einer funktionellen Regeneration der peripheren Nerven sprechen. Wir betonten daher in der vorliegenden Arbeit die Wichtigkeit einer Korrelation des morphologischen und funktionellen Studiums. Ohne eine solche Verknüpfung kann dem morphologischen Studium nur eine beschränkte Bedeutung zukommen.

Wir waren ferner bemüht, die funktionelle Regeneration als adaptives Reflexgeschehen zu erklären und die Bedeutung der höheren Nervenzentren in diesem Geschehen und den Zusammenhang zwischen physiologischer und reparativer Regeneration dadurch aufzuzeigen, daß wir die gemeinsame metabolische Grundlage, besonders die metabolischen Erneuerungsprozesse betonten. Das Studium der Regeneration bedeutet uns also vor allem die Untersuchung der trophischen Funktion des Organismus und damit der Reversibilität von Veränderungen nach Nervenunterbrechung.

Eine wichtige Aufgabe des Studiums der Nervenregeneration ist die Herstellung einer Verbindung mit jener Zelltheorie, die eine Entstehung von Zellstrukturen auch aus nichtzelligem Material für wahrscheinlich hält. Auf die mögliche Bedeutung solcher Mechanismen in der Morphogenese des Muskels weisen z. B. die Arbeiten von STUDITSKI hin. Für ihr Vorhandensein bei der Regeneration peripherer Nerven liegen bisher keine Beweise vor. Damit ergibt sich für die moderne Zytologie eine neue Aufgabe, zu deren Lösung wir allerdings in dieser Arbeit nicht beitragen konnten. Die praktische Bedeutung solcher zytologischer Aufgabenstellungen darf aber keinesfalls unterschätzt werden. Wir können beispielsweise mit Recht behaupten, daß künftige Erfolge des Regenerationsstudiums vor allem durch eine gründliche Kenntnis des Stoffwechsels der SCHWANNschen Zellen ermöglicht werden.

Im Regenerationsprozeß nach Nervendurchschneidung gehen gleichzeitig in allen betroffenen Strukturen Veränderungen vor sich. Es mußten daher diese Veränderungen in den Nervenzellen, in den Nervenstümpfen, in der Narbenstrecke und im Endgebiet systematisch analysiert und beschrieben werden. Auf Grund einer solchen Analyse, die nach Möglichkeit quantitative Kriterien für den Grad des Regenerationsprozesses ergeben sollte, konnte zu einer Synthese dieser Vorgänge geschritten werden, wie sie sich in der Funktionserneuerung manifestiert. Schließlich war noch die Eignung therapeutischer Maßnahmen zu erörtern. Bei diesem Vorgang stützen wir uns vor allem auf eigene experimentelle Befunde, wodurch allerdings eine gewisse Einseitigkeit der Interpretation bedingt ist. Andererseits will aber diese Arbeit durchaus nicht eine lückenlose Literaturübersicht über die Regeneration peripherer Nerven bringen, sondern vor allem um eine synthetische Betrachtungsweise bestrebt sein.

In Kürze sei nunmehr eine Zusammenfassung der wichtigsten Befunde gebracht und auf wichtige Probleme verwiesen, die das Studium der funktionellen Regeneration der peripheren Nerven noch zu lösen hat.

In den Zellen des unterbrochenen Neurons laufen zwei verschiedene Prozesse ab, die durch die adaptive Reaktion des Organismus ausgelöst werden. Die akuten funktionellen Änderungen sind völlig reversibel und vor allem durch eine gesteigerte Eiweißsynthese nach dem plötzlichen Zytoplasmaverlust charakterisiert. Die langsamer und zu einem späteren Zeitpunkt verlaufenden chronischen Änderungen sind das Ergebnis der zellulären Inaktivität und zeichnen sich durch eine fortschreitende Reduktion der Eiweißsynthese aus. Die Reversibilität akuter Veränderungen in den Rückenmarkszellen ist sehr bedeutend. Wie wir feststellten, regenerieren Nervenfasern mit fast unveränderter Geschwindigkeit auch nach achtmal nacheinander wiederholter Kontinuitätstrennung. Über die physiologische Bedeutung akuter „chromatolytischer" Veränderungen in den Rückenmarkszellen ist wenig bekannt. Angaben über die physiologische Korrelation der Chromatolyse und über Reflexvorgänge in Neuronen mit chromatolytischer Zelle wären daher wünschenswert. Wir nehmen gewisse reflektorische Beeinflussungsmöglichkeit dieser Veränderungen an. Die Untersuchungen von BERÁNEK in unserem Laboratorium über die beschleunigende Wirkung der Schlaftherapie auf die Funktionserneuerung nach Nervenunterbrechung deuten an, daß die Schutzhemmung den Grad der chromatolytischen Veränderungen beeinflussen kann. In dieser Hinsicht wird ein weiteres Studium erforderlich sein. Werden die terminalen Strukturen nicht reinnerviert und fällt dadurch der entscheidende reflektorische Impuls für die Eiweißsynthese aus, so schreiten die chronischen Veränderungen fort und können zum irreversiblen Verlust der Neurone führen. Bis zu einem gewissen Grade kann dieser Prozeß durch Nervenquetschung oberhalb der Läsionsstelle verhindert werden (GUTMANN und HOLUBÁŘ 1948, 1950), wobei wir annehmen, daß eine solche Quetschung Regenerationsprozesse auslösen und auf diese Weise die Atrophie infolge Untätigkeit vereiteln kann.

Nach Nervenunterbrechung kommt es zu Veränderungen nicht nur in den Rückenmarkszellen, sondern selbstverständlich auch in den Zellen der höheren Nervenzentren. Hier unterscheiden wir zwei Prozesse: 1. Hemmungsprozesse, die durch die veränderte Signalübermittlung aus der Peripherie verursacht sind und allmählich überwunden werden. Die Beweise für diese Vorgänge sind meist indirekter Natur. In unseren Versuchen (VRBOVÁ und GUTMANN, 1956) konnten wir im Verlaufe des Regenerationsprozesses eine gegenüber den unbedingten Reflexen verspätete Erneuerung der bedingten Bewegungsreflexe feststellen. Wir verwiesen ferner auf die Schwierigkeiten bei der Ausarbeitung von Bewegungsreflexen in der Denervationsperiode (VRBOVÁ und GUTMANN, 1956). 2. Die Ausbildung von Reflexverbindungen, die kompensierende zentralnervale Adaptationsfunktionen vor allem in der Hirnrinde auslösen. Die Erforschung dieser zentralen Vorgänge erbrachte bisher wenig zufriedenstellende Ergebnisse. Die Bewältigung dieses Problems würde die Grundlage der modernen

Rehabilitation bedeuten, die ihre Wurzeln in der PAWLOWschen Lehre von der höheren Nerventätigkeit besitzt.

Ähnlich wie in den Nervenzellen unterscheiden wir auch im zentralen Nervenstumpf akute, reversible und chronische Veränderungen, die bei ausbleibender Verbindung mit dem terminalen Organ irreversibel werden. Die akuten Veränderungen machen sich durch eine vorübergehende Abnahme des Durchmessers der Axone und Myelinscheiden bemerkbar und sind mit einer allmählichen Zunahme des Faserdurchmessers im peripheren Stumpf verbunden. Die Abnahme des Faserdurchmessers im zentralen Stumpf erklären wir mit dem großen Nukleoproteinverlust, der mit der zellulären Chromatolyse einhergeht. Chronische Veränderungen treten im Sinne einer Atrophie vor allem bei den Myelinscheiden in Erscheinung, konnten aber auch in der fortschreitenden Verminderung der Erregungsleitung der Nervenfasern nachgewiesen werden (GUTMANN und HOLUBÁŘ, 1950). Über die Art und den Zeitpunkt irreversibler chronischer Veränderungen in den Fasern des zentralen Stumpfes fehlen genaue Angaben.

Besonders wichtig sind die Veränderungen im Narbengebiet. Die Verbindungsbrücke zwischen dem zentralen und peripheren Nervenstumpf wird von den SCHWANNschen Zellen und Fibroblasten gebildet. Das Synzytium der SCHWANNschen Zellen versieht eine mechanische und eine metabolische Funktion. Über die metabolische Bedeutung der SCHWANNschen Zellen bei diesem Überbrückungsprozeß herrscht noch Unklarheit, doch ist bekannt, daß ohne diese Zellen eine erfolgreiche Reinnervation des peripheren Stumpfes unmöglich ist. Die Veränderungen in der Narbe haben auch eine Bedeutung für die Entstehung „pathologischer Reflexe“, die zu trophischen Störungen in den terminalen Organen führen können, indem sie im Zentralnervensystem Hemmungs- und Erregungsherde hervorrufen und auf diese Weise die Funktionserneuerung ungünstig beeinflussen. Die Arbeiten BOROWSKIs über die adäquate und inadäquate Regeneration bedeuten ein neues Herangehen an diese Fragen.

Aus der Analyse von Veränderungen im Narbengebiet ergeben sich für die experimentelle Forschung Fragen nach der Art und dem Zeitpunkt der Nervennaht, sowie das Problem der allzu großen Lücke zwischen den Nervenstümpfen. Ein eigentliches Versuchsmaterial zur Frage der Nervennaht liegt nicht vor, doch weisen Arbeiten, in denen die Bedeutung der in der Narbe abirrenden und in funktionell inadäquate Scheiden einwachsenden Fasern nachgewiesen wurde (GUTMANN und KUČEROVÁ, 1947), darauf hin, daß eine optimale Naht geboten erscheint. Die Klebung von Nerven mit Plasma war sehr erfolgreich und verhalf zu dem früher unmöglichen Experimentieren mit dünnen Fasern bei minimaler Störung der Nervenfaserbündel. Eine weitere Verbesserung der Nervenklebung könnte vielleicht eine feste Naht ermöglichen und in der klinischen Praxis ein dankbares Verwendungsfeld finden.

Wir bemühten uns ferner die „Latenzperiode“ exakt zu bestimmen, also die Zeit bis zum Eintritt der Nervenfasern in den peripheren Nervenstumpf. Beim Kaninchen betrug sie nach Verbindung des Nerven mit Fibrin 7,27 Tage, nach Nervenquetschung 5,23 Tage (GUTMANN, GUTTMANN, MEDAWAR und YOUNG,

1942). Von einer konstanten Latenzperiode kann in klinischen Fällen begreiflicherweise nicht gesprochen werden, da hier die Variationsbreite der Verletzungen an den Nervenstümpfen groß ist. Die annähernde Berechnung dieser Zeitspanne besitzt jedoch insofern praktische Bedeutung, als sie eine Bestimmung des Zeitpunktes ermöglicht, zu dem die Reinnervation der terminalen Strukturen erwartet werden kann.

Das bisher gewonnene experimentelle Material sollte den Neurochirurgen von der Notwendigkeit einer möglichst baldigen Nervennaht überzeugen. Die Aktivitätsverminderung der SCHWANNschen Zellen, die Retraktion des Nervenstumpfes, die fortschreitende Atrophie der Nervenfasern im zentralen Stumpf, die Kollagenisierung und Verengerung der SCHWANNschen Scheiden im peripheren Stumpf, der Eintritt irreversibler Veränderungen, besonders in den Muskelfasern, und schließlich die Ausbreitung der zentralen Hemmung, das alles sind Faktoren, die der Neurochirurg nicht übersehen darf. Die experimentelle Forschung kann allerdings nur allgemeine Richtlinien für den chirurgischen Eingriff festlegen, da die Bestimmung des für die Naht günstigsten Zeitpunktes begreiflicherweise von der konkreten klinischen Situation abhängt. Aber auch in dieser Hinsicht vermochte die experimentelle Forschung Wesentliches beizutragen, indem sie der Klinik mit den Antibiotika die Möglichkeit schuf, die Nervennaht auch bei drohender Infektionsgefahr vorzunehmen, die früher den radikalen Eingriff verzögerte. Das in dieser Arbeit vorgelegte Versuchsmaterial steht in Übereinstimmung mit den Schlußfolgerungen von RICHTER (1952), daß der frühe operative Eingriff bei Nervenverletzungen eine der grundlegendsten Erkenntnisse ist, die sich aus den Erfahrungen des 2. Weltkrieges auf dem Gebiet der Verletzung peripherer Nerven ergeben haben.

Hinsichtlich jener Fälle, in denen zwischen peripherem und zentralem Nervenstumpf eine große Lücke angetroffen wird, verweisen wir auf die große Bedeutung des Studiums der Homoiotransplantate, das eines der wichtigsten Probleme der Neurochirurgie zu lösen hat. In Kaninchenversuchen konnten wir mit verhältnismäßig kurzen Homoiotransplantaten sehr gute Erfolge erzielen (GUTMANN und SANDERS, 1942). Die bei Katzen verwendeten dickeren und längeren Schaltstücke zeigten allerdings eine starke Fibrose. Weitere Versuche ließen die große Bedeutung einer rechtzeitigen Vaskularisation erkennen. Der Ausschluß schädlicher Fibrosen, die wahrscheinlich durch aktiv erworbene Immunität hervorgerufen sind, und die baldige Vaskularisation der Transplantate bilden wichtige experimentelle Aufgaben, die ohne Mitwirkung der Immunologen kaum zu lösen sein werden. Vielleicht wird hier die Methode, die als Kriterium die Degenerationsgeschwindigkeit in verschiedenen Transplantaten benützt (GUTMANN und HOLUBÁŘ, 1950), behilflich sein. Mit ihr konnte bereits der wenig wahrscheinliche Erfolg von Heterotransplantaten nachgewiesen werden.

Bei der Analyse der Prozesse, die im peripheren Nervenstumpf ablaufen, betonten wir die gegenseitige funktionelle Abhängigkeit der verschiedenen Zellelemente bei der von den Nervenzellen gelenkten axonalen Eiweißsynthese. In dieser Beziehung gilt die zentrogene Theorie der Nervenregeneration. Einer

Erklärung bedarf noch der metabolische Zusammenhang mit den SCHWANN-schen Zellen, die für den Regenerationsprozeß von großer Bedeutung sind. Mit der Ansicht, daß die Funktion der SCHWANNschen Zellen vor allem in der Vermittlung von Orientierungsstrukturen für das axonale Wachstum besteht, können wir nicht übereinstimmen.

Die Wachstumsgeschwindigkeit sensibler Nervenfasern berechneten wir auf Grund des Fortschreitens der reflektorischen Reizbarkeit regenerierender Fasern. Die Werte betrugen beim Kaninchen 3,53 $\pm$ 0,17 mm pro Tag nach Nervenklebung mit Plasma und 4,36 $\pm$ 0,24 mm pro Tag nach Nervenquetschung (GUTMANN, GUTTMANN, MEDAWAR und YOUNG, 1942). Die Wachstumsgeschwindigkeit ist je nach der Spezies verschieden und erreicht z. B. bei der Ratte nach Nervenquetschung 5,9 $\pm$ 0,6 pro Tag (GUTMANN und KUČEROVÁ, 1947). Muskelbioptische Untersuchungen erbrachten beim Menschen eine Wachstumsgeschwindigkeit der Nervenfasern, die nicht geringer als 3 mm pro Tag war (BOWDEN und GUTMANN, 1944). Wir nehmen dabei an, daß die vor allem durch die Geschwindigkeit der Eiweißsynthese in den Nervenzellen bestimmte Wachstumsgeschwindigkeit des weiteren nicht nur von konstitutionellen Eigenschaften (z. B. Zellgröße), sondern auch von verschiedenen Faktoren beeinflußt wird, denen der Organismus bzw. die Nervenzelle im postnatalen Leben ausgesetzt ist. So konnten wir z. B. zeigen, daß die Regenerationsgeschwindigkeit funktionstüchtiger motorischer Nervenfasern nach Unterbrechung des Rückenmarkes abnimmt und erklärten diese Tatsache mit dem Ausfall oder mit der Reduktion des trophischen Einflusses der höheren Nervenzentren auf die motorischen Vorderhornzellen (BERÁNEK und GUTMANN, 1953).

Ein verläßlicher Indikator für den Erfolg der Nervenregeneration ist die Produktion von Nervenfasern in normaler Anzahl und mit normalem Durchmesser. Dieser Prozeß, den wir als „Restitution" des Nerven bezeichneten (GUTMANN und SANDERS, 1943), macht sich im peripheren Stumpf z. B. durch die Erneuerung der normalen binodalen Verteilung des Faserdurchmessers bemerkbar. Diese Restitution verläuft allmählich und erreicht nach Nervenquetschung in 250—300 Tagen normale Werte, während nach Nervennaht der Normalzustand auch 364 Tage nach der Operation noch nicht wiederhergestellt ist. Die Reifung der Nervenfasern, also die Erneuerung ihres normalen Durchmessers, ist ein Faktor von großem indikatorischem Wert, da er den Grad der neuerlichen Einschaltung des Axons in das Reflexgeschehen des Organismus anzeigt. Vor allem ist aber die Erneuerung des normalen Faserdurchmessers ein verläßlicher Hinweis auf die adäquate Verbindung des Neurons mit dem terminalen Organ.

Die Analyse der Veränderungen im Endgebiet und besonders ihrer Reversibilität, die von der Reinnervation durch regenerierende Nervenfasern abhängt, ist begreiflicherweise sehr wichtig. Die darauf abzielenden Untersuchungen betrafen bisher vor allem den quergestreiften Muskel, und auch unser Studium beschränkte sich auf diese Organe. Die Vernachlässigung trophischer

Denervationsstörungen in anderen Terminalorganen bedeutet sicherlich einen großen Mangel auf dem Gebiet der Nerventrophik. Die bei der Interpretation trophischer Hautgeschwüre bestehenden Unklarheiten sind auch durch unsere mangelnden Kenntnisse von den Veränderungen in der Haut bedingt, die durch die Denervation hervorgerufen werden. Mehr ist über die Denervationsprozesse in den Speicheldrüsen bekannt, aber hier fehlen wieder Regenerationsstudien.

Die Veränderungen im denervierten Muskel des Menschen untersuchten wir am bioptischen Material. Sie verlaufen sichtlich langsamer als bei Tieren (BOWDEN und GUTMANN 1944), und auch eine bis zu 3 Jahren andauernde Denervation führte nur in wenigen Fällen zur völligen Desintegration der Muskelfasern. Bei einer längeren Denervationsperiode kommt es zur Fragmentation und Aufsplitterung der Muskelfasern und schließlich zu ihrem Ersatz durch kollagenes Bindegewebe und Fett. Der Zustand des Muskels wird durch die Denervation fortlaufend verändert, weshalb sich auch in den verschiedenen Stadien der Muskelatrophie ein verschiedenes Reinnervationsbild ergibt. Dringen die regenerierenden Fasern verspätet in den Muskel ein, so verlassen sie als ultraterminale Fasern in immer größerer Anzahl ihre ursprünglichen Bahnen, bis sie schließlich neue Verbindungen mit der sarkoplasmatischen Membran — eine neue motorische Endplatte — herstellen (GUTMANN und YOUNG, 1944). Das abnormale Reinnervationsbild im lange denervierten Muskel ist auch durch die Architektur der SCHWANNschen Scheiden bedingt, wodurch die Möglichkeit funktionell inadäquater Verbindungen vergrößert wird.

Die Heteroinnervation des Muskels und die Resorption von funktionell inadäquat verbundenen Nervenfasern wirft das Problem der trophischen Beziehung zwischen Nervenzelle und terminalem Organ auf. Das Studium der Nervenregeneration bietet eine ideale, trotzdem aber wenig benützte Gelegenheit, sich mit diesem Problem zu befassen. Wir stellten fest, daß die sensiblen Fasern im Muskel plexiforme Endigungen ähnlich jenen in der Haut ausbildeten, aber eine Verbindung mit den Muskelfasern nicht herstellen konnten und die atrophischen Prozesse im Muskel nicht beeinflußten.

Die Reversibilität von Denervationsveränderungen in den Muskelfasern untersuchten wir am Kaninchen. Die Qualität der erneuerten motorischen Funktion in Fällen nach Nervenquetschung mit einer Denervation bis zu 8 Monaten war trotz der fast völligen Reversibilität der Veränderungen in den Muskelfasern ungenügend. Wir erklären dies mit einer funktionell unzulänglichen Verbindung der Nervenfasern mit dem Muskel. Dauert die Denervation länger als 8 Monate, treten bereits fortschreitende irreversible Veränderungen in den Muskelfasern ein. Der Mißerfolg der Reinnervation in diesem Zeitraum ist vor allem durch die Denervationsveränderungen im Muskel und auch durch atrophische Zustände im Neuron bedingt. Die Irreversibilität tritt nach Nervennaht früher ein als nach Nervenquetschung. Der Grund für die verschlechterte Funktionserneuerung dürfte besonders in der Abirrung, gegebenenfalls im Verlust von Nervenfasern in der Narbenstrecke zu suchen sein.

Unsere experimentellen Befunde betonen also die Bedeutung der Denervationsdauer der terminalen Organe für die zunehmende Verschlechterung der funktionellen Leistungsfähigkeit der Verbindung zwischen Axon und motorischer Endplatte, ferner die Bedeutung der Narbe, in der die Nervenfasern nach Nervennaht entweder verloren gehen oder in funktionell inadäquate Scheiden eindringen. Die Fürsorge für das terminale Organ — besonders für den Muskel — stellt somit eine wichtige Aufgabe dar. Wie wir zeigten, kann mit intensiven elektrotherapeutischen Maßnahmen der Muskelatrophie vorgebeugt werden.

Faktoren, die den schnellen Atrophieverlauf beeinflussen, sind bisher nicht zur Gänze bekannt. Ihre Kenntnis erfordert weitere Forschungsarbeiten. Wir verwiesen z. B. auf den tiefgreifenden Einfluß einer nozizeptiven Reizung auf den Muskelstoffwechsel (GUTMANN und VODIČKA 1953). Die reflektorisch bedingten Störungen wirken sich auch im Stoffwechsel des keinesfalls isolierten, „denervierten" Muskels aus. So verläuft bei nozizeptiver Reizung die Muskelatrophie im somatisch denervierten Muskel weitaus schneller. Eine erfolgreichere Therapie der Denervationsatrophie wird erst nach besserer Kenntnis der metabolischen Bedingungen im denervierten Muskel möglich sein. Der Hinweis, daß die funktionellen Zusammenhänge zwischen Atrophie und Fibrillationsprozeß bisher unbekannt sind, dürfte genügen. Da sich unsere Arbeit vor allem mit den Regenerationsprozessen befaßt, war uns ein Eingehen auf dieses wichtige Problem nicht möglich.

Das Studium der Hautreinnervation setzt die genaue Kenntnis der „autonomen" nervalen Versorgung der Hautareale voraus, denn nur so kann Fehlern bei Interpretation der Wiederherstellung der Sensibilität nach Nervenunterbrechung aus dem Wege gegangen werden. Wir beschrieben daher die Hautareale verschiedener Nerven, und zwar das autonome, maximale und intermediäre Gebiet (GUTMANN und GUTTMANN, 1942). Bei der Untersuchung der Wiederherstellung der motorischen Funktion bemühten wir uns um eine Korrelation morphologischer und physiologischer Befunde. Schwerer ist diese Aufgabe bei der Wiederherstellung der Sensibilität, wo die Stadien der subjektiven Perzeption mit dem komplizierten morphologischen Bild in Beziehung zu bringen sind. Unsere Arbeiten zeigten aber, daß die Hautareale bei Tieren genau abgegrenzt und die Erneuerung der Tastempfindung beobachtet werden kann. Die Aufgaben der funktionellen Morphologie sind sicherlich schwierig, doch darf ihnen nicht ausgewichen werden, da ihre Lösung zu einer wichtigen Methode bei der Erforschung von Regenerationsprozessen verhelfen kann, so z. B. zu einer richtigen Beurteilung der einzelnen Stadien bei der Wiederherstellung der Funktion und der Faktoren, die diese beeinflussen.

Die vollkommene Wiederherstellung der Funktion nach Nervenunterbrechung ist ein Erfolg der Adaptationsfunktion des Organismus. Sie wird durch fortschreitende Prozesse in allen Strukturen erreicht, die normalerweise bei der Bewegung oder bei der Perzeption peripherer Reize mitwirken. Die Summe dieser Prozesse, die wir als funktionelle Regeneration bezeichnen, durchläuft während der Regeneration verschiedene Stufen und läßt auf diese Weise erkennen, in welchem Maße das Neuron in die Reflexfunktion des Organismus eingeschaltet ist. Eine vollständige Funktionserneuerung ist jedoch nicht allzu häufig anzutreffen, weshalb die verschiedenen Stadien des funktionellen Regenerationsprozesses untersucht und analysiert werden müssen. Diese Aufgabe wird durch die Beobachtung eines einfachen Reflexes (Zehenspreizung) und seiner Erneuerung nach Nervenquetschung an einer einzigen Stelle erleichtert. Dadurch erzielten wir zeitliche Standardwerte für die Wiederherstellung der Funktion und die Möglichkeit eines exakten Vergleichs.

Zum Zeitpunkt der Funktionsrückkehr ist die Muskelatrophie noch stark ausgeprägt und der Reifegrad der Nervenfasern sehr niedrig. Bei Reinnervation eines durch wiederholte Nervenquetschung daher für lange Zeit denervierten Muskels (bis zu 8 Monaten) ist die Funktionsrückkehr nur wenig verzögert, aber die Unterschiede in der Qualität der Funktion sind sehr markant. Die Rückkehr der normalen Funktion ist also ein wichtiges Kriterium bei Beurteilung des Einflusses verschiedener Faktoren auf die Funktionserneuerung.

Sehr wichtig scheint uns das Studium der metabolischen Vorgänge während der Regeneration zu sein. Unser Beitrag zu diesem Problem ist vorläufig nur gering, aber die Feststellung verschiedener Phasen des Kohlenhydratstoffwechsels, vor allem das Stadium der erhöhten Glykogensynthese, weist darauf hin, daß die Kenntnis dieser Vorgänge für die Therapie der Muskelatrophie wichtig sein kann. Eine gesteigerte Glykogensynthese beobachteten wir auch bei einer anderen Art der Funktionserneuerung, nach Tenotomie, und erklärten sie als Pendelreaktion auf die vorhergegangene Immobilisierung. Interessanterweise kann die Restitution der trophischen Vorgänge vor der Funktionsrückkehr beobachtet werden, und es ist durchaus möglich, daß dieser Befund die Vorstellung von trophischen Einflüssen nichtimpulsiver Natur unterstützt. Die Erneuerung der Stoffwechselprozesse kann nicht nur vom Standpunkt der Regeneration im peripheren Neuron beurteilt werden, da sich, wie wir zeigen konnten, auch höhere Nervenzentren z. B. bei der Reaktion der sogenannten Superkompensation (GUTMANN, VODIČKA, VRBOVÁ, 1954) oder bei der Erneuerung der sogenannten Trainingsreaktion (GUTMANN, SOBOLOVÁ, VRBOVÁ, 1953) metabolisch auswirken können. Das Studium der höheren Nervenzentren wird sich daher mehr als bisher auf ihre Bedeutung für die Erneuerung trophischer Beziehungen einstellen müssen.

Die Beziehung zwischen morphologischem Reinnervationsbild des Muskels und Funktionserneuerung zeigt, daß zwischen der Rückkehr der Nervenfasern in den Muskel und der Funktion ein gewisser Zeitraum liegt, den wir als „periphere Verspätung“ bezeichnet haben. Dieses Intervall nimmt z. B. zu, wenn der Nerv in größerer Entfernung vom Muskel unterbrochen wird. Auch hier darf die Bedeutung der höheren Nerventätigkeit nicht unterschätzt werden. Die bedingten Bewegungsreflexe stellen sich später ein als die unbedingten, wahrscheinlich infolge Störung kortikaler Mechanismen. Das Regenerationsstudium findet hier im Sinne der PAWLOWschen Lehre von der höheren Nerventätigkeit ein neues Aufgabengebiet.

Unsere Versuche bestätigten, daß die Art der Nervenunterbrechung und die Länge der Denervationsperiode die für die Funktionserneuerung wichtigsten Faktoren sind. Immobilisierung und vor allem nozizeptive Reizung können den Erneuerungsprozeß sehr ungünstig beeinflussen. In diesem Falle handelt es sich vor allem um eine Funktionsstörung der neuromuskulären Verbindung im Endgebiet.

Ein komplizierter Prozeß ist die Wiederherstellung der Sensibilität, die, wie wir gezeigt haben, in folgende Komponenten zerfällt: 1. Funktionserneuerung infolge kompensierend wirkender Nachbarfasern, und zwar a) auf dem Wege der Wiederherstellung der Funktion der Nachbarnerven im intermediären Gebiet, die nach Nervenunterbrechung von einer zeitweiligen Blockade betroffen sind, b) durch die lokale Ausbreitung von Nachbarnerven in das denervierte Gebiet. 2. Wiederherstellung der Funktion infolge Regeneration des unterbrochenen Nerven (GUTMANN, GUTTMANN, 1942; WEDDELL, GUTTMANN, GUTMANN, 1941). Wir konnten die Identität der Faktoren aufzeigen, die gleicherweise die Funktionsrückkehr bei der Sensibilitätserneuerung und bei der Bewegungsrestitution beeinflußten. An Hand der Hautreflexe untersuchten wir die Geschwindigkeit der Wiederherstellung von Schmerz- und Berührungsempfindungen nach Nervenunterbrechung. Diese Frage war lange Gegenstand von Erörterungen vom Standpunkt der HEADschen protopathischen und epikritischen Sensibilität. Wir stellten die Rückkehr der Schmerzempfindung vor der Berührungsempfindung fest. In beiden Fällen ist ein gewisses Intervall zwischen der Reinnervation der Haut und der Funktionsrückkehr notwendig, das aber bei der Berührungsempfindung größer ist. Wir erklären uns diesen Unterschied damit, daß ein bestimmter Reifungsgrad der Nervenfasern (der bei den dickeren, die epikritische Sensibilität vermittelnden Fasern größer ist) erreicht werden muß, damit das zentrale Ende des Hautanalysators erregt wird. Außerdem ist die Erneuerung der durch den Ausfall der Hautsignalisation gestörten normalen Dynamik in der Hirnrinde selbst notwendig (GUTMANN und HOLUBÁŘ, 1953). Über die während der Regeneration veränderte Dynamik der kortikalen Prozesse ist wenig bekannt. Eine rein subjektive Analyse ist hier unzureichend und ebenso eine ausschließlich die Peripherie betreffende Analyse, die nur die Vorgänge im Nerven beachtet. Die Erneuerung des Hautanalysators während der Regeneration kann nur auf Grund einer Analyse der Veränderungen im gesamten Hautanalysator verstanden werden, denn anders lassen sich die Befunde einer Rückkehr der Berührungsempfindung zu einem Zeitpunkt, in dem das Aktionspotential noch nicht zu zwei entsprechenden Wellen differenziert ist, nicht erklären.

Die Frage der Regenerationsgeschwindigkeit behandelten wir in einem eigenen Kapitel. Wir sind uns dessen bewußt, daß alle Geschwindigkeitsberechnungen nur eine Vereinfachung des komplizierten Regenerationsprozesses vorstellen, also eines Adaptationsvorganges, an dem eine große Anzahl der unterschiedlichsten Prozesse beteiligt ist. Wir unterscheiden grundsätzlich die axonale und die funktionelle Regenerationsgeschwindigkeit. In einer früheren Arbeit sprachen wir auch von einer „Geschwindigkeit der funktionellen Reife“ (GUTMANN, GUTTMANN, MEDAWAR und YOUNG, 1942). Die Funktionserneuerung ist aber nicht nur eine Frage der Reifung der Nervenfasern, obwohl diese ein sehr wichtiges Kriterium des erreichten Funktionsgrades vorstellt. Die „funktionelle Regeneration“ umfaßt alle adaptiven Vorgänge und verläuft begreiflicherweise langsamer als das axonale Wachstum. Sie ist für die klinische Praxis von besonderer Bedeutung, da sie ihr bei Berechnung der zu erwartenden Funktionserneuerung behilflich ist. Die Geschwindigkeit der funktionellen Regeneration nach Quetschung des Fibularisnerven betrug bei den motorischen Fasern 2,77 mm pro Tag, bei den sensiblen Fasern 3,35 mm pro Tag. Die Unterschiede sind dadurch bedingt, daß die Reifung der Nervenfasern bei den ursprünglich dickeren motorischen Axonen langsamer vor sich geht und daß die zentrale Reintegration für komplizierte propriozeptive Reize im motorischen Analysator verwickelter ist als für verhältnismäßig einfache nozizeptive Signale im Hautanalysator. Die Frage der funktionellen Regenerationsgeschwindigkeit ist noch nicht als gelöst zu betrachten. So bleibt z. B. der Einfluß der Entfernung der Läsionsstelle vom innervierten Organ bzw. die Länge der Denervationsperiode vor allem im Hinblick auf ihre klinische Bedeutung weiterhin unklar.

Im weiteren heben wir die große Bedeutung der zentralnervalen Adaptationsmechanismen hervor, die sich während der funktionellen Regeneration geltend machen. Es handelt sich hier um Funktionen, die beim Menschen die verhältnismäßig beschränkten morphogenetischen Möglichkeiten hochdifferenzierter Nervenzellen kompensieren. Wir unterscheiden hier folgende Phasen, die in der Hirnrinde nach einer Nervendurchschneidung ablaufen: 1. Entwicklung einer zentralen Hemmung während der Denervationsperiode im entsprechenden Abschnitt des Analysators infolge veränderter Signalübermittlung. 2. Aktive Überwindung dieser zentralen Hemmung. 3. Kompensierende Tätigkeit des Zentralnervensystems bei der Erneuerung alter oder Ausbildung neuer bedingter Reflexe. Einige Versuche, die den 1. und 2. Punkt betreffen, haben wir in dieser Arbeit zitiert, zum 3. Punkt liegt eigenes Versuchsmaterial nicht vor. Wir haben uns im Verlauf unserer Arbeiten aber von der Bedeutung solcher Untersuchungen überzeugt. Der Experimentalforschung bieten sich hier große und dankbare Aufgaben.

In einem weiteren Kapitel behandeln wir die Klassifizierung und Diagnose der Nervenschäden absichtlich gemeinsam, um zu betonen, daß ohne Verbesserung der diagnostischen Methoden eine geeignetere Unterscheidung der Nervenschäden nicht zu erwarten ist. Es wirkt überraschend, daß die Frage der Frühdiagnose von Nervenschäden noch immer unbeantwortet ist. Wir sehen darin einen Beweis dafür, daß die Physiologie und besonders der Stoffwechsel denervierter Gewebe, also das Problem der Nerventrophik, noch immer auf eine eingehendere Bearbeitung wartet.

Im Kapitel über therapeutische Maßnahmen betonen wir unter Berücksichtigung von experimentellen Befunden die Notwendigkeit besserer Methoden der Nervenvereinigung, der Fürsorge für das terminale Organ und einer intensiveren und zielbewußteren Ausnützung zentralnervaler Kompensationsmechanismen. Die Therapie der Nervenschäden muß mehr als bisher von einer ausgedehnten Anwendung der Reflextheorie ausgehen. Die Unterbrechung des peripheren Nerven kann nicht nur als bloße Erkrankung peripherer Strukturen angesehen werden und die physiotherapeutischen Eingriffe können und dürfen nicht mit einer „Therapie des Nerv-Muskelpräparats" ihren Abschluß finden. In diesem Zusammenhang haben wir auf die Notwendigkeit verwiesen, daß die reflektorische Beeinflussung des Regenerationsprozesses auch im Stadium vor der Funktionsrückkehr nicht unberücksichtigt bleiben darf.

Die besonders von der sowjetischen Schule empfohlenen komplexen Rehabilitationsmethoden bezwecken die schnellste und bestmögliche Einschaltung des vom Nervenschaden betroffenen Menschen in den Arbeitsprozeß. Der Erfolg ist abhängig von der Anwendung der verschiedensten therapeutischen Eingriffe, aber auch von den Ergebnissen der kollektiven Forschungsarbeit von Fachleuten auf allen in Betracht kommenden Gebieten. Eine ganze Reihe von Problemen wartet hier auf ihre Lösung; nur beispielsweise sei hier die Frage der Therapie der Kausalgien und Kontrakturen erwähnt.

Große Möglichkeiten bieten sich für die Anwendung von Forschungsergebnissen auf dem Gebiet der zentralnervalen Dynamik. Die Anwendung des Prinzips der aktiven Erholung ist ein Beispiel für solche Bemühungen. Wir betonen noch einmal: Die Funktionserneuerung ist ein Adaptationsvorgang des Organismus, der alle seine Reflexmechanismen einschaltet. Der Regenerationsprozeß ist erfolgreich, wenn das vorübergehend gestörte Neuron erneut und vollständig in das Reflexgeschehen eingeschaltet wird. Von dieser theoretischen Grundlage ausgehend, müßte dann die Therapie der Nervenschäden die Adaptationsmechanismen des Organismus beschleunigen und unterstützen, ohne dabei die koordinierende und regulierende Funktion der höheren Nervenzentren im Regenerationsprozeß zu vernachlässigen.

LITERATURVERZEICHNIS

ABERCROMBIE, M., JOHNSON, M. L., J. exp. Biol., 19, 266 (1942).

ABERCROMBIE, M., JOHNSON, M. L., J. Anat. 80: 37, 1946.

ABERCROMBIE, M., JOHNSON, M. L. und THOMAS, G. A., Proc. roy. Soc. Ser. B, 136, 448 (1949).

ADAMS, D., DENNY-BROWN, D., PEARSON C. M., Diseases of Muscle, 1954.

AIRD, R. B., NAFFZIGER, H. C., Arch. Surg., 38, 906 (1939).

AITKEN, J. T., SHARMAN, M. und YOUNG, J. Z., J. Anat., 81, 1 (1947).

ANOCHIN, P. K., MAJORSCHIK, V. E., Elektrodiagnostik von Schußverletzungen peripherer Nerven. Erfahrungen der sowj. Med. im Großen Vaterländischen Krieg 1941—1945, Bd. 20, S. 105, 1952.

ANOCHIN, P. K., Nervenplastik bei Kriegstrauma des peripheren Nervensystems. Medgis, 1944.

ANOCHIN, P. K., Problem des Zentrums und der Peripherie in der Physiologie der Nerventätigkeit. 1935.

ANOCHIN, P. K., IWANOW, A., Pflüg. Arch. ges. Physiol., 237, 558 (1936).

ANOCHIN, P. K., Woprossy neirochirurgii, 4 (1940).

ARIKIN, M. I., Retikulo-endotheliales System. Medgis, 1946.

ARNEMANN, A., Versuche über die Regeneration an lebenden Tieren. Göttingen 1797.

ASRATJAN, E. A., Kompensatorische Anpassung des Zentralnervensystems. Die Lehre J. P. Pawlows in der theoretischen und praktischen Medizin. Moskau 1951.

ASRATJAN, E. A., Usp. sowrem. biol., 35, 357 (1953).

ASRATJAN, E. A., Usp. sowrem. biol., 12, 3 (1940).

ASRATJAN, E. A., Fisiol. shurn. SSSR, 9, 1 (1948).

ASRATJAN, E. A., Physiologie des Zentralnervensystems. Moskau, 1953.

AXENOWA, A. K., IGNATOW, M. G., EPSCHTEIN, P. K., Wopr. neurochirurg, 15, 36, 442 (1951).

BALLANCE, C., DUEL A. M., Arch. otolaryngol., 15, 1 (1932).

BAMMER, H., MARTINI, V., Pflüg. Arch. f. ges. Physiol., 257, 255 (1953).

BARNES, R., BACSICH P., WYBURN G., KERR A., Brit. J. Surg., 34, 34 (1946).

BARNES, R., Causalgia. In: „Peripheral Nerve injuries", Medical Research Council, 1954.

BARRON, D. H., J. Comp. Neurol., 59, 301 (1934).

BARTH, L. G., Embryology, 1949. Moskau 1951.

BENTLEY, F. H., HILL, M., Brit. J. Surg., 24, 368 (1936).

BERÁNEK, R., Význam vyšších nervových center v obnovných pochodech poškozeného pohybového ústrojí. Dissertationsarbeit (1953).

BERÁNEK, R., HNÍK, P., VRBOVÁ, G., Physiol. bohemoslov. 2, 55 (1953).

BERÁNEK, R., GUTMANN, E., VRBOVÁ, G., Physiol. bohemoslov. 3, 47 (1954).

BERÁNEK, R., GUTMANN, E., Physiol. bohemoslov. 2, 148 (1953).

BERÁNEK, R., GUTMANN, E., Physiol. bohemoslov. 2, 41, (1953).

BERRY, C., GRUNDFEST, H., CAMPBELL, B., J. Neurophysiol., 7, 103 (1944).

BETHE, A., Neurol. Zentralbl., 22, 60 (1903).

BETHE, A., Münch. med. Wschr., 1, 1228 (1905).

BETHE, A., FISCHER, E., Die Anpassungsfähigkeit (Plastizität) des Nervensystems. Hb. norm. path. Physiol., 15, 1045 (1931).

BIELSCHOWSKY, M., in Bumke-Foerster Handbuch der Neurologie. Bd. 1, 1935.
BIELSCHOWSKY, M., UNGER, E., J. Psychol. Neurol., 22, 267 (1916).
BJORKESTEN, G., Acta chir. scand. 95, 560 (1947).
BODIAN, D., Nucleic acid in nerve cell regeneration. Symposia of the Soc. for exp. Biol. I, 163 (1947).
BODIAN, D., Neuropathology and the constitutional diversity of neurons. In: „Genetic Neurology", 174 (1950).
BODIAN, D., Bull. of the John Hopkins Hosp., 83, 1 (1948).
BOEKE, J., Anat. Anz., 35, 193 (1909).
BOEKE, J., Zeitschr. mikr. anat. Forsch., 2, 391 (1925).
BOEKE, J., HERINGA, G. C.: Proc. Akad. Wet. Amsterdam, 27, 812 (1924).
BOEKE, J., Verh. Akad. Wet. Amsterdam, 19, 5, 1 (1917).
BOEKE, J., Pflüg. Arch. ges. Physiol., 151 (1913).
BOEKE, J., Verh. Akad. Wet. Amst., 2, 18, 1 (1916).
BOEKE, J., Anat. Anz., 35, 139 (1910).
BOEKE, J., Nerve regeneration. Genetic Neurology (1950).
BOEKE, J., Nervenregeneration in Handbuch der Neurologie. Bumke-Foerster, I. Band, 1935.
BOELL, E. J., Energy exchange and enzyme development during embryogenesis. Analysis of development ED. WILLIER, H., WEISS, P. A., HAMBURGER, V., 1954.
BOGOLEPOW, N. K., Störungen der motorischen Funktionen bei Gefäßschädigungen des Gehirns. Moskau 1953.
BOROWSKI, M. L., Nervenregeneration und Trophik. Moskau 1952; Jena 1956.
BOWDEN, R. E. M., GUTMANN, E., J. Bone and Joint Surg., 31, 356 (1949).
BOWDEN, R. E. M., SHOLL, D. A., Brain, 73, 251 (1950).
BOWDEN, R. E. M., GUTMANN, E., Lancet Dec., 768 (1945).
BOWDEN, R. E. M., GUTMANN, E., Brain, 67, 273 (1944).
BOWDEN, R. E. M., Electromyography. In: „Peripheral Nerve injuries". Medical Research Council, 1954.
BOWDEN, R. E. M., Factors influencing functional recovery in Peripheral Nerve injuries. Medical Research Council, 1954.
BOWDEN, R. E. M., SHOLL, D. A., Rates of regeneration. In: „Peripheral Nerve injuries", Medical Research Council, 1954.
BOWDEN, R. E. M., GUTMANN E., (1949), nicht publ.
BRASCHE, SH., Usp. sowrem. biol., 29, 140 (1950).
BROWN, J. O., SATINSKY, V. P., Am J. M. 222, 613 (1952).
BUCHTHAL, F., KAHLSON, G., Acta physiol. Scand., 11, 284 (1946).
BUECKER, E. D., MYERS, C. E., Anat. Rec. 109: 723, 1951.
BUNELL, S., Surg., Gynec. Obstet., 44, 145 (1927).
BUNELL, S., Arch. Otol., 25, 235 (1937).
BUENGNER, O. v., Zieglers Beitr. path. Anat., 10, 321 (1891).
CAJAL, S. R. Y., Degeneration and Regeneration of the Nervous System. Oxford 1928.
CAJAL, S. R. Y., Die Neuronenlehre, Bumke-Foerster, Handbuch der Neurologie, 1935, I, Seite 887.
CASPERSON, T., J. Roy. Micr. Soc., 60, 8 (1940).
CAUSEY, G., PALMER, E., Proc. Roy. Soc. B., 139, 597 (1952).
CAUSEY, G., STRATMANN, J. C., Biochem. Journ., 64, 29 (1956).
CLEMMENSEN, S., GRAVENHORST, J. S., HANSEN, P., Acta psychiat. neurol. supp., 47, 17 (1947).
COGHILL, G. E., J. Comp. Neurol. 37: 71, 1924.
COLEMAN, C. C., Ann. Surg., 119, 641 (1944).
COUTEAUX, R., Rev. canad. de biol. 6: 563, 1947.
COUTEAUX, R., TAXI, J., Arch. anat. micr. et morphol. expl. 41: 352, 1952.
CUNNINGHAM, R. H., Amer. J. Physiol., 1, 239 (1898).

DAWIDENKOW, S. N., Reflektorische Kontrakturen, 1952. Erfahrungen der sowjet. Med. im Großen Vaterländ. Krieg 1941—1945, Bd. 20, 364.
DAVIS, L., Med. Clin. N. Amer., Jan., 9 (1945).
DAVIS, L., PERRET, G., HILLER, F., CAROLL, W., Surg. Synec. Obstet., 80, 35 (1945).
DEINEKA, E. I., ENTIN, T. I., Zur Frage der Regeneration des Nervenstammes bei Traumen peripherer Nerven. Arbeiten der wiss. Jubiläumssitzung, Sektion Biologie, 1947.
DENNY-BROWN, D., DOHERTY, M. M., Arch Neurol. Psychiat. 54, 116 (1945).
DENNY-BROWN, D., Arch. Neurol. Psychiat., 55, 171 (1946).
DENNY-BROWN, D., BRENNER, C., J. Neurol. Neurosurg. Psychiat., 7, 76 (1944).
DIJKSTRA, C., Ztschr. mikr. anat. Forsch., 34, 75 (1933).
DOINIKOW, B. S., Regeneration der Nervenstämme nach Schußverletzungen. Erfahrungen der sowj. Medizin im Großen Vaterländ. Krieg 1941—1945. Bd. 20, S. 68, 1952.
DOINIKOW, B. S., Wopr. neirochir., 7, 4 (1943).
DOINIKOW, B. S., Probleme der Pathohistologie des Nervensystems. 1940.
DOINIKOW, B., Nissls-Alzheimers histol. u. histopathol. Arbeiten über die Großhirnrinde, 4, 445 (1911).
DOLLEY, D. H., J. med. Res., 29, 65 (1935).
DOSTÁLEK, C., Čs. fysiol., 3, 74 (1954).
DOSTÁLEK, C., Čs. fysiol., 3, 76 (1954).
DRAHOTA, ZD., GUTMANN, E., VRBOVÁ, G., Physiol. Bohemosl. 6, 77 (1957).
DURMISCHJAN, M. G., Die Lehre J. P. Pawlows — Grundlage der Entwicklung der medizinischen Wissenschaft, Moskau 1952.
DURMISCHJAN, M. G., Über das Reflexprinzip in der Pathologie, in: Die Lehre I. P. Pawlows in der theoretischen und praktischen Medizin. Moskau 1951.
DUSTIN, A. P., Arch. Biol. Paris, 269 (1910).
DUSTIN, A. P., Ambulance de l'ocean, 1, 71 (1917).
EDDS, M. V., Quart. Rev. Biol., 28, 260 (1953).
EDDS, M. V., Anat. Rec., 109, 369 (1951).
ECCLES, J. C., MCINTYRE, Nature, 167, 466 (1951).
ECCLES, J. C., The neurophysiological basis of mind. Oxford 1953.
EISENHAUER, J., KEY, J., Arch. Surg., 51, 154 (1945).
ERLACHER, P., Arch. orth. Chir., 23, 287 (1924).
ERLANGER, J., GASSER, H. S., Electrical signs of nervous activity. Philadelphia 1937.
ERLANGER, J., BISHOP, G. H., GASSER, H. S., Amer. J. Physiol., 78, 537 (1926).
EVANS, D. H. L., VIZOSO, A. D., J. Comp. Neur., 93, 429 (1951).
EXNER, S., Pflüg. Arch. ges. Physiol., 36, 572 (1885).
FELDMANN, N. G., Im Sammelwerk: Erkrankung, Behandlung und Genesung, Abhandl. der Akad. der Med. Wiss. d. SSSR, Moskau 1952, Bd. 19, S. 9.
FISCHER, E., RAMSEY, V. M., Am. J. Physiol., 145 583 (1946).
FISCHER, E., Arch. Phys. Med., 30, 375 (1949).
FLEXNER, L. B., The cythological, biochemical and physiological differentiation of the neuroblast. In: Genetic Neurology. 1950.
FLOURENS, M. P., Ann. Sci. Natur. Ser., 1, 13, 113 (1828).
FOERSTER, O., Die Symptomatologie der Schußverletzungen. Bumke-Foerster Handbuch der Neurol., Berlin 1929, Bd. II.
FOERSTER, O., Dtsch. Z. Nervenheilk., 115, 248 (1930).
FOERSTER, O., Verhandl. Ges. Dtsch. Nervenärzte, 1917, S. 80.
FONTANA, F., Traité sur le Venin de la Vipere, sur les paissins américains. Sur la structure primitive du corps animal. Florence 1781, Bd. I u. II.
FORD, F. R., Woodhall B., Arch. Surg., 36, 480 (1938).
FORSSMANN, J., Beitr. path. Anat., 24, 56 (1898).
FRIEDLAENDER, R., Dtsch. med. Wschr., 22, 414 (1896).
CAMBARJAN, L. S., Ber. Akad. Nauk., Bd. 98, 307 (1954).
GEIST, F. D., Arch. Neurol. Psychiat., 29, 88 (1933).

GEREN, B. B., Exp. Cell. Research 7: 558, 1954.
GEREN, B. B.: J. biophys. biochem. Cythol. 2: 10, 1956.
GERSH, J., BODIAN, D., J. cell. and comp. Physiol., 21, 253 (1943).
GILBERT, D. L., JANNEY, C. D., HINES, H. M., Amer. J. Physiol., 163, 575 (1950).
GOLUB, F. M., zit. MIRTOWA, L. M., in: Arb. Akad. Wiss. UdSSR, 1944, Bd. XIX, S. 1.
GOSSET, A., BERTRAND, J., J. de chir., 51, 484 (1938).
GRANIT, R., LEKSELL, L., SKOGLUND, C. R., Brain 67, 125 (1944).
GRIGORIEFF, L. M., LAWRENTJEW, B. J., Anat. Anz., 68, 129 (1930).
GRIGORIEV, M., Arch. f. exp. Zellforsch., 11, 1 (1931).
GRINSCHTEIN, A. M., Semiotik und Patogenese der Kausalgie. Erfahrungen der sowj. Med. im Großen Vaterländ. Krieg 1941—1945, 1952, Bd. 20, S. 398.
GROMOWA, E. A., Regeneration der peripheren Nerven bei Ersatz seines Defektes durch ein konserviertes Transplantat beim Kaninchen. Arb. Akad. Wiss. UdSSR, 19, 63 (1952).
GROMOWA, E. A., Regeneration der peripheren Nerven bei Ersatz seines Defektes durch ein „frisches" Homo- und Heterotransplantat beim Kaninchen. Arb. Akad. med. Wiss. UdSSR, 19, 49 (1952).
GROMOWA, E. A., Über die Vaskularisierung von Nerventransplantaten. Arb. Akad. med. Wiss. UdSSR, 19, 42 (1952).
GRUNDFEST, H., Ann. Rev. Physiol., 2,217 (1940).
GÜNTHER und SCHÖN, Müllers Arch., Seite 270, 1840: zit. BETHE, A., Allgemeine Anatomie und Physiologie des Nervensystems. Leipzig 1903.
GUTH, LL., Physiol. Rev. 36: 441, 1956.
GUTH, LL., Am. J. Physiol. 185: 209, 1956.
GUTMANN, E., GUTTMANN, L., J. Neurol. Psychiat., 5, 117 (1942).
GUTMANN, E., J. Neurol. Psychiat., 5, 81 (1942).
GUTMANN, E., GUTTMANN, L., MEDAWAR, P. B., YOUNG, J. Z., J. Exp. Biol., 19, 14 (1942).
GUTMANN, E., SANDERS, F. K., Brain 1942, Bd. 65, S. 373.
GUTMANN, E., GUTTMANN, L., Lancet, Feb. 7, 169 (1942).
GUTMANN, E., Recovery of function after denervation in mammals. Doktorarbeit, Oxford 1943.
GUTMANN, E., SANDERS, F. K., J. Physiol., 101, 489 (1943).
GUTMANN, E., YOUNG, J. Z., J. Anat., 78, 15 (1944).
GUTMANN, E., GUTTMANN, L., J. Neurol. Psychiat., 7, 7 (1944).
GUTMANN, E., J. Anat., 79, 1 (1945).
GUTMANN, E., KUČEROVÁ, M., Věstnik Čs. zool. spol., 11, 145 (1947).
GUTMANN, E., Čas. lék. čes., 86, 106 (1947)
GUTMANN, E., Biol. listy, 28, 18 (1947).
GUTMANN, E., J. Neurophysiol., 11, 279 (1948).
GUTMANN, E., HOLUBÁŘ, J., Čas, lék. čes., 87, 648 (1948).
GUTMANN, E., HOLUBÁŘ, J., 1949 (nicht publ.).
GUTMANN, E., Reversibilita změn v nervosvalové jednotce po přerušení nervu. Thomayer-Sammlung Nr. 271, 1949.
GUTMANN, E., HOLUBÁŘ, J., J. Neurol. Neurosurg. Psychiat., 13, 89 (1950).
GUTMANN, E., HOLUBÁŘ, J., Biol. listy, 31, 139 (1950).
GUTMANN, E., HOLUBÁŘ, E., Arch. Internaz. di Studi Neurologici, 1, 3, 1 (1951).
GUTMANN, E., VRBOVÁ, G., Physiol. bohemoslov. 1, 205 (1952).
GUTMANN, E., HOLUBÁŘ, J., Physiol. bohemoslov., 1, 220 (1952).
GUTMANN, E., Čas. lék. čes., 91, 1243 (1952).
GUTMANN, E., VRBOVÁ, G., Physiol. bohemoslov. 2, 265 (1953).
GUTMANN, E., SOBOLOVÁ V., VRBOVÁ, G., Theorie a praxe těl. vých. sportu, 1, 213 (1953).
GUTMANN, E., HOLUBÁŘ, J., Physiol. bohemoslov., 2, 46 (1953).
GUTMANN, E., VODIČKA, Z., Physiol. Bohemoslov. 2: 389, 1953.

GUTMANN, E., VRBOVÁ, G., VODIČKA, Z., Physiol. Bohemosl. 3, 182 (1954).
GUTMANN, E., VODIČKA, Z., ZELENÁ, J., Physiol. Bohemoslov. 4: 200, 1955.
GUTMANN, E., VRBOVÁ, G., Ref. am 3. Kongreß der tschsl. Physiologen, Pharmakologen und Biochemiker, 1954.
GUTMANN, E., Die trophische Funktion des Nervensystems als nervale Regulation der metabolischen Erneuerungsprozesse. Symposium über Fragen der nervalen Regulation des Stoffwechsels und des aktiven Transports der Ionen. Prag 1958.
GUTMANN, E., VRBOVÁ, G., J. Physiol. 140: 50P, 1958.
GUTMANN, E., VRBOVÁ, G., 1958 (nicht publ.).
GUTTMANN, L., Brit. J. Surg., 30, 370 (1943).
GUTTMANN, L., J. Neurol. Psychiat. 3, 197 (1940).
GUTTMANN, L., MEDAWAR, P. B., J. Neurol. Psychiat., 5, 130 (1942).
GLEES, P., J. Anat., 77, 153 (1943).
HAIGTON, J., Philos. Trans., 1795, Bd. I, S. 190.
HAMBURGER, V., Roux Arch. Entw.-mech. 119, 47 (1929).
HAMBURGER, V., LEVI-MONTALCINI, R., J. Exptl. Zool. 111: 457, 1949.
HAMBURGER, V., Trends in experimental neuroembryology. In: „Biochemistry of the developing nervous system", 1954.
HAMBURGER, C. A., HYDÉN, H., Acta Otolaryngol. 61 (Suppl.), 5 (1949).
HAMBURGER, V., LEVI-MONTALCINI, R., Some aspects of neuroembryology. In: Genetic Neurology, 1950.
HARREVELD, A., Amer. J. Physiol., 150, 670 (1947).
HARREVELD, A., J. Comp. Neurol., 97, 385 (1952).
HARRISON, R. G., J. exp. Zell., 9, 787 (1910).
HARRISON, R. G., J. Exp. Zool., 17, 521 (1914).
HARRISON, R. G., J. comp. Neurol., 37, 123 (1924).
HARTMANN, J. F., Anat. Rec. 118, 19 (1954).
HAŠEK, M., Čs. Biol., 2, 25 (1953).
HAŠEK, M., Čs. Biol., 2, 265 (1953).
HAŠEK, M., Č. L. Č., 95, 505 (1956)
HAWKINS, G. L., J. Neuro surg., 5, 11 (1948).
HEAD, H., RIVERS, W. H. R., SHERREN, J., Brain 28, 99 (1905).
HELD, H., zit. in: Bumke-Foerster Handbuch Neurol., Bd. I, 1897.
HELD, H., Arch. Anat. Physiol. (Anat. Abt.), 396 (1895).
HELD, H., Die Entwicklung des Nervengewebes bei den Wirbeltieren. Leipzig 1909.
HESS, A., LANSING, A. I., Anat. Rec. 117: 175, 1953.
HIGHET, W. B., Lancet 1, 555, 1942.
HILD, W., Neurosecretion in the central nervous system. Hypothalamic-hypophysial Interrelationships, 1956.
HINES, H. M., Physiological basis of the treatment of muscular atrophy of nervous origin. In: „Le Muscle étude des biologie et de pathologie", Colloque á Royaumont 1950.
HIS, W., Arch. Anat. Physiol., 368 (1887).
HOEN, I. I., BRACKETT, C. E., J. Neurosurg., 13, 43 (1956).
HOFFMANN, H., Australian J. Exptl. Biol. Med. Sci. 28, 383 (1950).
HOFFMANN, H., Australian J. Exptl. Biol. Med. Sci., 30, 541 (1952).
HOFFMANN, H., SPRINGELL, P. H., Australian J. Exptl. Biol. Med. Sci., 29, 417 (1951).
HOLMES, W., YOUNG, J. Z., J. Anat., 77, 63 (1942).
HOLMGREN, E., Arch. mikr. Anat., 75, 240 (1910).
HOLOBUT, W. S., JALOWY, B., Z. Zellforsch., 25, 541 (1936).
HOWELL, W. H., HUBER, G. C., J. Physiol., 13, 335 (1892).
HUBER, G. C., Arch. Neurol. Psychiast., 2, 466 (1919).
HUDLICKÁ, O., DRAHOTA, Z., GUTMANN, E., VRBORÁ, G., 1957 (nicht publ.).
HUNT, J. R., Brain, 41, 302 (1918).
HYDÉN, H., Acta physiol. Scand., Suppl. 17, 6, 5 (1943).

HYDÉN, H., Nord. Med., 13, 144 (1942).
HYDÉN, H., Spectroscopic studies on nerve cells in development, growth and function. In: Genetic Neurology, 1950, S. 177.
HYDÉN, H., HARTELIUS, H., Acta psychiat. et neurol. 48 Suppl. 1948, S. 117.
CHLOPINA, J. D., Ber. Akad. Wiss. UdSSR, 46, 205 (1952).
CHOR, H., DOLKART, R. E., DAVENPORT, H. A., Amer. J. Physiol., 118, 580 (1937).
CHOR, H., CLEVELAND, D., DAVENPORT, H. A., DOLCART, R. E., BEARD, G., J. Amer. med. Ass., 113, 1029 (1939).
CHURCHILL, E. D., zit. in: Progress in Neurology and Psychiatry. 1946; TARLOV, I. M., Peripheral nerve injuries.
IGNATOVITSCH, B. J., Wopr. neirochirurg., 16, 47 (1952).
INGEBRIGSTEN, R., J. exp. Med., 22, 418 (1915).
INGEBRIGSTEN, R., J. exp. Med., 23, 251 (1916).
INGVAR, S., Proc., Soc. exper. biol. and. med., 17, 198 (1920).
JACKSON, E., SEDDON, H., Brit. Med. J., Oct. 13, 485 (1945).
JAMPOLSKAJA, L. J., Fiz. Sh. SSSR., 36, 749 (1950).
JASPER, H. H., Trans. R. S. C. sect. V, S. 81, 1946.
JALOWY, B., Ztschr. Zellforsch., 23, 84 (1935).
JEGOROW, B. G., Klassifikation von Schußverletzungen peripherer Nerven. Erfahrungen der sowj. Med. im Großen Vaterländ. Krieg 1941–1945. 1952, Bd. 20, S. 23.
JEGOROW, B. G., wopr. neirochir., 1953, 17, 3.
JESSIPOWA, J., Am. Rev. Sow. Med., 4, 37 (1946).
JOSEPH, J., J. Anat., 81, 135 (1947).
JOSEPH, J., J. Anat., 82, 146 (1948).
JUDAJEW, N. A., SMIRNOW, M. I., RAZINA, R. G., DOBBERT, N. N., Biochimija, 18, 732 (1953).
KELLOG, W. N., BROWN-SCOTT, V., DAVIS, R. C., WOLF, I. S., Journ. Comp. Psychol., 24, 23 (1940).
KENNEDEY, R., Proc. Roy. Soc. Lond., 87 B, 94 (1914).
KENNEDEY, R., Philos. Trans. Roy Soc. Lond., 205 B, 27 (1911).
KENNEDEY, R., Proc., Roy Soc. S. B., 87, 331 (1913).
KILVINGTON, B., Brit. med. J., 1, 935 (1905).
KILVINGTON, B., Brit. med. J., 1, 1414 (1908).
KIRK, E. G., LEWIS, D. D., John Hopkins Hosp. Bull., 28, 71 (1917).
KOECHLIN, B. A., The neuroregenerative Factor „NR". In: Regeneration in the Central Nervous System, Springfield Hl. 1955.
KOHN, A., Arch. mikr. Anat., 62, 263 (1903).
KOHN, A., Arch. mikr. Anat., 70, 266 (1907).
KONORSKI, J., LUBINSKA, L., Lancet, 1, 609 (1946).
KOPITS, I., Arch. f. Orthop. u. Unfallchirurgie. 27, 277 (1929).
KORNMÜLLER, A. E., Die Elemente der nervösen Tätigkeit. Stuttgart 1947.
KORNMÜLLER, A. E., Naturwiss., 12, 372 (1946).
KOSMAN, A. J., OSBORNE, S. L., IVY, A. S., Arch. phys. Med., 28, 7 (1947).
KOSCHTOJANZ, CH. S., JANSON, Z. A., Ber. Akad. Wiss. UdSSR, 75, 881 (1950).
KOSLOWSKI, S., Acta physiol. pol., 3, 85 (1952).
KRJUKOW, V. G., Úloha nukleinových kyselin v biologických utvářejících procesech. (Konferenz über das Problem der lebenden Substanz und Zellentwicklung, 1950). Prag 1953.
KRÜGER, H., Münch. med. Wschr., 1, 368 (1916).
KUČEROVÁ, M., Biol. listy, 30, 89 (1949).
KÜHNE, W., Virchows. Arch., 30, 187 (1864).
KWIATKOWSKI, H., J. Physiol., 102, 32 (1943).
LAMPERT, F. M., Chirurgische Behandlung der Kausalgie. Erfahrungen der sowj. Med. im Großen Vaterländ. Krieg 1941–1945. 1952, Bd. 20, S. 411.

LANDA, A. M., Physiotherapie der Folgen von Traumen des Stütz- und Bewegungsapparates. In: Fragen der Physiotherapie, Moskau 1953.
LAWRENTJEW, B. I., Ztschr. f. mikr. anat. Forsch., 2, 201 (1925).
LAWRENTJEW, B. I., Ztschr. f. mikr. anat. Forsch., 6, 241 (1926).
LAWRENTJEW, B. I., Woprossy neirochirurgii, 8, 55 (1944).
LAZERE B., THOMSON, J. D., HINES, H. M., Am. J. Physiol., 138, 357 (1954).
LENOCH, F., Věstník balneol. a klimat. spol., 14, 1 (1934).
LESNÝ, I., Základy neurologické elektrodiagnostiky. Prag 1953.
LEVI-MONTALCINI, R., HAMBURGER, V., J. Exptl. Zool. 123: 233, 1953.
LEVI-MONTALCINI, R., Neuronal regeneration in vitro. In: Regeneration in the Central Nervous System, Springfield, Ill. 1955.
LEVINE, R., HECHTER, O., SOSKIN, S., Amer. J. Physiol., 132, 336 (1941).
LEWIS, D., J. A. M. A., 75, 73 (1920).
LEWIS, D., KIRK, E. G., Trans. Am Surg. Ass., 34, 468 (1916).
LEWIS, T., Pain, 1942.
LEWIS, W. H., Anat. Rec. 91: 287, 1945.
LEWIS, W., H., in: Genetic Neurology 1950.
LIGHT, J. S., GANTT, W. H., Journ. Comp. Psychol., 21, 19 (1936).
LIPČIK, A., NETTI, S., Voj. zdrav. listy, 22, 476 (1953).
LOEB, L., Phys. Rev., 10, 547 (1930).
LOEWY, O., HELLAUER, H., Pflüg. Arch. ges. Physiol., 240, 769 (1938).
LUBINSKA, L., Acta Biol. Exper., 1952, 16 ,73.
LUBINSKA, L., Experim. Cell. res., 10, 40 (1956).
LUBINSKA, L., Acta Biol. Exper., 17, 135 (1956).
LIU, C., BENDA, C., LEWEY, F., Arch. Neurol. Psychiat., 59, 322 (1948).
MANN, L., Handb. der Neurologie. Berlin 1936, Bd. 8, S. 497.
MACABRUNI, F., Folia neurobiol., 5, 598 (1911).
MACHIDA, K., Bull, Johns Hopkins Hosp., 45, 247 (1929).
MARINESCO, G., Philos. Trans. Roy. Soc. London, S. B. 209, 229 (1919).
MARINESCO, G., C. R. Soc. Biol., Paris 1896.
MASSON, P., Am. J. Path, 8, 367 (1932).
MAUSS, T., Z. ges. Neurol. Psychiat., 85, 37 (1921).
MCINTYRE, A. K., Abstracts of Comm., XIX. Int. Phys. Congr., 1953, S. 107.
MEDAWAR, P. B., Anat., 78, 176 (1944).
MEDAWAR, P. B., Bull. of War Medicine, 41 (1943).
MEDAWAR, P. B., British Med. Bull., 3, 79 (1945).
MEDAWAR, P. B., J. Anat., 79, 157 (1945).
MEDAWAR, P. B., J. Anat., 78, 176 (1944).
MERK, R., Archiv f. Psychiatrie, 111, 160 (1940).
MIMINASCHWILI, D. I., Fiziol. Sh. SSSR, 38, 729 (1952).
MIMINASCHWILI, D. I., Fiziol. Sh. SSSR, 39, 226 (1953).
MITCHELL-WEIR, Injuries of nerves and their consequences, Philadelphia 1872.
MOSKOWICZ, A., Zbl. Chir., 32, 547 (1918).
MUESCH, H. L., ROESSEL, W., Klin. Wschr., 23, 599 (1941).
MURALT, A. Die Signalübermittlung im Nerven. Basel 1945.
NAGEOTTE, J., C. R. Soc. Bio. , Paris 1917, Bd. 80, S. 459.
NAGEOTTE, J., C. R. Soc. Biol., Paris 1916, Bd. 79, S. 479.
NAGEOTTE, J., Sheaths of the peripheral nerves: Nerve degeneration and regeneration. In: PENFIELD, W., Cytology and Cellular Pathology of the Nervous System. New York 1932, Bd. I.
NAGEOTTE, J., Compt. Rend. Soc. Biol., 14, 761 (1918).
NAGEOTTE, J., Compt. Rend. Soc. Biol., 63, 967 (1911).

NAGEOTTE, J., C. R. Soc. Biol. Paris, 80, 889 (1917).
NAGEOTTE, J., L'organisation de la matière dans ses rapports avec la vie. Paris 1922.
NAPIER, J. R., Brain, 72, 63 (1949).
NASSE, H., Müllers Archiv. 1839, S. 405.
NEUMANN, E., Virch. Arch., 189, 209 (1907).
NICHOLSON, F. M., Arch. Neurol. Psychiat., 11, 680 (1924).
NISSL, F., Allg. Z. Psychiat. Med., 1892.
NOËL, R., Bull. Histol. Tech. mikr., 4, 382 (1927).
NOVÁK, V., Rehabilitace po úrazech. Prag 1953.
OPARIN, A. I., Shurn. obschtsch. biol., 12, 369 (1951).
OSBORNE, W. A., KILVINGTON, B., Brain 33, 288 (1911).
OSTROVERCHOW, G. E., Wiederherstellungsoperationen bei Schädigung von Nervenstämmen in den Extremitäten. Moskau 1952.
PAEBLES, E. M., Anat. Rec. 118: 340, 1954.
PALAY, S. L., PALADE, G. E., J. Biophys. biochem. Cytol. 1: 69, 1956.
PAWLOW, I. P., Pawlowsche Mittwochkolloquien, Bd. III. Akademie-Verlag, Berlin 1957.
PAWLOW, I. P., Sämtliche Werke, Akademie-Verlag, Berlin 1953.
PAWLOW, I. P., (1933), Sämtliche Werke, Akademie-Verlag, Berlin 1953, Bd. III/2, S. 412.
PAWLOW, I. P., (1890), Stickstoffbilanz in der glandula submaxillaris während ihrer Arbeit. Sämtliche Werke, Akademie-Verlag, Berlin 1954, Bd. II/1, S. 100.
PERRONCITO, A., Beitr. path. Anat., 42, 354 (1907).
PETR, R., LEDINSKÝ, Q., Voj. zdrav. listy, 22, 483 (1953).
PETROWA, M. K., Über die Rolle der funktionellen Schwächung der Hirnrinde bei der Entstehung verschiedener pathologischer Prozesse im Organismus, 1932, Medgis, 1946.
PHILIPPEAUX, J. M., VULPIAN, A., J. de la physiol. de l'homme et des animaux, 1860, 3.
PLATT, H., BRISTOW, W. R., Brit. J. Surg., 11, 535 (1924).
POLENOW, A. L., Abhandl. des 25. Unionskongresses der Chirurgen. 1948.
POLAK, E., in: Bumke-Foerster Hdb. d. Neurol., 1935, Bd. 1.
POLLOCK, L. J., Arch. Neurol. Psychiat., 2, 667 (1919).
POLOTOI, W. A., Wopr. neirochir., 14, 59 (1950).
PORTUGALOW, V. V., Grundriß der Histophysiologie der Nervenendigungen. Moskau 1955.
PRICKETT, C. O., STEVENS, C., Amer. J. Pathol., 15, 241 (1939).
PROCHASKA, G., De functionibus systematis nervosi, 1784, Adnot. acad. Fasc. III. sec. I., Prag.
QUILLIAM, T. A., J. Anat., 88, 571 (1954).
RANSON, S. W., J. comp. Neurol., 22, 487 (1912).
RANVIER, M. L., Lecons sur l'histologie du système nerveux, Paris 1878.
RANVIER, M. L., Arch. de physiol. norm. et path., 4, 129 u. 427 (1872).
RASBOLSKI, I. J., Woprossy neirochir., 16, 3 (1952).
REGER, J. F., Exptl. Cell Research, 12: 665, 1957.
REMAK, R., Virchows Arch., 23, 441 (1862).
RICHARDS, R. L., Vasomotor and nutritional disturbances after injuries to peripheral nerves. In: „Peripheral Nerve Injuries", Medical Research Council 1954.
RICHTER, G. A., Methode des Ersatzes großer Defekte an Nervenstämmen. Erfahrungen der sowj. Med. im Großen Vaterländ. Krieg 1941—1945, Bd. 20, S. 291.
RICHTER, G. A., Indikationen, Kontraindikationen und Zeitpunkt operativer Eingriffe bei Schädigungen peripherer Nerven. Erfahrungen der sowj. Med. im Großen Vaterländ. Krieg 1941—1945. 1952, Bd. 20, S. 168.
RICHTER, G. A., Anlegung einer Naht bei der Schädigung peripherer Nerven. Erfahrungen der sowj. Med. im Großen Vaterländ. Krieg 1941—1945. 1952, Bd. 20, S. 281.
RICHTER, G. A., Späte operative Eingriffe am Nervenstamm. Erfahrungen der sowj. Med. im Großen Vaterländ. Krieg 1941—1945, 1952, Bd. 20, S. 283.
RITCHIE, A. E., Electrical diagnosis of peripheral nerve injury. In: „Peripheral Nerve injuries." Medical Research Council 1954.

RIVERS, W. H. R., HEAD, H., Brain 31, 323 (1908).
ROBERTSON, D., J. Biophys. Biochem. Cytol., 2. 381 (1956).
ROBERTSON, D., J. Biophys. Biochem. Cytol., 2, 369 (1956).
ROMANES, G. J., J. Anat. 76, 112 (1941).
ROMANES, G. J., J. Anat. 80: 117, 1946.
ROSSITER, R. J., In: Neurochemistry. Springfield, Ill. 1955.
SAMUEL, A. J., BOYARSKY, L. L., GERARD, R. W., LIBET, B., BRUST, M., Am. J. Physiol., 164, 1 (1951).
SANDERS, F. K., YOUNG, J. Z., J. exp. Biol., 22, 203 (1946).
SANDERS, F. K., Brain 65, 281 (1942).
SANDERS, F. K., YOUNG, J. Z., J. Anat., 76, 10 (1942).
SANDERS, F. K., YOUNG, J. Z., J. Physiol., 103, 119 (1944).
SANDERS, F. K., Whitteridge, D., J. Physiol., 105 152 (1946).
SANDERS, F. K., Histopathology of Nerve Grafts. In: „Peripheral Nerve Injuries". Medical Research Council 1954.
SCARFF, J., Surg. Gyn. a. Obst., 81, 405 (1945).
SCHARRER, E., SCHARRER, B., Rec. Progr. in Horm. Research, 10, 183 (1954).
SCHNEIDER, W. C., J. Histochem. Cytochem., 1, 212 (1953).
SETSCHENOW, I., M., (1863), Reflexe des Gehirns, in: Physiologie des Nervensystems, Moskau 1952 Bd. 1, S. 143.
SETSCHENOW, I. M., Zur Frage nach dem Einfluß einer Reizung sensibler Nerven auf die Muskeltätigkeit des Menschen. Physiologie des Nervensystems, Moskau 1953, Bd. III, S. 155.
SEDDON, H. J., Brain 1943, Bd. 66, S. 237.
SEDDON, H. J., MEDAWAR, P. B., SMITH, H., J. Physiol., 102, 191 (1943).
SEDDON, H. J., HOLMES, W., Surg. Gynec. Obstet., 79, 342 (1944).
SEDDON, H. J., Brit. J. Surg., 36, 151 (1947).
SEDDON, H. J., Quart. Bull. Northw. Univ. Med. School. 21, 201 (1947).
SEDDON, H. J., MEDAWAR, P. B., Lancet, 2, 87 (1942).
SEDDON, H. J., Nerve grafting and other anusual forms of nerve repair. In: „Peripheral Nerve Injuries", Medical Research Council 1954.
SETTERFIELD, H. E., SUTTON, T. S., Anat. Rec., 61, 397 (1935).
SEWERIN, S. E., JUDAJEW, N. A., Biochimija, 16, 286 (1951).
SHERMAN, I. C., TIGAY, E. L., ARIEFF, A. J., SCHILLER, M. A., J. Neurophysiol., 12, 1 (1949).
SHERRINGTON, C. S., Philos. Trans., 184 B, 641 (1893).
SCHWANN, Th. Mikroskopische Untersuchungen über die Übereinstimmung in der Struktur und dem Wachstum der Tiere und Pflanzen. Berlin 1839.
SICARD, J. A., Presse Méd., 24, 241 (1916).
SIMPSON, S. A., YOUNG, J. Z., J. Anat., 79, 48 (1945).
SLAWUZKI, L., J. SHUTSCHENKO, D. G., Wopr. neirochir., 16, 42 (1952).
SMIRNOW, L. J., LIPTSCHINA, L. P., Histopathologie peripherer Nervenstämme. Erfahrungen d. sowj. Med. im Großen Vaterländ. Krieg 1941—1945. 1952, Bd. 20, S. 50.
SOKOLOW, N. V., Kasan, med. shurn., 19, 3 (1923).
SOROTKIN, V. I., Kontrakční činnost buňky kosterního svalstva v závislosti na nervových vlivech. Konferenz über das Problem der lebenden Substanz und der Zellentwicklung. 1950. Prag 1953.
SOSON-JAROSCHEVITSCH, A. J., Trophische Extremitätengeschwüre. 1943.
SPEIDEL, C. C., Am. J. Anat., 52, 1 (1933).
SPEIDEL, C. C., Arch. exptl. Zellforsch. 15: 328, 1934.
SPEIDEL, C. C., Adjustments of peripheral nerve fibres. In: Genetic Neurology. 1950.
SPEIDEL, C. C., J. exp. Zool., 61, 279 (1932).
SPERANSKI, A. D., Grundlagen der Theorie der Medizin. Moskau 1935; Berlin 1950.

SPERRY, R. W., J. Comp. Neurol., 78, 59 (1943).
SPERRY, R. W., Quart. Rev. Biol., 20, 311 (1945).
SPERRY, R. W., Arch. Neurol. Psychiat., 58, 452 (1947).
SPERRY, R. W., J. Comp. Neurol., 75, 1 (1941).
SPERRY, R. W., J. Comp. Neurol., 76, 283 (1942).
SPIELMEYER, W., Histopathologie des Nervensystems. Springer Verlag, Berlin 1922, Bd. I.,
SPIELMEYER, W., Degeneration und Regeneration der peripherischen Nerven. Bethes Handb. d. n. u. pathol. Physiologie. 1928, Bd. 9, S. 285.
SPURLING, R. G., Surg. Clin. N. Amer., 23, 1491 (1944).
SPURLING, R. G., LYONS, W. R., WHITCOMB, B. B., WOODHALL, B., J. Neurosurg., 2, 79 (1945).
SPURLING, R. G., WOODHALL, B., Ann. Surg., 123, 731 (1946).
STENDER, A., KLAR, E., D. D. Chirurg., 5, 245 (1944).
STEFANI, A., Arch. Physiol., 1886, 488.
STOCKEY, B., Surgical and mechanical treatment of peripheral nerves. Philadelphia 1922.
STOPFORD, B., Brain 43, 1 (1920).
STUDITSKI, A. N., STRIGANOWA, A. R., Regenerationsprozesse im Skelettmuskel. Moskau 1951.
STUDITSKI, A. N., Nachr. Akad. Wiss. UdSSR, 6, 6 (1952).
STRAUSS, P., Neurosutúra a problém regenerácie periferního nervového systému. Bratislava 1952.
SUNDERLAND, S., Arch. Neurol. Psychiat., 58, 1 (1947).
SUNDERLAND, S., RAY, L. J., J. Neurol. Neurosurg. Psychiat., 13, 159 (1950).
SUNDERLAND, S., BRADLEY, K. C., Brain 72, 428, (1949).
SUNDERLAND, S., Arch. Neurol. Psychiat., 64, 755 (1950).
SUNDERLAND, S., Arch. Neurol. Psychiat., 58, 251 (1947).
SUNDERLAND, S., Austr. N. Z. J. Surg., 17, 253 (1948).
SWAN, J. J., Proc. Roy. S. Med., 43, 521 (1941).
ŠERCL, M., Voj. Zdrav. Listy, 22, 462 (1953).
TAKIMOTO, G., Mittl. med. Fak. Tokio, 16, 73 (1916—1917).
TALANTOV, 1940: zit. Ostrowerchow: Wiederherstellungsoperationen bei Schädigung der Extremitätennervenstämme. Moskau 1952.
TARLOV, I. M., Plasma Clot suture of peripheral nerves and nerve roots. Illinois 1950.
TARLOV, I. M., Peripheral Nerve Injuries. Diagnosis and Treatment. 1947. (Progress in Neurology and Psychiatry).
TARLOW, I. M., Epstein, J. A., J. Neurosurg., 2, 49 (1945).
TARLOV, I. M., HOFFMANN, W., HAYNER. J. C., Am. J. Surg., 72, 700 (1946).
TAYLOR, A. C., J. Exp. Zool., 96, 159 (1944).
TAYLOR, A. C., Anat. Rec., 87, 379 (1943).
TELLO, J. F., Trab-Lab. Invest. biol. Univ. Med., 5, 117 (1907).
TELLO, J. F., Trab. Lab. Invest. biol. Univ. Madr., 5, 117 (1905).
THOM, H., Zeitschr. f. Orthop. und ihre Grenzgebiete, 84: 1, 1953.
THOMAS, G. A., J. Anat., 82, 135 (1948).
THOMSON, J. D., MORGAN, J. A., HINES, H. M., Am. J. Physiol., 161, 142 (1950).
TIMIRJAZEV, K. A., Historická methoda v biologii. Prag 1951.
TINEL, J., Nerve wounds. London 1917.
TINEL, J., Presse Med. Par., 23, 385 (1915).
TITECA, J., Arch. Int. Physiol., 41, 1 (1935).
TÖNNIS, W., 1944, Deut. Militärarzt in Abstract Bull. of War Med., 6, 377 (1946).
TOWER, S., Amer. J. Anat., 56, 1 (1935).
TROTTER, W., DAVIES, H. M., J. Physiol., 38, 134 (1909).
TURNER, R. S., J. Comp. Neurol., 79, 73 (1943).

UFLJAND, J. M., Über Reperkussionserscheinungen beim Trauma der peripheren Nerven. Fragen der Physiologie des Nerven- und Muskelsystems. Leningrad 1950.
UCHTOMSKI, A. A., Prinzip der Dominante, 1925. In: Physiologie des Nervensystems, Moskau 1952, Bd. III.
VAN GEHUCHTEN, A., Nederl., Tijdschr. v. Geneeskunde, 20, 1387 (1905).
VANLAIR, C., Arch. Biol. Paris, 3, 379 (1882).
VANLAIR, C., Arch. physiol. norm. path., 6, 217 (1894).
VÀVRA, R., Voj. zdrav. listy, 22, 45 (1953).
VODIČKA, Z., Physiol. bohemoslov. 5 (suppl.), 55, 1956.
VODIČKA, Z., GUTMANN, E., BASS, A., J. de Physiol. 48: 742, 1956.
VODIČKA, Z., GUTMANN, E., Nicht impulsive Erregungsprozesse im Nervensystem. Symposium über Fragen der Nervenerregung, Berlin 1958.
VRBOVÁ, G., GUTMANN, E., Physiol. Bohemosl. 5, 1 (1956).
WALLER, A., C. R. Soc. Biol. Paris, 34, 582 (1852).
WATROUS, W. G., OLMSTED, J. M. D., J. comp. Neurol., 75, 21 (1941).
WEDDELL, G., J. Anat., 75, 346 (1941).
WEDDELL, G., FEINSTEIN, B., PATTLE, R. E., Brain 67, 178 (1944).
WEDDELL, G., GUTTMANN, L., GUTMANN, E., J. Neurol. Psychiat., 4, 206 (1941).
WEDENSKI, N. J., Erregung, Hemmung und Narkose. Gesammelte Werke. Ausg. Staatl. Univ., Leningrad 1935, Bd. IV.
WEHRMACHER, W. H., THOMSON, J. D., HINES, H. M., Arch. Phys. Med., 26, 261 (1945).
WEISS, P., An introduction to genetic neurology. In Genetic Neurology, 1950.
WEISS, P., TAYLOR, A. C., Soc. exp. Biol., 52, 326 (1943).
WEISS, P., HISCOE, H. B., J. exp. Zool., 107, 315 (1948).
WEISS, P., Third Growth Symposium U. S. A. 1941, S. 163.
WEISS, P., J. Exper. Zool., 68, 393 (1934).
WEISS, P., J. comp. Neurol., 66, 481 (1937).
WEISS, P., Nerve pattern: The mechanics of nerve growth. Growth, Suppl., 5, 163 (1941).
WEISS, P., Neurogenesis in Analysis of Development. Ed. by WILLIERS, B. H., WEISS, P. A., HAMBURGER, 1954.
WEISS, P., TAYLOR, A. C., J. exp. Zool., 95, 233 (1944).
WEISS, P., EDDS, M. V. I., I. Neurophysiol.. 8. 173 (1945).
WEISS, P., EDDS, MAC. V. I., CAVANAUGH, M., J. Comp. Neurol., 92, 215 (1945).
WEISS, P., Proc. Soc. exp. Biol., 54, 274 (1943).
WEISS, P., TAYLOR, A. C., Proc. Soc. exp. Biol., 52, 326 (1943).
WEXBERG, E., Handbuch der Neurol. BUMKE O. und FOERSTER O. 1935, S. 9.
WILLARD, W. A., GRAU E. C., Anat. Rec., 27, 192 (1924).
WILLIS, R. A., Pathology of tumors. London 1948.
WILKINSON, H. J., Med. J. Austr., 2, 768 (1929).
WILTSCHUR, O. M., Konservative Behandlung von Schußverletzungen peripherer Nerven. Erfahrungen der sowj. Med. im Großen Vaterländ. Krieg 1941—1945. 1952, Bd. 20, S. 332.
WILTSCHUR, O. M., Fragen der Klinik und Physiotherapie der Folgen von Traumen des Nervensystems. In: Fragen der Physiotherapie, Moskau 1953.
WOOLARD, H., WEDDEL G., HARPMAN, J. A., J. Anat., 74, 413 (1940).
WORONZOWA, M. A., Wiederherstellung verlorener Organe bei Tieren und beim Menschen. Moskau 1953.
WORONZOWA, M. A., Regeneration von Organen bei Tieren, Moskau 1949.
YOUNG, J. Z., J. Physiol., 83, 27P (1935).
YOUNG, J. Z., Proc. Roy. Soc. B., 121, 319 (1937).
YOUNG, J. Z., The history of the shape of a nerve fibre. Essays on Growth and Form presented to D'Arcey W. Thompson. Oxford 1945, S. 41.
YOUNG, J. Z., Physiol. Rev., 22, 318 (1942).

YOUNG, J. Z., The determination of the specific characteristics of nerve fibres. In Genetic Neurology, 1950.
YOUNG, J. Z., Proc. Roy. Soc. Med., 37, 551 (1944).
YOUNG, J. Z., Endeavour, 15, 5 (1956).
YOUNG, J. Z., HOLMES, W., SANDERS, F. K., Lancet 1940, Bd. 2, S. 128.
YOUNG, J. Z., MEDAWAR, P. B., Lancet, 1940, Bd. 2, S. 128.
ZACHARY, R. B., HOLMES, W., Surg. Gynec. and Obst., 82, 632 (1946).
ZACHARY, R. B., in: I. M. Tarlov, Peripheral Nerve Injuries. Diagnosis and Treatment. In Progress in Neurology and Psychiatry, 1946.
ZDRÁHAL, L., Voj. zdrav. listy, 22, 477 (1953).
ZÁK, R., GUTMANN, E., VRBOVÁ, G., Physiol. Bohemslov., 6, 309 (1957).

SACHVERZEICHNIS

Adaptationsfunktion des ZNS
— bei Regenerationsprozessen 16, 33, 52, 54, 158, 190, 193, 198, 210, 230, 232, 240
Aktionspotentiale
— im zentralen Stumpf 37
— in transplantierten Nerven 72
Aktive Erholung 228
Alter
—, Einfluß auf die Latenzperiode 46
—, Einfluß auf die Wiederherstellung der motorischen Funktion 172
Analyse, kinästhetische 156
Analysator
—, Haut- 156, 185, 239
—, motorischer 34, 36, 156, 199
Anastomose des Nerven 61
Atrophie
— des Muskels 29, 106, 129, 143, 163, 225, 237
— der Nervenzelle 28, 32, 140
— des Nerven im zentralen Stumpf 32, 36, 234
— des Nerven im peripheren Stumpf 142
—, Veränderungen im Durchmesser der Muskelfasern 129
—, Veränderungen des Muskelgewichts 129
Axon
—, Myelinisierung 91
—, Wachstum 82, 83, 92
Axonotmesis 212, 213, 218

Bewegungen, Willkür- 156, 200, 206, 216
Bewegungsreflexe 168, 176, 206, 208, 238
Biopsie
— des Muskels 91, 108, 143, 216, 235
— des Nerven 57
Blokade, funktionelle 211, 225

Chronaximetrie 214

Degeneration
—, Muskelfasern 106
—, Nervenfasern in den Endplatten 105
— peripherer Nerven 75
—, retrograde 26, 30, 142
—, Transplantate 71

Dehnung des Nerven 59
Denervation
— der Haut 117
— des Muskels 106
—, Veränderungen des Volumens 161
Denervationsatrophie des peripheren Stumpfes 142
Differenzierung der Zellen
— und Verlust der Regenerationsfähigkeit 8, 15, 20
Dystrophie nach Nerventrauma 49, 189, 220, 225, 226

Elektrodiagnose 213
Elektromyographie 35, 172, 214, 215
Elektrotherapie 144, 147, 222, 237
Embryonalentwicklung
— und Regeneration 6, 12, 24, 97, 230
Endplatte, motorische
— atrophischer Muskelfasern 105
—, Degeneration und Reizbarkeitsverlust 104
—, embryonale Morphogenese 118
—, Histologie 101
—, nach Nervennnaht 122
—, nach verspäteter Nervennaht 123
—, nach Nervenquetschung 118
— und nervale Erregungsleitung 104
Entartungsreaktion des Nerven 213
Erneuerung
— bedingter Bewegungsreflexe 167, 208, 232
— der Berührungsempfindung 155, 184, 239
— des Durchmessers und Anzahl der Nervenfasern 93
— des Durchmessers der Nervenfasern im zentralen Stumpf 41
— des Durchmessers der Muskelfasern 129, 132
— der motorischen Funktion 120, 132, 135, 170, 200, 208
—, Faktoren die motorische Funktion beeinflussend 174
— der motorischen Funktion nach gekreuzter Verbindung 173, 206

Erneuerung
— nach Nervennaht 171, 173
— nach Nervenquetschung 160
— nach wiederholter Nervenquetschung 30, 173
— der spontanen Funktion 47, 191
— des Muskelgewichts 129, 163
— des Muskelstoffwechsels 164, 238
— der Nervenleitungsgeschwindigkeit 184, 187
— der Reizbarkeit des Nerven 83
— der indirekten Reizbarkeit des Muskels 120, 122, 158, 160, 170, 172
— der Schmerzempfindung 149, 184, 205, 239
— der Sensibilität nach Infektion 178
— der Sensibilität durch lokale Ausbreitung der Nachbarfasern 178, 239
— der Sensibilität im Autonomen Gebiet 179, 182, 183
— der Sensibilität im Gebiet der Nervenüberkreuzung 176, 179, 183, 187, 239
— der Struktur der Nervenzelle 26
— der Trophik 59, 123, 161, 166, 207, 238
— der Willkürbewegungen 158

Fibrillation
— im denervierten Muskel 162, 215
— im reinervierten Muskel 163
Fibrose
—, intraneurale 213, 217
—, interstitielle 224
— im Transplantat 67, 71

Galvanotherapie 222, 224
Ganglionektomie 224, 225
Gefäßspasmen 224, 225
graduelle Reizungsfrequenz 214

Haut
—, Distribution der Nerven 176, 179
—, Sensibilitätserneuerung im intermediären Gebiet 151
Heilgymnastik 221
Heteroreinervation (Abirrung von Nervenfasern) 50, 61, 117, 201, 205, 236
Hodogenetische Regenerationstheorie 50, 81

Immobilisierung der Extremität 143, 163, 174, 238
Implantation, laterale des Nerven 204
Imunität
—, aktiv bei Nerventransplantation erworbene 72
Induktion, gegenseitige 228
Infektion, Einfluß auf Sensibilitätserneuerung 178, 187
Inervation der Haut 148
intermediäres Gebiet der Hautnerven 150
Ischämie des Muskels 224

Kausalgie 60, 175, 225
Kompensationsmechanismen im Regenerationsprozeß 52, 200, 201, 228, 229, 241
komplexe Therapie 220
konservative Therapie 220, 222
Kontraktur
— des Muskels 147, 202, 203, 223, 224
—, reflektorische 224, 226
Kreuzverbindung
—, Bewegungsinkoordination 201
— sensibler Nervenfasern 203

Labilität der Nervenfasern während der Regeneration 83, 175
— des denervierten Muskels 214
Latenzperiode 45

Mobilisierung des Nerven 59
Muskeltest 215
Muskeltonus 225, 229
Myelinscheiden
—, Atrophie im zentralen Nervenstumpf 37
—, Myelinisierung während der Regeneration 91
Myelotomie, Regenerationsgeschwindigkeit 89

Narbe
—, Abirrung der Nervenfasern 50, 142, 172, 201, 205, 221, 233
—, dystrophische Störungen 49, 189
—, Konsistenz 223
—, Latenzperiode (Verspätung in der Narbe) 45, 170, 181, 194, 218, 233
—, Schwannsche Zellen 43
—, Wachstum der Axone 43, 45, 47, 171
—, Nekrose des Muskels 224
Nervennaht
—, Infektion 55
—, primäre 54, 55, 171
—, sekundäre 54, 55
—, verspätete sekundäre 174, 171, 190, 222
—, Technik 57
—, Zeitpunkt 53, 55
Nervenschäden
—, Diagnose 213, 215, 218, 240
—, Klassifizierung 210, 240
—, Prognose 211, 216
—, Therapie 219, 220, 221, 240

Nervenunterbrechung
—, unvollkommene 210, 211, 212, 218, 225
—, vollkommene 210, 212, 217
Neuritis 189, 221, 224
Neurographie 215
Neurom 47, 49, 224, 225
Neuropraxie 212, 213
Neurotmesis 213
Neurotropismus 50
nozizeptive Reizung
—, motorische Funktionserneuerung 174
—, Muskelatrophie 166, 225
—, Muskelmetabolismus 225
—, Myelotomie 166
Nervenzelle
—, Chromatolyse 25, 26, 232
—, Nisslsche Körperchen 24, 25, 26
—, Eiweißsynthese 22, 30, 41, 81, 86, 96, 195, 232
Nervenzentren, höhere
—, Bedeutung für die Sensibilitätserneuerung 187
—, Bedeutung für die motorische Funktionserneuerung 166
—, Bedeutung für den Regenerationsprozeß 156, 166
—, Hemmungsprozesse während der Regeneration 33, 170, 187, 209, 212, 228, 232, 240
—, ihre Bedeutung für die Funktionserneuerung 33

pathologische Reflexe 43, 47, 189, 224, 233
periphere Verspätung 189, 238
physikalische Therapie 221
physiopathisches Syndrom 224
poliomyelitis ant. ac. 29, 32, 40, 106, 148, 212, 228
präformistische Theorie 5

Reflextheorie und Regenerationsprozeß 13
Regeneration
—, autogene Reflextheorie 4, 17, 80, 83
—, funktionelle 156, 162, 231
— der Muskelfasern 225
—, physiologische 11, 12, 15, 19, 230
—, reparative 11, 12, 15, 19, 230
—, zentrogene Reflextheorie 3, 17, 80, 83
Regenerationsgeschwindigkeit
—, Faktoren 86
— der funktionellen Regeneration 84, 172, 173, 191, 193, 240
— der funktionellen Regeneration motorischer Nervenfasern 156, 170, 240
Regenerationsgeschwindigkeit
— der funktionellen Regeneration sensibler Nervenfasern 179, 184, 240
—, Wachstum der Axone 83, 192
— nach wiederholter Nervenquetschung 32
— nach Rückenmarksunterbrechung 89
—, Wachstum motorischer Nervenfasern 84, 91
—, Wachstum sensibler Nervenfasern 83, 90, 192, 235
Rehabilitation 220
Reifung der Nervenfasern
— während der Regeneration 94, 192, 193
—, reflektorische Beeinflussung 98
—, Sensibilitätserneuerung 186
Reinnervation
— der Haut 148
— des peripheren Stumpfes 80, 91
— des Muskels 99, 112, 164
Restitution des Nerven 93, 157, 235
Retraktion des Nerven nach Trauma 53
Reversibilität von Veränderungen
— in den Nervenzellen 26, 27, 232
— im peripheren Stumpf 98
— im Muskel 112, 115, 126, 140, 236
— in den terminalen Organen 222
— der Kollagenisierung im Muskel 132

Sarkosomata in Muskelfasern 108
Schienung 174, 222
Schmerz
—, motorische Funktionserneuerung 174
—, Muskelatrophie 166
—, höhere Nerventätigkeit 176
—, Neurome 47
—, Regeneration 175
—, Reinervation des Muskels 175
—, Schmerzsyndrome 224
—, trophische Veränderungen 225
Schwannsche Zellen 25, 42, 43, 45, 46, 53, 65, 75, 77, 78, 79, 80, 81, 82, 83, 104, 112, 233
Schwannsche Scheiden 29, 53, 79, 96, 98, 105, 112, 126, 149, 217, 234, 236
Sensibilität, epikritische und prothopathische 153, 187, 206, 239
Sympathektomie, periarterielle 224, 225
Sympathikus 224, 225

Tenoplastik, palliative 229
Tenotomie 34, 35, 96, 164, 209
Tinellsches Zeichen 46, 90
Training
—, Reaktion des Trainings 166

Transplantate
—, Autotransplantate 62, 66, 67, 70
—, Degeneration der Transplantate 71
—, Experimentalbefunde 62
—, fixierte Transplantate 65, 66, 67
—, Heterotransplantate 62, 67, 234
—, Homoiotransplantate 62, 66, 67, 70, 219, 222, 234
—, Imunität 67, 71, 72
—, klinische Befunde 66
—, konservierte Transplantate 65
—, prädegenierte Transplantate 65
—, Vaskularisation 67, 73
Trophik
—, trophische Aktivität des Neurons 76
—, trophischer Einfluß höherer Nervenzentren 90, 235, 238
—, trophische Funktion des Nervensystems 162, 209
—, trophische Funktion des Organismus 11
—, trophische Geschwüre 222, 226, 227
— des Muskels 146
— des Nerven 236
—, denervierten Strukturen 222

Überlagerung der Hautnerven 149

Ultraterminale Fasern
— im reinnervierten Muskel 119, 126

Vakularisation
— des denervierten Muskels 112
— des Transplantats 67, 73, 234
— des zentralen Nervenstumpfs 59
vaskuläre Läsion 224
vasomotorische Innervation 226
Verteilung der Nervenfasern
— im zentralen Stumpf 40
— im peripheren Stumpf 93
Verteilung der Muskelfasern
— im denervierten Muskel 129
— im regenerierten Muskel 56

Wachstumstoffe 223
Wallersche Degeneration 17

Zirkulation
— im gereizten Muskel 147
— im Neuron 147

AUTORENVERZEICHNIS

Abercrombie 44, 45, 53, 77, 78, 79, 98
Adams 214
Aird 202
Aitken 95, 96
Anochin 33, 48, 59, 62, 66, 203, 204, 207, 208, 213, 214, 220
Arieff 176, 190
Arikin 74
Arnemann 16
Asratjan 52, 62, 207, 208, 227
Axenowa 140, 196

Babinski 224
Babtschin 54
Ballance 66, 205
Bammer 223
Barnes 67, 175, 225
Barron 159, 203, 204
Barth 13, 15
Bascich 67
Bass 23, 93
Beard 159
Belman 177
Benda 59, 60
Bentley 62, 158
Beránek 36, 89, 97, 164, 174, 176, 226, 227, 228, 232, 235
Berry 132, 184
Bertrand 66
Bethe 17, 80, 202, 203, 206, 207, 208
Bielschowsky 26, 36, 62, 79
Bishop 37
Bjorkesten 59
Blumenbach 5
Bodian 18, 19, 24, 26, 27, 42, 76
Boeke 4, 36, 43, 78, 81, 102, 112, 114, 115, 116, 118, 119, 153, 154
Boell 10
Bogolepow 206, 207
Bogomolez 74
Bonnet 5, 6
Borowski 43, 49, 52, 189, 220, 227, 233
Broust 92
Bowden 29, 53, 91, 105, 108, 112, 143, 174, 194, 196, 215, 216, 218, 224, 235, 236
Boyarsky 92
Brachet 23
Brackett 59
Bradley 57, 98
Brasche 18
Brenner 212
Bristow 51
Brown 204
Brown-Scott 169
Buchthal 106
Buekker 173
Buengner 212
Bunell 66
Burdenko 54, 204
Büngner 81

Cajal 17, 43, 45, 48, 50, 64, 75, 78, 80, 81, 83, 91, 102
Campbell 132, 184
Caroll 63
Casperson 18, 23
Causey 22, 27
Cavanaugh 96
Chlopin 23
Chlopina 226
Chor 106, 159
Churchill 55
Clemmensen 148
Cleveland 159
Coghill 52
Coleman 205
Couteaux 101, 103
Cruikshank 16
Cunningham 202

Darwin 6, 7, 13
Davenport 106, 159
Davies 153, 169
Davis 55, 63, 184
Dawidenkow 224
Deineka 43, 48
Denny-Brown 44, 59, 212, 214
Dijkstra 154
Dobbert 164
Doherty 59

Doinikow 18, 36, 42, 43, 47, 48, 49, 66, 75, 77, 81, 82, 189, 201
Dolkart 106, 159
Dolley 27
Dostálek 58, 204
Drahota 147, 164, 165
Driesch 9
Duel 66, 205
Durmischjan 226, 227
Dustin 46, 47, 50, 51, 81, 195

Eccles 199
Edds 22, 96, 116, 117
Eisenhauer 143
Elzholz 36
Entin 43, 48
Epschtein 140, 196
Epstein 63
Erlacher 49
Erlanger 37, 87
Evans 93,
Exner 116

Feinstein 215
Feldman 54
Fischer 145, 202, 206
Flexner 19, 24, 25
Flourens 202
Foerster 55, 149, 194, 205
Fontana 16
Ford 205
Forssmann 50, 223
Frey v. 149
Friedländer 159
Froment 224

Gambarjan 168, 169
Gantt 168
Gasser 37, 87
Gehuchten van 24, 75
Geist 28
Gerard 92
Geren 44
Gersh 26, 27, 42
Gilbert 165
Glees 149
Golub 49
Gosset 66
Granit 48
Grastschenko 221
Grau 106
Gravenhorst 148
Grigorieff 112, 117
Grinschtein 224, 225
Gromowa 64, 66, 71, 73
Grundfest 37, 87, 132, 184
Gudden 28
Guth 43, 77, 87, 223
Gutmann, E. 18, 22, 23, 29, 30, 31, 32, 34, 35, 36, 37, 38, 40, 41, 42, 45, 46, 47, 50, 51, 53, 59, 62, 65, 66, 69, 71, 73, 76, 83, 84, 87, 89, 91, 93, 94, 96, 97, 100, 101, 103, 105, 106, 108, 112, 117, 118, 121, 126, 129, 132, 138, 140, 143, 144, 146, 147, 148, 149, 150, 151, 156, 157, 160, 161, 163, 164, 165, 166, 167, 169, 170, 171, 172, 173, 174, 175, 176, 178, 179, 180, 183, 184, 185, 186, 187, 189, 192, 193, 194, 195, 197, 199, 209, 212, 216, 218, 222, 224, 225, 226, 232, 233, 234, 235, 236, 237, 238, 239, 240
Guttmann, L. 45, 46, 48, 49, 58, 83, 87, 117, 132, 144, 149, 150, 151, 170, 171, 172, 176, 178, 179, 180, 183, 186, 187, 189, 192, 193, 194, 195, 197, 215, 222, 233, 235, 237, 239, 240
Günther 16

Haighton 16
Haller 5
Hamburger 14, 18, 19, 22, 52, 87, 97 117
Hansen 148
Harpman 149
Harreveld 116
Harrison 41, 44, 51, 78, 80, 82
Hartelius52
Hartmann 25
Hašek 74
Hawkins 205
Head 152, 153, 162, 184, 206
Hechter 163
Heidenhain 26
Held 23, 26, 91
Hellauer 98
Heringa 153
Hess 44
Highet 143
Hild 22
Hill 62, 158
Hiller 63
Hines 145, 163, 165
His 51
Hiscoe 92
Hnik 228
Hoen 59
Hoffmann 44, 116, 117
Holmes 29, 51, 53, 55, 67, 78, 79, 196
Holmgren 108

Holobut 158, 159, 161
Holubář 32, 36, 37, 38, 53, 71, 76, 85, 105, 173, 185, 187, 232, 233, 234, 239
Howell 158, 161, 197
Huber 158, 161, 197
Hudlická 165
Hunt 162
Hydén 18, 19, 22, 23, 25, 27, 41

Ignatow 59, 140, 196
Ignatowitsch 227
Ingebrigsten 44, 62, 63, 64
Ingvar 50
Ivy 148
Iwanow 203

Jackson 148
Jalowy 154, 158, 159, 161
Jampolskaja 146
Janney 165
Janson 164
Jasper 172
Jegorow 210, 213
Jessipowa 67
Johnson 44, 45, 53, 77, 78, 79, 98
Joseph 78
Judajew 164

Kahlson 106
Kedrowski 18, 23
Kennedy 159, 202, 205
Kenny 143, 148
Kellog 169
Kerr 67
Key 143
Kilvington 158, 159, 202
Kirk 58
Klar 55
Koechlin 223
Kohn 82
Konorski 86
Kopits 106
Kornmüller 82, 83
Koschtojanz 164
Koslowski 228
Kosman 148
Kowalski 8
Krueger 49
Kučerová 46, 51, 87, 233, 235
Kühne 101
Kwiatkowski 98

Lambert 225
Landa 221
Langley 102
Lansing 44
Lapique 214
Lawrentjew 48, 87, 104, 117, 154
Lazere 145
Lebedenko 60
Ledinský 56
Leksell 48
Lenhossek 25
Lenoch 222
Lesný 213
Levi-Montalcini 14, 97, 223
Levine 163
Levis 59
Lewey 59, 60
Lewis 41, 45, 149
Libet 92
Light 168
Lipčik 143, 144, 147
Lipitschinowa 81
Liu 59, 60
Loeb 73
Loewi 98
Lubinska 22, 86, 92
Lurje 204
Lyons 67

Macabruni 62, 64
Machida 87
Mann 147
Marinesco 26, 78
Martini 223
Masson 44
Mauss 47
McIntyre 199
Medawar 45, 46, 48, 49, 58, 67, 72, 74, 83, 87, 90, 170, 171, 172, 179, 186, 192, 193, 195, 233, 235, 240
Metschnikow 8
Meyers 173
Michaelis 16
Miminaschwili 83, 175
Minor 215
Mitchell-Weir 175
Mitschurin 198
Morgan 9, 163
Moscowicz 49
Muesch 176
Muralt 16, 223

Naffziger 202
Nageotte 44, 45, 57, 66, 75, 78, 81, 159
Napier 90

Nasse 16
Nélaton 20
Netti 143, 144, 147
Neumann 75
Nicholson 26
Nissl 23, 24, 25, 26
Noel 101
Novák 222

Ognew 60
Olmsted 159
Oparin 11
Osborne 148, 159
Ostrowerchow 53, 54, 55, 59, 61, 67, 222, 229

Paebles 87
Paget 6
Palade 24
Palay 24
Palmer 22
Pattle 215
Pawlow 10, 11, 13, 33, 34, 185, 198, 200, 208
Pearson 214
Perret 63
Perroncito 45, 48, 83
Petr 56
Petrowa 175
Philippeaux 17, 80
Pirogow 20
Platt 51
Polák 25
Polenow 54
Pollock 149, 150
Polotoi 68
Portugalow 104
Prickett 76
Procházka 13

Quilliam 91

Ramsey 145
Ranson 48
Ranvier 17, 36, 78, 80, 101
Rasbolski 56, 153
Ray 106, 201
Razina 164
Réaumur 5
Reger 104
Remak 16
Richards 221, 226
Richter 54, 56, 58, 59, 60, 62, 66, 68, 204, 234
Ritchie 216
Rivers 152, 162, 184
Robertson 101, 104
Roessel 176
Romanes 27, 173
Rositter 77
Roux 8

Samuel 92
Sanders 40, 41, 45, 47, 51, 53, 59, 62, 64, 65, 66, 67, 69, 70, 74, 93, 94, 96, 98, 132, 140, 157, 161, 234, 235
Satinsky 204
Scarff 55
Scharrer 22, 92
Schiff 16
Schiller 176, 190
Schneider 25
Schön 16
Schwann 17
Seddon 55, 56, 65, 66, 67, 90, 148, 212
Setschenow 156, 198, 206, 228
Setterfield 77
Sewerin 164
Sewerzow 198
Sharman 95, 96
Sherman 176, 190
Sherren 152, 162, 184
Sherrington 149
Sholl 194, 196
Shutschenko 215
Sicard 49
Simpson 95, 97
Skoglund 48
Slawuzki 215
Smirnow 81, 164
Smith 90
Sobolová 166, 238
Sokolow 74
Sorotkin 33
Soskin 163
Soson-Jaroschevitsch 49
Spallanzani 5
Speidel 41, 44, 45, 76, 78, 81, 86, 91
Spemann 9
Speranski 56, 226, 227
Sperry 52, 159, 202, 203, 204, 205, 206, 207
Spielmeyer 75, 77, 78
Springell 44, 117
Spurling 55, 58, 67
Stahl 5
Stefani 202
Stender 55
Stevens 76
Stookey 51, 57, 161, 197
Stopford 51, 57, 172, 194
Stratmann 27

Strauss 223
Striganowa 15, 230
Studitski 6, 7, 8, 12, 15, 19, 80, 230, 231
Sunderland 46, 55, 57, 90, 98, 106, 142, 172, 174, 194, 195, 196, 201
Sutton 77

Šercl 212

Takimoto 176
Talantow 53
Tarlow 53, 58, 60, 63, 68
Taxi 103
Taylor 52, 58, 65, 96
Tello 102, 112, 114
Thom 148
Thomas 78
Thomson 145, 163
Tigay 176, 190
Timirjazew 6, 198
Tinel 90, 161
Titeca 105
Tower 106
Tönnis 55
Trembley 5
Trotter 153, 184
Turner 26, 141

Uchtomski 176
Ufljand 49, 177
Unger 62

Vanlair 17, 47, 50, 58, 80, 159
Vávra 214
Vizoso 93, 98
Vodička 22, 23, 41, 42, 92, 93, 146, 147, 148, 163, 175, 212, 222, 225, 237, 238
Vrbová 34, 35, 96, 146, 147, 148, 163, 164, 165, 166, 167, 169, 174, 199, 209, 228, 232, 238
Vulpian 17, 80

Waller 17, 75, 80
Watrous 159
Weddell 117, 149, 150, 151, 154, 178, 215, 239
Wedenski 105, 175, 214
Wehrmacher 145
Weiss 14, 41, 50, 51, 52, 58, 65, 82, 92, 96, 114, 116, 199
Weissmann 7
Wexberg 160, 163
Whitcombe 67
Whitteridge 94, 132, 140
Wilkinson 102
Willard 106
Willis 44
Wiltschur 33, 147, 220, 221, 222
Wischnewski 226
Wolf 169
Wolff 5
Woodhall 55, 67, 205
Woolard 149
Woronzowa 8, 11, 15
Wyburn 67

Young 19, 22, 24, 25, 29, 41, 45, 46, 47, 51, 53, 58, 62, 64, 65, 69, 77, 78, 79, 81, 83, 87, 91, 92, 94, 95, 96, 97, 98 100, 101, 103, 118, 126, 138, 140, 155, 170, 171, 172, 180, 186, 192, 193, 195, 196, 233, 235, 236, 240

Zachary 55
Zdráhal 222
Zelená 22, 42

Žák 147

FSC
www.fsc.org
MIX
Papier | Fördert
gute Waldnutzung
FSC® C083411

Zeitfracht Medien GmbH
Ferdinand-Jühlke-Straße 7
99095 Erfurt, Deutschland
produktsicherheit@kolibri360.de